Johannes Huber
Robert Buchacher
Das Ende des Alterns

Johannes Huber
Robert Buchacher

DAS ENDE DES ALTERNS

*Bahnbrechende medizinische
Möglichkeiten der Verjüngung
Stammzellentherapie
Organverjüngung*

Econ

Hinweis:

Die Ratschläge in diesem Buch sind von den Autoren und dem Verlag sorgfältig erwogen und geprüft worden. Sie bieten jedoch keinen Ersatz für kompetenten medizinischen Rat. Jede Leserin und jeder Leser ist für sein eigenes Handeln selbst verantwortlich. Alle Angaben in diesem Buch erfolgen daher ohne jegliche Gewährleistung oder Garantie seitens des Verlages oder der Autoren. Eine Haftung der Autoren bzw. des Verlages und seiner Beauftragten für Personen-, Sach- und Vermögensschäden ist ausgeschlossen.

1. Auflage 2005
Originalausgabe
Econ ist ein Verlag der Ullstein Buchverlage GmbH
ISBN- 13: 978–3-430-14703-3
ISBN -10: 3-430-14703-4
© Ullstein Buchverlage GmbH, Berlin
Alle Rechte vorbehalten.
Umschlaggestaltung: Etwas Neues entsteht, Berlin
Umschlagfoto: gettyimages
Autorenfotos: privat
Illustrationen: Monika Sackl, Wien
Gesetzt aus der Times bei LVD, Berlin
Druck und Bindung: Bercker, Kevelaer
Printed in Germany

Inhalt

»Jeder möchte lange leben,
aber niemand will alt werden.«

(Jonathan Swift)

Vorwort

Was Sie, verehrter Leser, auf den nächsten 275 Seiten erwartet, ist die absolute Avantgarde der Medizin. Ein Großteil dessen, was wir Ihnen hier zugänglich machen, ist der Öffentlichkeit noch nicht bekannt. Es ist Diskussionsstoff aus wissenschaftlichen Journalen, aus kleinen Forscherzirkeln, und vieles davon ist selbst einem breiteren Fachpublikum noch nicht bewußt oder wird nicht in den von uns präsentierten Zusammenhängen erfaßt.

Wir haben in monatelanger Arbeit die wichtigsten Dinge zusammengetragen, welche die Forschung derzeit diskutiert, um auch Ihnen persönlich die Chance zu eröffnen, ein längeres Leben in Gesundheit zu leben und das Altern nicht länger fürchten zu müssen. Wir zeichnen eine Welt der vielfachen Paradigmen-Wechsel in Medizin, Gesundheitswesen und Gesellschaft, die unser aller Leben schon demnächst tiefgreifend verändern werden. Unsere Begriffe von Jugend und Alter werden schon bald nicht mehr die alten sein.

Natürlich können wir Ihnen kein ewiges Leben versprechen – auch wenn vereinzelte Wissenschaftler wie der amerikanische Artificial Intelligence-Forscher Ray Kurzweil oder der britische Alternsforscher Aubrey de Grey (Universität Cambridge) bereits sehr konkrete Wege zu einer extremen Lebensverlängerung auf mehrere tausend Jahre propagieren. Und natürlich sind wir uns der heutigen, nur allzu oft erfolglos verlaufenden medizinischen Interventionen voll bewußt. Unsere Intention ist auch weit davon entfernt, Ihnen Übertreibungen aufzutischen, denn davon hat der Buchmarkt schon genug. Wir wollen Ihnen reale Möglichkeiten der Organverjüngung präsentieren und beschreiben, was die Forschung derzeit versucht, um das Altern des menschlichen Organismus zu verlangsamen – vielleicht sogar für eine Zeit lang aufzuhalten – und welche Möglichkeiten es gibt, die uns bekannte Lebensspanne zu verlängern. Wir tun das, ohne Ihnen die damit verbundenen Unwägbarkeiten oder auch Gefahren zu verschweigen, denen sich die Medizin dabei gegenüber sieht.

All diese Dinge wollen wir Ihnen aber nicht auf eine Weise präsentieren, die da sagt: Bald wird es, kraft irgendwelcher Pillen, ein verlängertes, gesundes Leben geben, das Sie nur noch zu konsumieren brauchen. Die beste Medizin kann all die Schäden nicht wettmachen, die Menschen ihrem Körper durch Unwissen und Unvernunft zufügen. Leben heißt, auch etwas für das eigene Leben und für die eigene Gesundheit zu tun. Sie werden aber staunen, wie wenig das im Grunde genommen ist, und wie leicht es – mit Unterstützung der Medizin – schon jetzt sein kann, gesund und später alt zu werden, sofern Sie das wollen.

Wir propagieren dabei keineswegs ein strenges, diätgeplagtes Leben. Genießen Sie Ihr Leben voller Lust! Der Wohlfühlfaktor ist eine der stärksten Kräfte gegen Alterungsbeschleuniger wie Mißmut, Unglücklichsein und Streß. Machen Sie sich Ihre Arbeit, Ihren Beruf soweit wie möglich zum Vergnügen, üben Sie die Kunst der Entrücktheit, der Gelassenheit und Entspannung! Tanzen Sie, lachen Sie, essen Sie täglich Trauben, Fisch und Curry, trinken Sie täglich grünen Tee oder ein Glas Rotwein.

Wir Menschen sind die einzigen Lebewesen auf der Welt, die über den Tod nachdenken, ihn betrauern und darüber philosophieren. In seltenen Momenten, vor allem dann, wenn wir dem Tod knapp entronnen sind, ertappen wir uns bei dem Gedanken, unsere Vergänglichkeit auszutricksen oder zu überwinden. Der Wunsch nach ewigem Leben sitzt verborgen in den Tiefen unserer Seele. Vielleicht gerade deshalb, weil uns der Tod schon gewiß ist, noch bevor unser irdisches Leben begonnen hat. Der Tod gehört zum Leben. Aber wir sollten alles dafür tun, daß er erst kommt, wenn wir ihn rufen.

Einleitung

In diesem Augenblick, in dem Sie dieses Buch durchblättern oder lesen, sind in Ihrem Körper verschiedene Kräfte am Werk, die versuchen, das Altern des Organismus zu verlangsamen und hinauszuzögern. Ein ganzes Heer von biochemischen Verbindungen ist tagtäglich an der Aufrechterhaltung dieses Bremsmechanismus beteiligt – und diesen Vorgang sollten Sie aktiv unterstützen und keinesfalls behindern. Die Medizin hat die Selbsterneuerungskraft unseres Körpers bislang unterschätzt. Diese Kraft möglichst lange zu erhalten und durch Interventionen von außen anzuregen, wird zu einem Paradigmenwechsel in den biomedizinischen Fächern führen.

Ohne daß wir es spüren oder auf irgendeine Art registrieren, nagt tagtäglich der Zahn der Zeit an unseren Körperzellen – im Gehirn, im Herzkreislaufsystem, in der Leber, in den Muskeln und in den Sinnesorganen, um nur einige Beispiele zu nennen. Und tagtäglich stemmt sich unser Organismus mit Gewalt und auch mit Erfolg gegen diesen ihm innewohnenden Alterungsprozeß: Er repariert fortwährend die Erbsubstanz DNA, baut veraltete Proteinkomplexe aus und ersetzt sie durch neue. Er sorgt pausenlos dafür, daß Anzahl und Beschaffenheit der Zellen in einem balancierten Gleichgewicht gehalten oder in geordneter Form den Körperfunktionen angepaßt werden.

Diesen Alterungsschutz gab uns die Evolution nicht etwa aus Großzügigkeit oder aus besonderer Zuneigung mit auf den Weg, sondern ausschließlich aus egoistischen Gründen: Nur wer körperlich fit und geistig regsam ist, kann die Reproduktion und damit die Erhaltung der Art sicherstellen – zu diesem zentralen Zweck hat die Natur in unserem Körper Strategien zur Alterungsvorbeugung eingerichtet, die mit der Zeit nach und nach abgeschaltet werden. Diese Strategien zu erkennen und auch in der zweiten Lebenshälfte aktiv zu erhalten, wird immer mehr zu einem der wesentlichen Ziele der biomedizinischen Forschung. Und dem uralten Traum von langer, wenn nicht immerwährender Jugendlichkeit kommt das neu eingegangene Bündnis zwischen Computertechnologie und Datenverarbeitung auf der einen und der biomedizinischen Forschung auf der anderen Seite entgegen.

Durch diese Koalition wird es wahrscheinlich schon in absehbarer Zeit möglich sein, die in unserem Körper in der ersten Lebenshälfte ablaufenden Gesetze der Regeneration und der Jungerhaltung zu erkennen, um sie in der zweiten Lebenshälfte erneut zu aktivieren – mit allen ökonomischen, sozialen und vor allem psychologischen Problemen, welche dieser Schritt mit sich bringen wird. Viele Mosaiksteinchen des Wissens hat diese Koalition bereits zutage gefördert. Jetzt warten die Insider der wissenschaftlichen Gemeinde gespannt auf den großen Augenblick, in dem sich aus den vielen Mosaiksteinchen das lange gesuchte Gesamtbild zusammenfügen läßt, das sie in die Lage versetzen wird, das Rad des Lebens zu verlangsamen, anzuhalten oder vielleicht sogar zurückzudrehen. Die Erkenntnisse, die aus dem weltberühmten »Dolly-Experiment« gewonnen wurden und noch immer gewonnen werden, sind ein ganz zentrales Element dieses Bildes.

Warum wir altern

Das vertuschte Geheimnis um das »Klonschaf Dolly«: Bis heute wird die wahre wissenschaftliche Bedeutung dieses Experiments noch nicht voll erfasst – nicht einmal in der Wissenschaft.

Die biologische Uhr zurückdrehen

Am 14. März 2005 empfing der schottische Forscher Ian Wilmut, weltberühmter Schöpfer des »Klonschafs Dolly«, in der Frankfurter Paulskirche den mit 100 000 Euro dotierten Paul-Ehrlich- und Ludwig-Darmstaedter-Preis 2005. Während vor den Toren des Gebäudes eine Gruppe von Klon-Gegnern in Schafsmasken gegen die Preisverleihung an Wilmut demonstrierte, würdigte Laudator Bernhard Fleckenstein im Inneren des Gebäudes Wilmuts wissenschaftliche Leistung als »Meilenstein der Biologie«. Daß die Verleihung an Wilmut auf Widerstand stoßen würde, war für Fleckenstein, Vorstand des Instituts für Klinische und Molekulare Virologie der Universität Erlangen-Nürnberg sowie Mitglied des wissenschaftlichen Beirats der Paul-Ehrlich-Stiftung, keine Überraschung, wohl aber das Ausmaß der Proteste.

Denn schon Wochen vor dem Festakt hatte es einen regelrechten Aufschrei deutscher Wissenschaftler, Kirchengruppen und Politiker gegeben: Der zur Hälfte aus Geldern des Bundesgesundheitsministeriums dotierte Preis werde für wissenschaftliche Forschungen verliehen, die in der Bundesrepublik Deutschland verboten seien, hieß es – nämlich für so genanntes therapeutisches Klonen. Wilmut und der Neurologe Christopher Shaw vom Londoner Kings College hatten erst im Monat davor die Bewilligung britischer Behörden zum Klonen menschlicher Embryonen für Forschungszwecke erhalten. Die beiden Wissenschafter wollen durch ihre Forschungen die Ursachen der Amyotrophen Lateralsklerose (ALS oder auch Lou-Gehrigs-Krankheit) aufklären, einer durch Muskelschwund und fortschreitende Lähmungserscheinungen charakterisierten Erkrankung.

▶ Kritik des Marburger Bundes

Es sei »mehr als befremdlich«, so der deutsche Ärzteverband Marburger Bund in einer Stellungnahme, »wenn ein britischer Wissenschafter, dessen Klonexperimente in Deutschland unter Strafe stehen, mit deutschen Steuergeldern ausgezeichnet wird«. Auch Ernst-Ludwig Winnacker, Präsident der Deutschen Forschungsgemeinschaft (DFG), der größten deutschen Förderungseinrichtung für die Wissenschaft, ließ wissen, er halte therapeutisches Klonen nach wie vor für den »falschen Weg«. Das deutsche Gesetz gestattet nur die Forschung an importierten Embryonen, die vor dem Jahr 2002 entstanden sind, stellt aber jede Herstellung neuer Embryonen und deren Verbrauch, also Tötung, zu Forschungszwecken unter Strafe.

Wilmut selbst gab sich von den Protesten unbeeindruckt. Gegenüber dem Wissenschaftsmagazin »The Scientist« sagte er: »Nachdem dieser aktuelle Preis für die Forschungsarbeiten verliehen wird, die zur Geburt von ›Dolly‹ geführt haben, ist die Darstellung nicht korrekt, daß diese Forschungen in Deutschland illegal wären. Experimente für das Klonen von Tieren waren und sind auch in Deutschland noch immer legal.« Und, so Wilmut, der zwar das reproduktive Klonen von Menschen strikt ablehnt, aber das therapeutische Klonen von menschlichen Embryonen für den Fortschritt der medizinischen Wissenschaft für unumgänglich hält: »Ich anerkenne, daß die Gewinnung von Zellen aus geklonten menschlichen Embryonen in Deutschland illegal wäre, aber das ist nur ein kleiner Teil unserer Forschungen. Der Großteil unserer

Bemühungen dient dem Ziel, die Mechanismen aufzuklären, die zur Reprogrammierung des Zellkerns führen.«

Das war die eigentliche »Bombe«.

Aber »Reprogrammierung des Zellkerns« klingt viel weniger aufregend als »Klon-Schaf« oder »therapeutisches Klonen«. Und doch sagt Wilmut damit etwas absolut Neues, was es bisher in der öffentlichen Diskussion um das »Klonschaf Dolly« noch nicht gegeben hat. Denn die wahre, jedes bisherige biologische Wissen auf den Kopf stellende Entdeckung beim »Dolly-Experiment« wurde den Menschen bis heute verheimlicht – entweder mit voller Absicht oder einfach nur, weil man sie nicht beunruhigen wollte. Die laufende Klon-Diskussion, welche die Menschen seit Jahren beschäftigt, verhindert nur, daß man sich mit der tatsächlichen, bahnbrechenden Erkenntnis dieses Experiments auseinander setzt.

Mit dem Dolly-Experiment gelang es erstmals einer Spezies in der Evolution, die biologische Uhr zurückzudrehen.

Selbst in der Wissenschaft blieb es bisher nur einigen wenigen vorbehalten, die volle Tragweite des erstmaligen Klonens eines Säugetiers zu erkennen. Denn der springende Punkt ist: Dieses Klonen erfolgte aus der Euterzelle eines erwachsenen Tiers. Nach dem bisherigen biologischen Wissen konnte daraus unmöglich neues, junges Leben entstehen. In verklausulierter Form hatten die diversen Wissenschaftsjournale zwar immer wieder darauf hingewiesen, aber nur mit dem wahren Geschehen näher Vertraute konnten zwischen den Zeilen herauslesen, worum es tatsächlich ging. So nannte etwa Gretchen Vogel, Redakteurin des angesehenen Wissenschaftsmagazins »Science«, des Organs der amerikanischen Akademie der Wissenschaften, zwar genau den Punkt, auf den es beim Dolly-Experiment ankommt, doch ihre Wortwahl war doch wieder eine Chiffre: Sie sprach von »magischen Proteinen«, die etwas bewirkten, was die wahre Revolution dieses Experiment ausmachte.

Das Dolly-Experiment

Doch, worin besteht diese Revolution? Um das in seiner vollen Bedeutung zu verstehen, muß man sich mit der Prozedur vertraut machen, die beim Klonen des Schafes Dolly angewendet wurde. Zunächst ist wichtig zu erwähnen, daß die Forscher um Ian Wilmut ursprünglich etwas ganz anderes im Auge hatten, als einfach nur ein Schaf zu klonen. Ihre Absicht war das so genannte Gene Pharming, darunter versteht man die Gewinnung von Arzneimitteln für die Humanmedizin aus genetisch modifizierten Tieren. Konkret versuchten Wilmut und seine Kollegen vom Roslin Institute in Edinburgh, in die Brustdrüse eines Schafs ein menschliches Gen einzubauen, damit das Schafseuter nicht nur Milch produziert, sondern auch einen humanen Blutgerinnungsfaktor.

Um dieses Ziel zu erreichen, waren umfassende Forschungsarbeiten mit zahlreichen Experimenten erforderlich. Ohne die finanzielle Unterstützung durch das schottische Pharmaunternehmen PPL Therapeutics wäre dieser Aufwand gar nicht möglich gewesen. Die Firma versprach sich davon einen erheblichen Nutzen in Form von Schafen, die als lebende Biofabriken auf billige Weise große Mengen des humanen Blutgerinnungsfaktors produzieren. Zu diesem Zweck hätten die Forscher zunächst ein Schaf genetisch so manipuliert, daß es in seinem Euter den humanen Blutgerinnungsfaktor produziert. Dann hätten sie das mit dieser neuen Eigenschaft ausgestattete Schaf durch Klonen vervielfältigt.

Beim »Dolly-Experiment« isolierten die Forscher zunächst den Zellkern aus der Euterzelle eines erwachsenen Schafs (den Namen »Dolly« wählten sie in Anlehnung an das »US-Busenwunder« Dolly Parton). Die Gene dieses Zellkerns hatten gemäß ihrer eigentlichen Funktion bereits jahrelang dafür gesorgt, daß das Euter Milch produziert und damit die Nachkommenschaft säugt. Die im Zellkern enthaltenen ausgereiften Gene wurden also von den Forschern isoliert und anschließend in eine zuvor entkernte Eizelle transferiert. Bei diesem ersten Schritt des geplanten Experiments

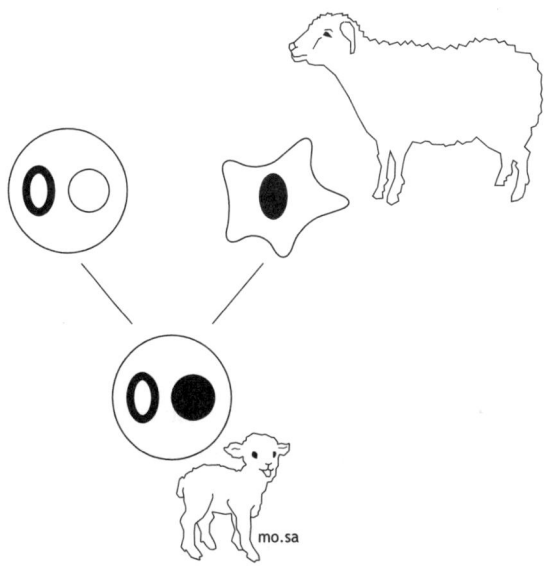

Klonschaf »Dolly« – Der Zellkern aus der Euterzelle eines erwachsenen Schafs wird in eine zuvor entkernte Eizelle transferiert, wo er durch das Plasma der Eizelle den Befehl bekommt, sich zu einem neuen Individuum zu entwickeln.

wollten die Wissenschafter die für die Milchproduktion zuständigen Gene mit dem Zytoplasma der Eizelle zusammenbringen, damit die Gene durch diese physiologische Nährlösung der Eizelle dazu animiert werden, mehr Proteine zu bilden, aus denen sie eines Tages den Gerinnungsfaktor gewinnen wollten.

Doch es kam ganz anders als geplant und beabsichtigt. Nachdem die Forscher den Zellkern aus der Euterzelle mit der Nährlösung der Eizelle zusammengebracht hatten, begannen plötzlich jene, von Gretchen Vogel in »Science« nur in kryptischen Andeutungen erwähnten »magischen Proteine« ihr Reprogrammierungswerk. Sie verbesserten nicht nur die Syntheseleistung einer fertigen Zelle, sondern spulten offenbar das gesamte genetische Programm, das

sich von der Embryonalzeit bis zur erwachsenen, milchproduzieren-
den Euterzelle ausdifferenziert hatte, zurück bis zum Ausgangs-
punkt. Dort gaben sie den Genen der Euterzelle einen völlig neuen
Befehl, nämlich nicht etwa, die Milchproduktion zu steigern oder
sich in eine zweite Brustdrüsenzelle zu verwandeln, sondern etwas
gänzlich anderes zu werden, nämlich erneut jener Embryo, aus dem
die Brustdrüse ursprünglich hervorgegangen war.

Ohne daß sie ursprünglich diese Absicht gehabt hätten, war den
schottischen Zauberlehrlingen damit im Labor etwas gelungen, was
bis dato nur die Natur zustandegebracht hatte, nämlich aus alten Zellen einen neuen Embryo entstehen zu lassen. Damit hatten Menschen erstmals die biologische Uhr, das Rad des Alterns zurückgedreht – eine Erkenntnis mit noch nicht absehbaren Konsequenzen.
Nach Millionen von Jahren beginnt erstmals eine Spezies der Evolution den Schleier um das – abgesehen von der Lebensentstehung –
größte Geheimnis des Lebens zu lüften, nämlich wie aus einem alten Körper neues Leben entsteht und auf welche Weise ein erwach-
senes Wesen immer neues, junges Leben hervorbringen kann.

> Aus den nicht alternden Zellen unseres Körpers erneuert sich
das Menschengeschlecht immer wieder – über Hunderttausende
von Jahren hinweg.

In der Tat gibt es seit der Entstehung des Lebens einen biologischen Gral, den auch wir permanent in uns tragen und aus dem
sich das Menschengeschlecht kontinuierlich erneuert. Erwachsene, sich dem Alter nähernde Menschen tragen dieses geheime
Zentrum in sich, das die Wissenschaft im Gefolge der Dolly-Experimente nun langsam aufzuklären beginnt: Es geht um jene Zellen in unserem Körper, die tatsächlich nicht altern und die das beinah unglaubliche Potential in sich bergen, aus altem wieder junges
Leben entstehen zu lassen – nämlich die Keimdrüsenzellen.

Diese niemals alternden Zellen werden von einer Generation an
die nächste weitergegeben, mit dem Ziel, immer neues, junges

Leben entstehen zu lassen. Es ist der einzige Jungbrunnen, den sich unser Körper tatsächlich leistet. Noch nach Jahrzehnten ist er ohne Anzeichen von Alterung – die Voraussetzung dafür, daß tatsächlich immer neues Leben entstehen kann. Die Art und Weise, wie sich unser Organismus diesen luxuriösen Hort permanenter Jugend bewahrt, blieb der Wissenschaft bisher verborgen. Erst mit dem Dolly-Experiment beginnt sie nun, dieses biologische Mysterium auszuleuchten und entdeckt Mechanismen, die für die Verjüngung jeder Zelle, ja ganzer Organe angewandt werden könnten.

▶ Der Alterungscode wurde entschlüsselt

Die revolutionäre Botschaft des Dolly-Experiments liegt also keineswegs im Klonen. Die Debatten und die Empörung darüber haben zwar zur internationalen Ächtung des reproduktiven Klonens von Menschen geführt, aber all das geht am Kern der Sache vorbei. Die wahre Erkenntnis lautet nämlich, daß dieses Experiment der Startschuß dafür war, den Alterungscode zu knacken. Die Diskussion um das Klonen ist dabei ein Nebenschauplatz, der zur Hauptbühne erklärt wurde, um die vollen Konsequenzen der Dechiffrierung des Alterns zumindest derzeit noch nicht diskutieren zu müssen. ◀

Das, was den schottischen Forschern mit dem Dolly-Experiment gelungen war, macht die Evolution seit einer Milliarde von Jahren: Zellen des erwachsenen Körpers werden derart privilegiert, daß aus ihnen immer neue, noch nicht gealterte, junge Individuen entstehen. Im Fall Dolly entstand das junge Leben mit Hilfe jener »magischen Proteine« in der Nährlösung der Eizelle, welche den Forschern ursprünglich noch unbekannt waren. Doch jetzt richtet sich das intellektuelle Begehren der Forscher intensiver auf diese Jungbrunnenzellen: Wieso altern diese Zellen nicht, wieso lassen sie – obwohl Teil eines erwachsenen, alten Körpers – immer neues, unverbrauchtes Leben entstehen?

Das Geheimnis der niemals alternden Keimzellen

Eine Antwort auf diese Fragen läßt sich bereits heute formulieren. Sie läßt gewisse Rückschlüsse auf den Alterungsprozeß der Körperzellen zu, beziehungsweise darauf, was getan werden könnte, um die Alterung erwachsener Organe zu verlangsamen: Die Zellen des Jungbrunnens, die Keimzellen, sind relativ sicher verpackt, vor schädlichen Einflüssen geschützt, vor allem aber – und das scheint eines der Geheimnisse des Nichtalterns zu sein – verrichten sie keine schwierigen, stoffwechselintensiven und energieverzehrenden Aufgaben im Körper. Sie »dämmern« dahin und werden so in einem jugendlichen, unverbrauchten Zustand von Generation zu Generation getragen – über Hunderttausende von Jahren.

Die einzige, von ihnen tatsächlich erfüllte Aufgabe ist die vorsichtige Teilung, damit aus einer Keimzelle mehrere entstehen. Darüber hinaus beteiligen sie sich nicht an den Schwerstarbeiten unseres Körpers, sie meiden Streß und Belastung, ja sie verfügen sogar über ein diskretes Abwehrsystem, das sie vor freien Radikalen schützt. Auf diese Weise bleiben sie jung und unverbraucht. Wenn aus ihnen dann, wie es bei Dolly der Fall war, ein neues Individuum entsteht, dann sondert dieses seinerseits wieder besagte Jungbrunnenzellen in einen besonderen Hort, die Keimdrüsen, ab. Dort dämmern sie ungestört vor sich hin, um bei gegebenem An-

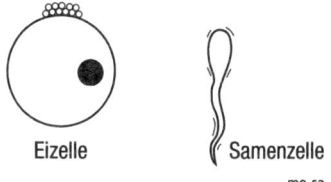

Eizelle   Samenzelle

mo.sa

Die Keimzellen, Ei-und Samenzellen, bewahren die »ewige Jugend«, sie tragen das Leben über Generationen und stellen sicher, daß selbst nach Millionen von Jahren wieder neues, unverbrauchtes Leben entsteht.

laß wieder ein neues Individuum entstehen zu lassen, indem sich dann der gleiche Vorgang erneut wiederholt. So sorgen also die nicht alternden Keimzellen für den Fortbestand des Menschengeschlechts, ja überhaupt für den Fortbestand des Lebens.

In den Zellen unseres Körpers sind die Chromosomen, die Transport- und Speichereinheiten des Erbguts, – wahrscheinlich aus Sicherheitsgründen – jeweils paarweise vorhanden. Jedes Chromosom verfügt sozusagen über eine Sicherungskopie. Ein Teil der Chromosomen stammt vom Vater, der andere von der Mutter. Die nicht alternden Keimzellen, Bestandteile des heiligen Lebensgrals, besitzen allerdings von jedem Chromosom nur noch ein Exemplar. Erst durch die Vereinigung von Samen und Eizelle bei der Befruchtung entsteht erneut ein doppelter Chromosomensatz in unseren Zellen. Daß die nicht alternden Keimzellen die Chromosomenzahl von jeweils zwei auf eines reduzieren, mag auf den ersten Blick paradox erscheinen. Sie stellen diese Reduktion in den Dienst ihrer Anti-Aging-Strategie, die den Keimzellen ewige Jugend ermöglicht.

Auch Ei- und Samenzelle stammen ja ursprünglich von normalen Zellen ab, in denen die Chromosomen doppelt vorhanden sind. In den Keimzellen ruhen jeweils zwei Chromosomen verkreuzt übereinander. Die Ruhephase wird dazu genutzt, um zwischen den beiden Chromosomen Abschnitte auszutauschen, sobald ein Chromosomenstück geschädigt oder gealtert erscheint. So kommt es, daß Genabschnitte von einem Chromosom ins andere hineingeschnitten werden, um dort Fehler zu beheben, beziehungsweise die jugendliche Unversehrtheit zu erhalten. Aus dem solcherart jung erhaltenen Genom bilden sich dann die Ei- oder Samenzelle, um bei der Befruchtung ein neues, möglichst unversehrtes Individuum entstehen zu lassen.

Dieser Gen-Austausch in den Gralszellen unseres Körpers geschieht nicht nur zu Reparaturzwecken. Das Genom wird dabei auch ordentlich durcheinander gemixt, um jeden schadhaften Chromosomenteil durch einen intakten Abschnitt eines anderen

Chromosoms zu ersetzen. Dadurch entsteht als Nebeneffekt des Reparaturvorganges die Individualität unseres Menschseins. Diese war nicht die primäre Intention der Evolution, sie ist quasi ein Abfallprodukt der genialen Leistung von Mutter Natur, das Genom der Keimzellen intakt und jung zu erhalten und damit die Gralszellen dem Alterungsprozeß zu entziehen.

▶ Wie der Alterungscode endgültig geknackt werden kann, ist der Wissenschaft seit dem Dolly-Experiment bekannt. ◀

Die Evolution hat demnach ein raffiniertes System etabliert, das durch die Dolly-Experimente erst langsam erkennbar wird: Unser alternder Körper sondert besondere Zellen ab, die dem Alterungsprozeß entzogen werden. Aus diesen Frischzellen entsteht immer wieder neues Leben, wobei in den jeweils neuen Körpern wiederum Depots nicht alternder Zellen angelegt werden. Im Dolly-Experiment wurde der wissenschaftlichen Gemeinde, nicht aber der Öffentlichkeit, vor Augen geführt, wie aus alten Zellen immer wieder diese alterungsresistenten Zellen entstehen. Verantwortlich dafür sind Bestandteile jener biologischen, den Zellkern der mütterlichen Eizelle umspülenden Nährlösung, welche offenbar die wirkliche Kraft eines Jungbrunnens in sich tragen. Sie verstehen es, aus einer alten Zelle eine junge zu machen, das Rad der Geschichte zurückzudrehen und das Alter durch die Jugend zu ersetzen. Wie das geschieht und wie damit der Alterungscode endgültig enträtselt werden kann, das ist den Wissenschaftern seit dem Dolly-Experiment in den Grundzügen bekannt.

Bevor wir darauf näher eingehen, noch ein Blick auf die schlafenden, nicht alternden Keimzellen, die auch unser Körper in sich trägt und die er mit großer Sorgfalt vor dem Alterungsprozeß schützt. Abgesehen von der Betrachtung speziell des »Verjüngungsaktes«, zu dem die Proteine des Eizell-Plasmas in der Lage sind, soll ein Blick auf jene Strategien geworfen werden, welche der Körper dazu verwendet, seine Keimzellen zu schützen und permanent im jugendlichen, niemals alternden Zustand zu halten.

Auffallend ist, daß die Gene dieser Jungbrunnen-Zelle, die ja nicht verändert werden dürfen, weil sie das komplette Genom des betreffenden Lebewesens in sich tragen, tatsächlich außerordentlich gut geschützt sind. Die Eizellen der Frau sind im Eierstock von einer dichten Zellschicht umgeben und ruhen dort, wobei der schützende Zellpanzer schädliche Eindringlinge wie etwa freie Radikale kaum durchläßt. Nur einmal im Monat wagt sich eine dieser Eizellen heraus, um entweder unbefruchtet abzugehen oder – im Fall einer Schwangerschaft – innerhalb von Stunden befruchtet zu werden. Ansonsten bleiben die Jungbrunnenzellen der Frau gut im Eierstock verborgen.

Ist die »Hypothermie« eine praktikable Strategie gegen das Altern?

Ähnlich ist es auch beim Mann: Hier sind die Chromosomen der Spermien dicht und geschützt verpackt. Auch diese dichte Verpackung dient dem Schutz vor schädlichen äußeren Einflüssen. Da die männlichen Keimzellen aufgrund der längeren Fertilität des Mannes um Jahrzehnte länger geschützt werden müssen als die des weiblichen Eierstocks, gibt es beim Mann noch eine zusätzliche Strategie, die den Alterungsprozeß dieser Jungbrunnenzellen verhindern soll: Die Keimzellen des männlichen Organismus wurden in Form des Hodensacks aus dem Körper ausgelagert.

Dadurch sind die Hoden nicht mehr der im Inneren des Organismus herrschenden normalen Körpertemperatur ausgesetzt. Denn je höher die Temperatur, desto größer die Gefahr der so genannten Thermolabilität – darunter versteht man biologische Vorgänge, welche die Zelle in Unordnung bringen und ihren Alterungsprozeß beschleunigen können. Um die Keimzellen nur ja vor jedem schädlichen Einfluß zu schützen und sie nicht zu sehr einem möglichen thermodynamischen Irrtum auszusetzen, kühlt der Mann seine Spermien-produzierenden Organe, die Hoden, um etwa drei bis fünf Grad ab. Dadurch werden viele biologische Reaktionen verlangsamt und die Irrtumsanfälligkeit verringert.

Aus diesem Grund kommt es beim männlichen Embryo bereits während der Embryonalzeit zum so genannten Tiefertreten der Hoden. Sie wandern aus der Bauchhöhle, wo sie ursprünglich ebenso wie die Eierstöcke lagen, nach unten und bilden außerhalb der Leibeshöhle den Hodensack. Wenn das nicht funktioniert, und die Hoden unterwegs, beispielsweise in den Leistenkanälen, stecken bleiben, dann verlieren die Keimzellen oft aufgrund der dort herrschenden Körpertemperatur ihre Jugendlichkeit und somit ihre Kapazität, neues junges Leben entstehen zu lassen.

Kann Kalorienrestriktion dem Alterungsprozeß vorbeugen?

Für unser derzeitiges Verständnis des Alterns beinhaltet das soeben Gesagte bereits zwei wichtige Informationen: Einerseits soll sich der Körper dort, wo er dazu in der Lage ist, vor Schädigungen durch äußere Feinde schützen, andererseits scheint die Absenkung der Körpertemperatur tatsächlich ein enormer Jungbrunnen zu sein. In der Anti-Aging-Forschung beginnt man bereits mit der Umsetzung dieser Erkenntnisse. Auch unseren Körper kann man phasenweise – am besten in der Nacht – einer derartigen Hypothermie (Absenkung der Körpertemperatur) aussetzen. Ein einfacher Kunstgriff scheint dabei zu helfen: Wird der Glukosespiegel im Blut während der Nachtzeit reduziert, dann arbeiten die Mitochondrien, die Kraftwerke der Zellen, langsamer, da sie nicht im Übermaß Nahrung in Energie und Wärme umwandeln müssen. Als Folge sinkt die Körpertemperatur von selbst. Dieser in der Physiologie bereits bekannte Prozeß wird erst jetzt im Hinblick auf die Alterungsprävention richtig interpretiert.

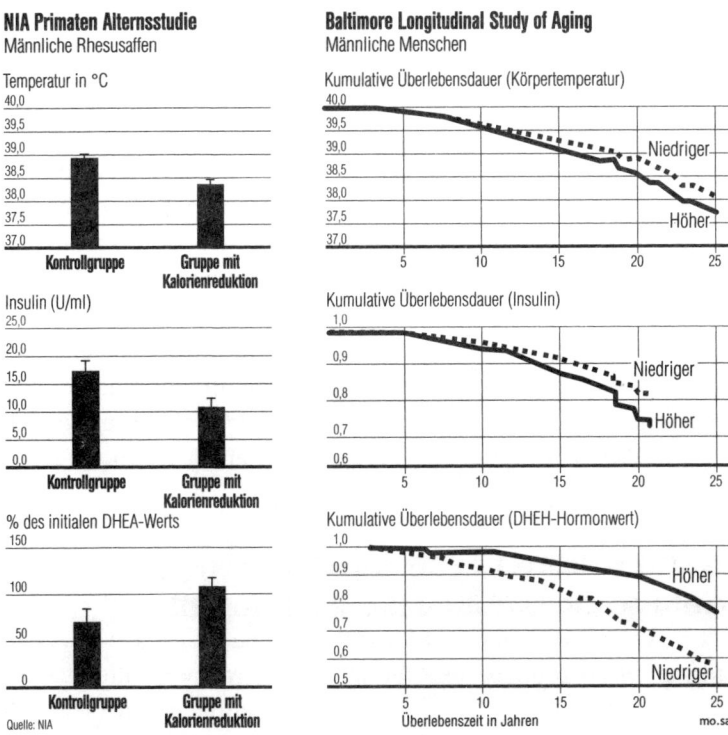

NIA Primaten Alternsstudie
Männliche Rhesusaffen

Temperatur in °C

Kontrollgruppe   Gruppe mit Kalorienreduktion

Insulin (U/ml)

Kontrollgruppe   Gruppe mit Kalorienreduktion

% des initialen DHEA-Werts

Kontrollgruppe   Gruppe mit Kalorienreduktion
Quelle: NIA

Baltimore Longitudinal Study of Aging
Männliche Menschen

Kumulative Überlebensdauer (Körpertemperatur)

Niedriger

Höher

Kumulative Überlebensdauer (Insulin)

Niedriger

Höher

Kumulative Überlebensdauer (DHEH-Hormonwert)

Höher

Niedriger

Überlebenszeit in Jahren   mo.sa

Die Baltimore-Studie
Im Tierversuch führte die Kalorienreduktion zu einer Absenkung der Körpertemperatur um mehr als ein Grad Celsius sowie zu einer Absenkung des Insulinspiegels, zugleich stieg der DHEA-Hormonwert. In der Baltimore-Studie wurde das gleiche Phänomen beim Menschen beobachtet.

Der jugendliche Körper ist für dieses nächtliche Absenken der Körpertemperatur besonders konditioniert. Mit zunehmendem Alter verliert unser Körper jedoch diese Fähigkeit immer mehr, die mitternächtliche Temperaturabsenkung wird immer schwächer. Die Altersforschung wendet sich deshalb verstärkt Strategien zu, welche versuchen, den Alterungsprozeß durch Hypothermie zu

27

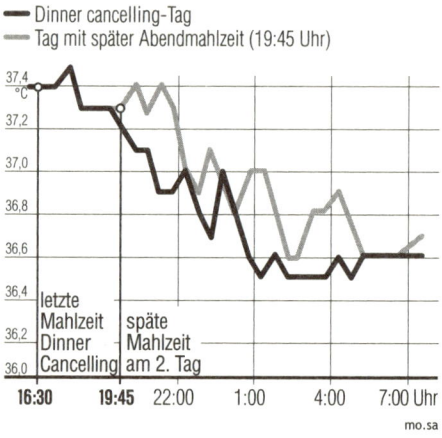

Legend:
■ Dinner cancelling-Tag
■ Tag mit später Abendmahlzeit (19:45 Uhr)

Y-axis: 37,4 °C, 37,2, 37,0, 36,8, 36,6, 36,4, 36,2, 36,0

letzte Mahlzeit Dinner Cancelling | späte Mahlzeit am 2. Tag

X-axis: 16:30 19:45 22:00 1:00 4:00 7:00 Uhr

mo.sa

Die Körpertemperatur sinkt durch Fasten

bremsen, wobei der Verzicht auf das Abendessen, diese besondere Form der »restriction of calories«, ein Königsweg für die nächtliche Temperaturabsenkung zu sein scheint. (Siehe dazu auch das Kapitel über Selbstvorsorge auf S. 244).

Altersvorbeugung durch verstärkte Melatonin-Ausschüttung?

Möglicherweise kann man diesen Vorgang durch Stoffe, die auf die Zirbeldrüse (Epiphyse) einwirken, medikamentös unterstützen. Bekanntlich wird während der Nachtzeit das Schlafhormon Melatonin verstärkt ausgeschüttet, wodurch sich der Grundumsatz reduziert. Unter Grundumsatz versteht man die Energiemenge, die der Körper im Ruhezustand für die Aufrechterhaltung lebenswichtiger Funktionen (Atmung, Herzschlag, Drüsenfunktion) benötigt. Kombiniert man im Alter die nächtliche »restriction of calories« mit der Melatonin-Einnahme, so läßt sich unter Umständen eine Temperaturabsenkung des Gesamtorganismus

28

erzielen. Den Effekt dieser Temperatur-Intervention kann man, wie erwähnt, am Beispiel des Hodens studieren. Möglicherweise dient dieser Vorgang als Modell für die generelle Alternsprävention.

▶ Die Physik des Alterns – warum Leistung des Organismus und ewiges Leben nach physikalischen Gesetzen unvereinbar sind. ◀

Die durch das Dolly-Experiment ausgelösten Diskussionen über die Zellalterung und speziell über die Nichtalterung der Keimzellen führen die Anti-Aging-Forschung in das Gebiet der Physik. Nachdem jede biochemische Reaktion – eine Voraussetzung für Leistung und Zellaktivität – für ihren rascheren Ablauf eine bestimmte Temperatur benötigt, scheinen Leistung und ewiges Leben unvereinbar zu sein. Denn die Temperatur ermöglicht nicht

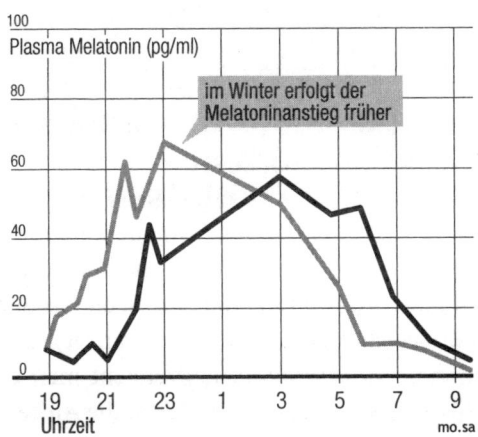

Der in den Abendstunden ansteigende Melatoninspiegel stellt viele Körperfunktionen ruhig. Interessanterweise erfolgt im Winter der Melatoninanstieg früher.

nur die für jede Zelle und jedes Organ notwendigen biochemischen Reaktionen, sie hat auch einen Nachteil – die bereits erwähnte Thermolabilität. Dabei geht die Zelle vom geordneten in den ungeordneten Zustand über, wenn Leistungen gefragt sind, die nur aufgrund einer bestimmten Temperatur erbracht werden können. Der Körper muß zwischen Hochleistung auf der einen Seite und Konservierung auf der anderen wählen.

In diese Balance greift die Alternsforschung nun ein. Sie spielt Zauberlehrling und modifiziert das Gleichgewicht zwischen Leistung und »Nicht-Altern«. Je mehr eine Zelle arbeitet, je mehr biochemische Reaktionen in ihr ablaufen, um so größer ist auch die Wahrscheinlichkeit, daß sich Unordnung einstellt und daß die Zelle altert. Aus diesem Grund stellt sich die alternspräventive Wissenschaft seit kurzem die Frage, welche Leistungen unbedingt notwendig sind, und ob man der Evolution korrigierend unter die Arme greifen kann, um einerseits Leistungen zu reduzieren und andererseits die Irrtumsanfälligkeit und damit den Alterungsprozeß zu bremsen.

Tatsächlich scheint unser Organismus Leistungen vollbringen zu wollen, die in der Steinzeit gefragt waren, heute aber keine Bedeutung mehr haben. Das ist jener Bereich, in dem man Energie wird einsparen können. Dazu gehört der enorme Energieaufwand, den unser Körper in Streßsituationen entwickelt. In der Steinzeit war der Streß notwendig, um in ausreichendem Maß Nahrung zu bekommen, um Beute zu erlegen und um den Feinden zu entfliehen. Die moderne Zivilisation hat uns diese Sorgen weitgehend genommen. Nahrung ist im Überfluß vorhanden und braucht nicht mehr mit Gewalt und Streß gejagt zu werden. Damit fällt auch die energetische Belastung weg, Hungerperioden durchstehen zu müssen, um dem Körper dann wieder plötzlich und für kurze Zeit Nahrung im Überfluß zuzuführen. Dieser Kompensationsmechanismus verbraucht viel mehr Energie als ein Körper, welcher die für seinen Grundumsatz benötigte Nahrung kontinuierlich in kleinen Mengen verabreicht bekommt.

Der Anti-Aging-Effekt des »Sparens«

Vor allem wäre es nicht mehr notwendig, viel Energie aufbringen zu müssen, um sich gegen die physische Bedrohung durch diverse Feinde zu schützen. Bei allen möglichen Belastungen aufgrund zwischenmenschlicher Konflikte ist die körperliche Bedrohung durch Mord und Totschlag, wie sie in der Steinzeit die Regel war, in den Rechtsstaaten unserer heutigen Welt, Gott sei Dank!, nicht mehr vorhanden. Die energiereichen Überlebens- und Schutzmechanismen, welche unser Körper gegen diese Art von Bedrohung bereitgestellt hat, können möglicherweise eingespart werden. Die Erhöhung des Blutdrucks, die Veränderung des Blutgerinnungssystems, die Freisetzung von Streßhormonen aus der Nebennierenrinde, der beschleunigte Herzschlag, die in Streßphasen veränderte Form der Verdauung und der Flüssigkeitsbalance – all das sind hochenergetische Prozesse, die ein beträchtliches Einsparungspotential bergen. Durch den verminderten Energieeinsatz ließen sich auch die leistungsspezifischen Unordnungstendenzen der Zelle verringern.

Je weniger eine Zelle arbeiten muß, desto geringer ist die Wahrscheinlichkeit, daß eine, den Alterungsprozeß beschleunigende thermolabile Unordnung entsteht. Das heißt natürlich nicht, daß die Alarmsysteme unseres Körpers nicht trainiert werden sollen. Gezielte, nicht überzogene körperliche Aktivitäten bieten dafür hervorragende Möglichkeiten. Allerdings muß dieser energiekonsumierende Streß nicht permanent ablaufen – wie das wahrscheinlich in der Steinzeit der Fall war.

Möglicherweise läßt sich auch bei Entzündungsprozessen Energie sparen. Entzündungen besaßen zwar in früheren Zeiten einen hohen Stellenwert, als keine Antibiotika zur Verfügung standen und Krankheitserreger oder eingedrungene Fremdkörper vom Organismus eliminiert werden mußten. Der Körper tat dies mit jener biochemischen Kaskade, die bei jeder Entzündung manifest wird. Es ist dies eine fremdkörpertötende Strategie, die für das Überleben unserer Gattung essentiell war, jedoch auf der anderen Seite auch wieder viel Energie benötigte, welche die Zelle in die Thermolabilität stürzte. Sosehr man heute weiß, wie wichtig entzündungsfördernde Immunreaktionen für das Überleben der Menschheit sind, sosehr weiß man andererseits auch, daß chronische Entzündungen den Alterungsprozeß beschleunigen und mit typischen Alterungsproblemen, vor allem mit altersbedingten Karzinomen, assoziiert sind.

Auch in diesem Bereich läßt sich Energie einsparen, was ja teilweise durch Impfprogramme, durch Hygiene, durch sauberes Trinkwasser und dergleichen mehr in den vergangenen Jahrzehnten bereits geschehen ist. Damit wurden viele Entzündungsquellen beseitigt und unnötige Entzündungsprozesse verhindert. Auch Antibiotika hatten daran einen beträchtlichen Anteil. Wo aber noch heute in besonderer Weise Energie eingespart werden könnte, wären Entzündungsreaktionen, die im Alterungsprozeß vermehrt auftreten und die sich gegen körpereigenes Gewebe richten. Diese Entzündungen machen keinen biologischen Sinn, daher wäre ihre Verhinderung oder Eliminierung ein weiterer Aspekt der Altersforschung.

Vor allem aber läßt sich Energie einsparen, indem man jene äußeren Feinde meidet, für deren Beseitigung der Körper viel Energie investieren muß, so daß er die Körperzellen einer vermehrten Thermolabilität und damit einem beschleunigten Alterungsprozeß aussetzt. Es gibt Nahrungs- und Genußmittel, die schmecken zwar gut und beinhalten viel Energie, allerdings muß der Körper fast noch mehr Energie dafür aufwenden, um eine halbwegs in normalen Bahnen ablaufende Verdauung zu gewährleisten und die durch die Verstoffwechselung dieser Nahrungsmittel entstehenden Zellgifte zu eliminieren.

Übermäßiger Alkoholkonsum, fett- und zuckerreiche Nahrung, vor allem aber Nikotin und andere Inhaltsstoffe des Zigarettenrauchs gehören in diese Kategorie. Umgekehrt weiß man, daß es offenbar Nahrungs- und Genußmittel gibt, die dem Körper Energie sparen helfen. Grüner Tee scheint dazuzugehören.

▶ Übermäßige Sonnenbestrahlung streßt die Körperzellen und läßt den Organismus rascher altern

Ein oft unterschätzter äußerer Feind ist die übermäßige Belastung durch die ultraviolette Strahlung des Sonnenlichts. So gut eine gezielte und begrenzte Sonnenexposition auch sein kann, ein Übermaß bewirkt, daß der Körper für die Verarbeitung der Strahleneinwirkung beziehungsweise für Reparaturmaßnahmen an geschädigten Zellen unnötig viel Energie verbraucht. ◀

Von den jung gebliebenen Zellen unseres Körpers, den Keimzellen, lernen wir, daß Sparprogramme und Ökonomisierung wichtige Instrumente – auch gegen das Altern – sind. Deswegen werden die Keimzellen ruhiggestellt, ihre Beteiligung an den Arbeitsprozessen des Körpers ist äußerst gering. Natürlich müssen Organe wie Herz, Lunge, Leber, Niere oder auch die Muskeln enorme Leistungen vollbringen, allerdings wird man auch hier nach Einsparungspotentialen Ausschau halten und dort Leistungen schmälern, wo diese möglicherweise in der Steinzeit notwendig waren, es aber heute nicht mehr im gleichen Umfang oder nicht mehr in der gleichen Art und Weise sind. Das ist bereits eine der Botschaften, welche die Anti-Aging-Medizin von den jungbleibenden Zellen im körpereigenen Jungbrunnen-Gral, den Keimzellen, gelernt hat.

Diese wissenschaftlichen Überlegungen und Forschungen wurden durch das Dolly-Experiment induziert und akualisiert. Die Keimzellen – schließlich ist Dolly ja durch deren Proteine entstanden – rücken, ohne daß es die Menschen bisher registrierten, immer mehr ins Zentrum der Alternsforschung. Dabei entzündete sich die Diskussion einerseits an der Frage, wie es denn die magischen Jungbrunnen-Zellen tatsächlich schaffen, während der gesamten Lebenszeit des Organismus jung zu bleiben; andererseits lag aber die zentrale Problematik der Verjüngungskur im Fall Dolly in jenen Mechanismen, die es – natürlich mit den magischen Bestandteilen der weiblichen Eizelle – zustandebrachten, daß sich eine erwachsene Zelle wieder embryonalisierte und zu einem neuen Individuum heranwuchs. Was war dabei genau geschehen und wie ließe sich das Geschehene künstlich nachvollziehen, was offensichtlich in ähnlicher Weise auch die Natur seit Hunderten Millionen von Jahren tut, wenn sie aus einem erwachsenen Organismus einige Zellen absondert, weil diese für die Fortpflanzung, für die Entstehung neuen Lebens in ihrer ungealterten Jugend erhalten bleiben müssen?

Noch einmal wollen wir an dieser Stelle in Erinnerung rufen, wieso es überhaupt zum Klonschaf Dolly gekommen ist. Es war, wie gesagt, ein Zufall. Die Forscher wollten zunächst kein Schaf klonen, sondern bemühten sich, milchproduzierende Brustdrüsenzellen (Euterzellen) gentechnisch so zu manipulieren, daß diese mit der produzierten Milch auch humane Blutgerinnungsfaktoren freisetzen, die man später als Medikamente verwenden wollte. Zu diesem Zweck nahmen sie Zellkerne aus Milchepithelzellen eines erwachsenen Schafs und brachten diese mit dem Zytoplasma, also der Nährlösung, einer zuvor entkernten unbefruchteten Eizelle zusammen. Usprünglich waren die Forscher der Meinung, daß man auf diese Weise die Milchleistung der Zelle steigern könnte, da sie ja das Genom der Brustepithelzelle in keiner Weise verändert hatten und deshalb annahmen, daß die neue Zelle sich nur in der Milchleistung von anderen Brustepithelzellen unterscheiden würde.

Wir altern, wenn sich die »Verpackung« der Gene ändert

Die Überraschung war perfekt, als die Forscher erkannten, daß sie mit ihrer Bastelei nicht die Milchleistung gesteigert hatten, sondern daß ein neuer Embryo entstand, und zwar aus einem Zellkern, in dem sie kein einziges Gen, geschweige denn ein Chromosom verändert oder manipuliert hatten. Dieser Vorgang war für die Wissenschaft zunächst nicht nachvollziehbar, da man annahm, daß umfangreiche Zellmanipulationen notwendig sein müßten, um aus einer Brustepithelzelle einen neuen Embryo entstehen zu lassen. Statt dessen war das Genom unverändert geblieben, und dennoch entstand aus dem Genom der Brustdrüse in Anwesenheit des Zytoplasmas der Eizelle keine zweite Brustdrüsenzelle, sondern ein Früh-Embryo, der zur Geburt eines neuen, jungen Individuums führte.

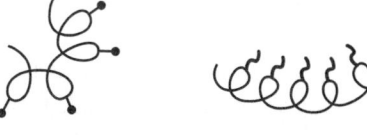

Inaktiv verpackte DNA   Aktive DNA

mo.sa

Die DNA-Verpackung entscheidet über das Altern und über die Jugend. Wird an die DNA ein sogenannter Methylrest (dunkler Punkt) gehängt, bleibt der Lebensfaden inaktiv bzw. wird im Alter inaktiv, dadurch werden wertvolle Informationen nicht mehr übermittelt. Entfernt man diese einfachen Methylreste, so entwindet sich der DNA-Faden und kann abgelesen werden – die jugendliche und aktive Form des Gens.

Wie war es möglich, daß sich diese Zelle auf so dramatische Weise verjüngte? Die bisherige Antwort auf diese Frage – »magische Proteine« – deutete zwar die Richtung einer Erklärung an, warf aber zugleich neue Fragen auf: Wie sollte das geschehen, wenn dabei kein einziges Gen angerührt wurde?

Man kann es wohl als Qualitätssprung bezeichnen, was die Wissenschafter beim Dolly-Experiment gelernt haben, als Paradigmenwechsel in unserem Verständnis vom Altern und als Paradigmenwechsel im Bemühen der Wissenschaft, den Alterungsprozeß des Menschen zu verlangsamen oder überhaupt zu verhindern. Dafür sind keine Gen-Experimente notwendig, kein einziger Gen-Abschnitt muß ausgetauscht oder verändert werden. Denn das, was die Proteine im Zytoplasma der Eizelle vermochten, war eine

U m v e r p a c k u n g   d e r   G e n e – sie genügte, um aus einer alten Zelle neues Leben entstehen zu lassen.

Genau genommen stimmt das auch mit dem bisherigen naturwissenschaftlichen Weltbild überein: Tatsächlich tragen wir in jeder unserer Zellen das gleiche Genom, die gleichen Software-Programme, die allerdings von Organ zu Organ und von Zelle zu Zelle unterschiedlich stark abgerufen werden. Welche Gen-Abschnitte aktiv sind und welche ruhig gestellt bleiben sollen – das wird über die Verpackung entschieden, die seit kurzer Zeit auch eine eigene Bezeichnung trägt, nämlich den »epigenetischen Code«.

> Die den Genen gegebenen Verpackungen machen den zweiten Code des Lebens aus. ◄

Vom Dolly-Experiment lernte die Wissenschaft auch, daß der genetische Code allein das Phänomen Leben nicht erklären kann. Es ist nicht die lineare Anordnung vieler Gene, welche die Zelle zum Leben erweckt, es sind vielmehr jene Befehle, die manche Gene aktivieren und andere wieder supprimieren. Und diese Ordnung ist in einem zweiten genetischen Code – eben dem epigenetischen Code – festgelegt. Am Beispiel einer befruchteten Eizelle dargestellt, lautet der Ablauf so: Als Erstes bekam die Eizelle jenes Genom, aus dem sich dann das Individuum entwickelte, und dieses Genom war in allen Zellen identisch. Allerdings haben unmittelbar nach der Befruchtung, als bereits der fertige, aus dem mütterlichen und dem väterlichen Genom gebildete Chromosomensatz zur Verfügung stand, »biologische Heinzelmännchen« begonnen, manche dieser Gene des neuen Individuums freizulegen, damit sie arbeiten können, und andere zu verdecken.

Diesen »Ghostwritern« des Lebens ist es zu verdanken, daß aus der befruchteten Eizelle nach einer strengen, festgelegten Ordnung Herz, Leber, Niere, Haut und Muskeln entstehen. Obwohl die genetische Information in jeder Zelle identisch ist, werden völ-

terschiedliche Organe daraus. Auch die Epithelzelle der Brustdrüse, das Studienobjekt der Dolly-Forscher, war ursprünglich eine befruchtete Eizelle. Sie hat den langen Weg der Differenzierung hinter sich gebracht, um schließlich winziger Teil eines fertigen Organs zu werden. Unter normalen Umständen kann sie diesen Weg nicht mehr zurückgehen. Aber die Nährlösung der Eizelle brachte dann etwas zuwege, was man bis dato im Labor für unmöglich hielt: nämlich den endgültig verpackten Zellkern der Brustdrüse neu aufzurollen und eine frische Verpackung zu starten, und zwar so, daß wieder Stück für Stück die Embryogenese frisch ablaufen kann.

▶ Wir werden den Alterungsprozeß aufhalten, wenn es uns gelingt, die alte Gen-Verpackung durch eine neue zu ersetzen. Ob also aus einer alten wieder eine embryonale Zelle werden kann, hängt nicht vom genetischen Code ab, sondern nur von der Verpackungsordnung, nach der die Gene in ihrem Behälter aufbewahrt werden. Und das ist die eigentliche Botschaft des Dolly-Experiments: Man altert nicht primär an den Genen, sondern an der Gen-Verpackung. Und wenn es gelingt, die Gene aus ihrer alten Verpackung in eine neue »Schachtel« zu transportieren, dann hat man tatsächlich das Rad des Lebens zurück gedreht. ◀

Für das Verständnis des Alterungsprozesses bedeutet dies: Wir altern nicht unbedingt so wie ein Auto, das, je länger es fährt, um so mehr schadhafte Teile besitzt. Unser Genom scheint weniger Anteil am Alterungsprozeß zu nehmen, als man bisher dachte. Offenbar gelingt es, wie erwähnt, die Gene über Jahrmillionen ohne jeden Schaden weiterzugeben. Sie werden nur im Alterungsprozeß derartig umgepackt, daß sie ihr jugendliches Verpackungs-Outfit verlieren. Die Frage, die sich daran knüpft, ist: Wie kann man diese Verpackungsordnung definieren? Läßt sich nachvollziehen, wie die Verpackung altert, und könnte man dem entgegen treten? Auf diesem Gebiet hat die Medizin seit dem Dolly-Experiment zahlreiche neue Erkenntnisse auf den Tisch gelegt, die unser Verständnis vom Altern dramatisch veränderten. Die Verpackung der Gene – und um die geht es beim Altern wie beim Verjüngen – bewirkt, daß manche Genabschnitte arbeiten und andere nicht. Die Reihenfolge ist determiniert. Sie wurde übrigens bei der Brustepithelzelle im Dolly-Experiment so geändert, daß plötzlich durch die neue Verpackung ein Embryo entstand. Es sind ganz einfache biochemische Verbindungen, die an der Aktivierung und Inaktivierung von Gen-Abschnitten beteiligt sind. Sie bilden damit jene Gen-Kaskade, die in geordneter Weise in unterschiedlichen Organen unterschiedliche Proteine entstehen läßt.

> Der epigenetische Code benutzt biochemische »Buchstaben« und »Wörter«, um den Genen seine Arbeitsbefehle zu erteilen.

Genauso wie der genetische Code aus vier beziehungsweise fünf Basen, den Buchstaben, besteht, aus denen verschiedene »Wörter« mit unterschiedlichen Informationsgehalten gebildet werden können, so hat auch der epigenetische Code Buchstaben, die darüber entscheiden, ob ein Gen ruhiggestellt bleibt oder aktiviert wird. Dabei handelt es sich um noch einfachere Verbindungen als die Basen der DNA. Sie bestehen aus Kleinstmolekülen, die nur aus einigen Atomen geformt sind. So wird die sogenannte Methylgruppe, die nur aus einem Kohlenstoff- und drei Wasserstoff-Atomen besteht, dazu verwendet, Gen-Abschnitte ruhigzustellen. Wenn also Gene nicht arbeiten sollen, dann wird ihnen einfach ein derartiges Kleinstmolekül aufgeklebt, sie werden »methyliert«, und schon sinkt ihre Aktivität.

Wird dieser »Aufkleber« wieder entfernt und statt dessen ein Acetylrest auf das Gen gesteckt, dann wird dieses aktiv oder auch »acetyliert«. Im Lauf des Alterungsprozesses kommt nun diese festgefügte Ordnung durcheinander. Gene, die an sich aktiv bleiben sollten, werden mit einem Methylrest versehen und arbeiten nicht mehr weiter. Das ist eine der Ursachen des Alterns, der Verlust von Gen-Aktivitäten geht mit einer so genannten Hyperme-thylierung einher, die im Laufe des Alterns stärker wird. Das ist insofern verständlich, weil diese Methylreste, die Inaktivierungs-verbindungen der Gene, für den genetischen Code so etwas dar-stellen wie das Penicillin. Warum?

Viren sind Feinde unserer Jugendlichkeit

Während unseres ganzen Lebens werden wir mit Fremd-DNA konfrontiert. Viren, wahrscheinlich aber auch Bakterien, können ihre DNA-Abschnitte in unsere Zellen schleusen, wo sie mitunter in unsere eigene genetische Hardware eindringen, ähnlich wie dies Computerviren tun. Allerdings hat unser Organismus im Laufe der Evolution ein geniales System entwickelt, diese »Computerviren« zu inaktivieren: Er setzt einfach einen Methylrest auf das Gen, dadurch wird dessen Aktivität reduziert. Daraufhin wird die Botschaft des Gens nicht transkribiert. Das Virus kann sein DNA-Stück in unserem Genom zwar plazieren, allerdings ist dieses nicht aktiv. Im Laufe des Lebens müssen Gene oder Genabschnitte oftmals inaktiviert werden, da zahlreiche Fremd-DNA-Abschnitte unseren Körper wie eine Invasion heimsuchen. Das führt ver-ständlicherweise dazu, daß auch körpereigene DNA-Abschnitte irrtümlich mit einem Methylrest versehen und dadurch inaktiviert werden. Daraufhin erlahmt die Proteinsynthese, die Zelle gerät in einen Mangelzustand.

Ob die mit dem Alterungsprozeß verbundene zunehmende Ru-higstellung von Gen-Abschnitten eine überschießende Reaktion der Zelle auf eindringende Fremd-DNA ist oder ob diese Inakti-vierungs-Tendenz erst dann beginnt, wenn der Organismus seine Fortpflanzungsfähigkeit verloren hat, wird derzeit von der Wis-senschaft intensiv untersucht. Vermutet wird, daß nach der ge-schlechtsreifen Zeit, wenn also die Fortpflanzung beendet ist, auch zunehmend Gen-Abschnitte methyliert und damit inaktiviert werden. Vom Östrogen-Rezeptor-Gen ist das bereits bekannt: Es handelt sich dabei um jenes Gen, das die Eingangspforte für das Östrogen kontrolliert, den so genannten Östrogen-Rezeptor.

> Der epigenetische Code kann durch äußere Faktoren, wie etwa Virenbefall oder ultraviolette Strahlung, verändert werden. ◄

Wenn nach der Menopause der Östrogenspiegel sinkt, und die Zelle aufgrund des nicht mehr vorhandenen Hormons auch keinen Rezeptor mehr benötigt, um das Östrogen aufzunehmen, dann wird auch das Gen für diesen Rezeptor stillgelegt. Die ökonomisch arbeitende Zelle registriert, daß der Rezeptor seine Funktion verloren hat, wenn das Hormon, das er aufnehmen sollte, nicht mehr vorhanden ist. Dann wird das entsprechende Gen methyliert und inaktiviert, ist also für die Zelle nicht mehr verfügbar. Das Fehlen der Geschlechtshormone scheint ein Mechanismus zu

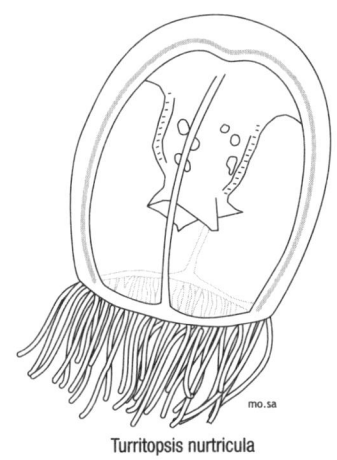

Turritopsis nurtricula

Diese Quallenart ist in der Lage, im Alter die Verpackung der Gene zu kontrollieren und dadurch ihren Körper zu verjüngen.

sein, der zu einer verstärkten Gen-Inaktivierung führt, überschießender Viren-Befall ein anderer.

Das würde auch erklären, warum verschiedene Spezies, deren
Gene gar nicht so verschieden sind, stark unterschiedliche Lebens-
spannen aufweisen – ein weiterer Hinweis darauf, daß der Alterungsprozeß weniger in den Genen determiniert ist als vielmehr in
der sich ändernden Gen-Verpackung. Und diese Genverpackung
lässt sich manipulieren, wie Beispiele aus dem Tierreich zeigen.
So ist etwa die Quallenart Turritopsis nurtricula dazu in der Lage,
im Alter die Verpackung ihrer Gene zu verändern und so ihren
Körper zu verjüngen. Deshalb richtet die medizinische Forschung
ihr Augenmerk intensiv auf die Möglichkeit, den epigenetischen
Code, also die Gen-Verpackung, zu verändern beziehungsweise
zu korrigieren. Solche Veränderungen der Gen-Verpackung geschehen übrigens auch durch äußere Einflüsse. Das ultraviolette
Licht scheint auf diesen epigenetischen Code einen ähnlichen Einfluß zu haben wie manche Chemikalien.

Das Geheimnis der Bienenkönigin

Daß der epigenetische Code durch äußere Faktoren verändert werden kann, lehrt uns das Geheimnis der Bienenkönigin. Es gibt drei
verschiedene Spezies unter den Bienen: Die Königin, die Drohne
und die Arbeiterin. Alle drei haben das gleiche genetische Material –
jedes Gen ist in den drei Bienenarten identisch. Trotzdem ist ihre
Lebenszeit dramatisch verschieden: Königinnen werden etliche
Jahre alt, Arbeiterinnen jedoch nur Wochen oder Monate. Der Unterschied ihrer Lebensspanne liegt eben nicht in den Genen, sondern
in den Veränderungen des epigenetischen Codes, wie er – zumindest bei den Bienen – durch das Gelée royale ausgelöst wird. Welches Mittel beim Menschen dem Gelée royale entsprechen würde –
diese Frage ist allerdings derzeit noch unbeantwortet.

Faktum ist jedenfalls, daß die Gen-Verpackung durch Einflüsse

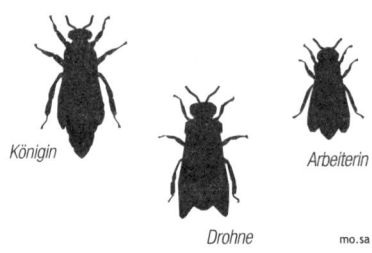

Königin

Arbeiterin

Drohne   mo.sa

Das Geheimnis der Bienen

von außen »konserviert« werden kann, wodurch sich der Alterungsprozeß verlangsamt. Ob und welche Mittel beim Menschen als Alternsbremse einsetzbar wären, das kann, bis auf wenige Ausnahmen, derzeit noch nicht ausreichend beantwortet werden. Gewiß lassen sich durch Absenken der Körpertemperatur und durch Leistungsminderung DNA-Verpackungsschäden reduzieren, die offensichtlich mit der Zeit auftreten, wodurch die Gen-Expression so verändert wird, daß letzten Endes unzählige alternde Zellen ein Individuum als alternd oder alt erscheinen lassen.

Geringere Körpertemperatur verlängert Leben

Forscher des Max-Planck-Instituts für Biochemie in München-Martinsried haben mit Hilfe von Computersimulationen die Wirkung berechnet, die eine erhebliche Absenkung der Körpertemperatur auf das erzielbare Durchschnittsalter des Menschen haben könnte. Bei einer Absenkung der Körpertemperatur von 37 auf 24 Grad Celsius würde sich die Thermolabilität, welche wie erwähnt in den Zellen Unordnung schafft, derart verringern, daß sich die durchschnittliche Lebensdauer des Menschen auf 200 bis maximal 280 Jahre erhöhen könnte. Daß sich durch die zeitweilige Leistungsminderung des Organismus die biologische Uhr anhalten läßt, weiß man aus dem Tierreich, etwa von Schildkröten, welche die Temperaturabsenkung während ihres Winterschlafs bestens beherrschen. Daher gelten ähnliche Konzepte auch als Königsweg der Anti-Aging-Medizin. Wie wichtig die Reduktion der Körperwärme ist, um Zellen möglichst lange intakt zuhalten, zeigt das Beispiel des Hodens und der Spermien.

▶ Die Änderung der Gen-Verpackung ist dafür verantwortlich, daß unser körpereigener Jungbrunnen versiegt. ◀

Warum in der zweiten Lebenshälfte des Menschen die Gen-Verpackung generell älter und abgenutzter wird – diese Frage kann die Medizin derzeit noch nicht beantworten, sie ist aber im Rahmen intensiver Forschungsarbeiten darum bemüht. Das Dolly-Experiment legt jedoch nahe, daß es die Gen-Verpackung ist, die sich im Lauf der Jahrzehnte verändert und dadurch den Alterungsprozeß des Menschen vorantreibt. Möglicherweise sind es die Geschlechtshormone beziehungsweise andere, mit der Erhaltung der Art verbundene Faktoren, die alles daransetzen, die Zellen durch permanente Korrektur der Gen-Verpackung funktionstüchtig und jung zu erhalten, damit Fortpflanzung und Erhaltung der Art möglich bleiben. Nach neuesten Erkenntnissen scheinen die Geschlechtshormone tatsächlich einen Einfluß auf die Gen-Verpackung zu nehmen, genauso wie bestimmte Umwelteinflüsse (etwa das Gelée royale der Bienen), die den Körper dabei unterstützen, die Gen-Verpackung jung und fit zu erhalten.

Das Mysterium der Bienenkönigin hat nicht nur mit der Gen-Verpackung zu tun, sondern auch mit der Frage, warum ausgerechnet die Königin so gut verpackte Gene besitzt, die ihr ein langes Leben ermöglichen. Die Antwort scheint im Begriff »Fortpflanzung« zu liegen. Die eierlegende Bienenkönigin ist für die Fortpflanzung von großer Bedeutung, die Erhaltung der Art gehört zu den primären Zielen der Evolution. Deswegen werden Individuen, die diesem Ziel dienen, besonders privilegiert, wenigstens solange sie diese Funktion ausüben können. Die Natur investiert viel in die Kraft dieser Individuen, um sie möglichst lange am Leben und gesund zu erhalten, damit der Fortbestand der Art gesichert ist. Das erklärt auch den Zusammenhang zwischen Geschlechtshormonen und Alterungsprozeß. Möglicherweise wird diese Erkenntnis auch zu einer Neuinterpretation der Hormonbehandlung in den Wechseljahren führen.

▶ In der Alternsforschung steht schon für die nächsten Jahre ein Paradigmenwechsel bevor: Sie wird mit der Dechiffrierung des epigenetischen Codes auch den Alterungscode knacken. ◀

Durch die Änderung der Gen-Verpackung als Folge des Alterns werden manche Gen-Aktivitäten verschüttet, die für die Aufrechterhaltung von Gesundheit und Jugend essentiell sind. Dazu zählen vor allem die Reparatur-Gene, die Polizisten unseres Körpers, die ihre biologischen Einsatzfahrzeuge überallhin steuern, wo Schäden auftreten, um diese zu reparieren.
In der Pubertät und in der frühen Adoleszenz arbeiten diese Einsatzfahrzeuge optimal. Wo immer Schäden in der Zelle auftreten,

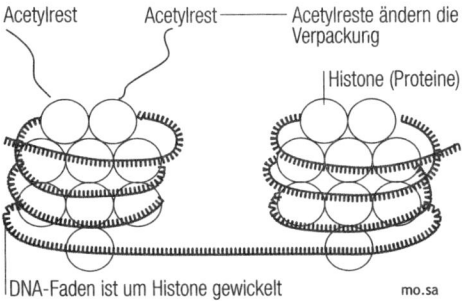

Der DNA-Faden wickelt sich spulenförmig um die Histone, die sich durch verschiedene kleine chemische Verbindungen (Methylrest, Acetylrest) verändern und dadurch die Gen-Aktivität beeinflussen.

werden diese sofort repariert – so wird der Körper jung erhalten. Ermüdet allerdings dieses Überwachungs- und Reparatursystem, so daß Gene aufgrund einer veränderten Verpackung inaktiviert werden, dann fehlen dem Körper diese biologischen Einsatz- und Reparaturtrupps – an Zellen und Organen zeigen sich erste Schäden und damit der Alterungsprozeß.

Durch die Thermolabilität sind die in der Zelle auftretenden Schäden vorgezeichnet. Irrtum ist ein stetiger Begleiter der Leistung, allerdings besitzt die jugendliche Zelle genügend Kraft, die Irrtümer zu korrigieren, weil eben die Gene der biologischen Einsatzfahrzeuge noch optimal verpackt sind. Dadurch schafft es der Körper, die pro Zelle 12 000 täglichen Basen-Verluste der Purine (Bestandteil des DNA-Fadens) sofort wieder wettzumachen. Das Gleiche geschieht beim Verlust eines anderen DNA-Bausteins, der Pyrimidin-Base. Etwa 600 Pyrimidine verliert die Zelle pro Tag. Aber auch diese Verluste werden sofort nach Registrierung des Schadens vom Reparatursystem ersetzt. Und täglich 55 000 Male muß die Zelle in ihrem großen und langen Lebensfaden Einzelstrang-Brüche hinnehmen, verursacht von äußeren Feinden, vor allem von den bei jeder biochemischen Reaktion entstehenden freien Radikalen. Selbst diese hohe Zahl von Bruchstellen wird von der Zelle sofort repariert. Ein ganzes Heer von biologischen Einsatzfahrzeugen wartet darauf, aktiv zu werden, wenn irgendwo im Körper derartige Schäden entstehen. Werden allerdings die Gene für diese körpereigenen Einsatzfahrzeuge methyliert und damit inaktiviert, dann bleiben die zelleigene Rettung, Feuerwehren und Polizeiautos in den Garagen.

▶ Die Inaktivierung von Reparaturmechanismen führt zur Krebsentstehung, dem größten Problem des Alterungsprozesses. Das ist auch der wirkliche Grund dafür, daß in der zweiten Lebenshälfte die Fälle von so genannten epithelialen Karzinomen zunehmen, Erkrankungen, die von Stammzellen ausgehen, wo offensichtlich irreparable Schäden entstanden sind. Die biologischen

Einsatzfahrzeuge waren inaktiviert, da die dafür zuständigen Gene durch die Alterungsverpackung ruhiggestellt worden waren.

Die Krebsentstehung ist zugleich das größte Alterungsproblem. Am Beispiel von Brust- und Prostatakrebs läßt sich das eindrucksvoll demonstrieren: Während in der geschlechtsreifen Zeit, in der also die Hormonausschüttung ihren höchsten Stand erreicht, beide Karzinome eher selten sind, steigt die Wahrscheinlichkeit einer Erkrankung nach dem 50. Lebensjahr bei beiden Malignomen sprunghaft an.

Zwischen dem 50. und dem 70. Lebensjahr erkranken 145 von 1000 Frauen an Brustkrebs; nahmen die Frauen dieser Altersgruppe fünf Jahre lang Hormonersatzpräparate, so stieg das Risiko von 145 auf 147 pro 1000 Frauen; erstreckte sich die Hormoneinnahme über zehn Jahre, so erkrankten 151 von 1000 Frauen an Brustkrebs, also um sechs pro tausend mehr. Sosehr man alles tun muß, um auch diesen Anstieg zu verhindern, sollte auf der ande-

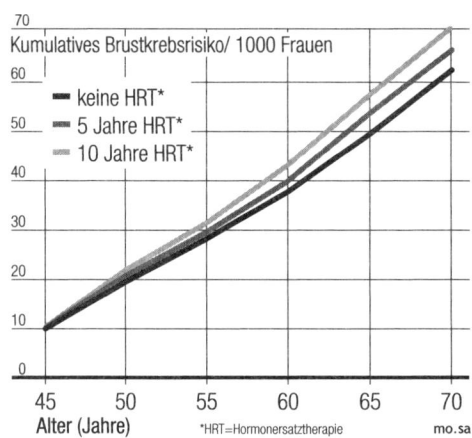

Ab dem 50. Lebensjahr nimmt das Brustkrebsrisiko zu:
Durch die HRT kommt es nur zu einer geringen Erhöhung des Risikos.

ren Seite doch nicht übersehen werden, daß die zweite Lebenshälfte – auch völlig ohne Hormonersatz – mit einer massiven Zunahme des Brustkrebs-Risikos einher geht. Nicht die im Lauf der Zeit auftretenden Gen-Schäden der Zelle sind für das Altern verantwortlich, sondern die Unfähigkeit der Zelle, diese zu reparieren, weil die dafür zuständigen Reparaturgene altersbedingt weniger arbeiten oder völlig ruhiggestellt sind. Wären diese Gene weiter aktiv und wären sie weiterhin korrekt verpackt geblieben, wie das in der Jugend der Fall ist, dann wäre die Zelle eines 80jährigen Menschen genauso fit wie die eines 20jährigen. Um so verständlicher ist es, daß die Medizin diesen Punkt intensiv erforscht, und schon kommen die ersten Ergebnisse auf den Tisch. Auch hier ist es wieder die »restriction of calories«, die Kalorienreduktion, die sich als probates Mittel gegen das Altern erweist.

Wie die Natur Gen-Abschnitte inaktiviert, um sie in Ruhe reparieren zu können

Um Gene, beziehungsweise Gen-Verpackungen zu korrigieren, benutzt die Evolution ein so genanntes Sir-Protein, das für »silenting«, für Ruhigstellung der Gene, steht, wodurch die Möglichkeit zur Reparatur geschaffen wird. Wie ein Auto, das zu Reparaturzwecken kurzfristig aus dem Verkehr gezogen wird, kommen auch einzelne Gen-Abschnitte in die Reparaturwerkstatt und werden deshalb kurzfristig aus ihrem aktiven Zustand herausgenommen. Dafür sorgt das Sir-Protein, das aber letztlich auch einem Ermüdungs- und Alterungsprozeß unterliegt. Das Sir-Protein benötigt zu seiner Aktivierung aber einen Verbündeten, das Verdauungs-Coenzym NAD, das unter ganz bestimmten Umständen seine Funktion verändert. Es wird zu einem Coenzym für die DNA-Reparatur und verbündet sich dabei mit dem Sir-Protein. Gemeinsam reparieren sie Altersschäden an der DNA. Dieses geniale Prinzip wird derzeit auf seine Verwendbarkeit für die Alternsprävention evaluiert (zur Rolle des Sir-Proteins siehe auch das Kapitel »Strategien zur Lebensverlängerung« ab S. 68ff.

Im Detail sind die Dinge natürlich noch komplizierter. Aber das zu schildern, würde zu weit führen. Wichtig ist, daß die Wissenschaft neben den bereits erwähnten Prinzipien der Kalorien-Restriktion und dem damit verbundenen Absenken des Glukosespiegels noch ein weiteres Prinzip erkannt hat, das in der Alternsprävention helfen könnte: Die kurzfristige Erhöhung der Körpertemperatur, so wie sie möglicherweise durch einen Sauna-Besuch herbeigeführt wird, könnte einen anregenden Effekt auf die DNA-Reparatur haben. Denn das zum Vitamin-B-Komplex gehörende Nikotinamid wird unter Mithilfe des NAD in Nikotinsäure (auch Niacin genannt) umgewandelt, die zusammen mit dem Sir-2-Protein eine wichtige Rolle bei der DNA-Reparatur spielt. Und die Umwandlung von Nikotinamid in Nikotinsäure wird durch die Hitzeeinwirkung verstärkt.

Wir altern also, wie gesagt, nicht an den Genen, sondern an den Verpackungen, in denen sich die Gene befinden. Das Fasten – restriction of calories – scheint ein Weg zu sein, das Altern der Gen-Verpackung und damit unseres ganzen Körpers hinauszuzögern. Der wahre Verjüngungseffekt scheint aber dort zu liegen, wo die Dolly-Forscher mit ihrer Arbeit begonnen hatten. Denn auch die Gene der bereits angejahrten Brustdrüsenzelle waren naturgemäß altersentsprechend verpackt und konnten folglich nicht mehr jene Höchstleistungen erbringen, zu denen ganz junge Zellen fähig sind. Die »magischen Proteine« des Eizellen-Zytoplasmas verstanden es offensichtlich, die Gen-Verpackung nicht nur zu reparieren, sondern die Gen-Schachteln auszutauschen und die DNA der Brustepithelzellen von Dollys Mutter in neue Schachteln zu legen, wodurch sich die DNA verjüngte und aus einem alten Gewebe ein neuer Embryo entstand.

Die Verjüngungskraft der nicht alternden Zellen unseres Körpers beginnt für die Alternsforschung zum faszinierenden Neuland zu werden. Diese Zellen bleiben nicht nur selbst jung, um nicht zu sagen, alterungslos, sondern sie besitzen offenbar auch das Potential, die DNA-Verpackung alter Zellen so umzuorganisieren, daß aus alten Organen wieder ein Embryo wird. Diese Re-Juvinationskraft bestimmter Proteine ist gegenwärtig Gegenstand intensiver Untersuchungen. Und schon jetzt tauchen am Horizont Daten auf, die vermuten lassen, daß hier etwas gelingt, was auch für die menschliche Gesellschaft einen Paradigmenwechsel bedeutet.

Die Jungbrunnen

Ein Anti-Aging-Konzept der Medizin wird darin bestehen, die Verjüngungskraft der Stammzellen wieder herzustellen. Denn diejenigen Körperzellen, die am wenigsten altern dürfen, sind die Stammzellen – Reservezellen, über die jedes Organ verfügt. Auch bei einem erst zehnjährigen Menschen beginnen Blutgefäße, Leber und Niere, aber auch Haut und Haare bereits zu altern. Allerdings werden die Alterungsschäden kontinuierlich repariert beziehungsweise das nicht mehr reparable Zellmaterial wird durch neue, aus Stammzellen gebildete Organzellen ersetzt. Die Stammzellen ruhen in verschiedensten Körperorganen, im Knochenmark, im Herzen, in der Leber, aber auch in verschiedenen anderen Organen, wie beispielsweise in der Haut. Dort warten sie, bis sie zur Gewebsreparatur abgerufen werden.

Diese Stammzellen besitzen naturgemäß auch eine Verpackung ihrer Gene. Die Anordnung der Gene entscheidet über das jugendliche Reaktionsvermögen dieser Progenitorzellen (Vorläufer- oder Stammzellen). Ändert sich die Verpackung, so verlieren die Stammzellen auch die Potenz, das alte Zellmaterial zu ersetzen und neue Haut oder neue Haare zu bilden. Demnach scheint die Verpackung dieser Stammzellen ein kritischer Punkt im Jungbleiben oder im Altern zu sein. Altert die Verpackung, so verliert unser Körper die Fähigkeit, jene, uns jung erhaltende Regeneration zu bewerkstelligen. Deswegen wird ein Paradigmenwechsel der Medizin darin bestehen, diese juvenile Kraft der Progenitorzellen zu erhalten, beziehungsweise wiederherzustellen.

Beinah still und heimlich, jedenfalls fern der öffentlichen Wahrnehmung – weil die Resultate sehr diskret präsentiert wurden – publizierte »Nature«, das angesehenste Naturwissenschaftsjournal der Welt, einen Artikel, der einen Einblick in die diesbezügliche Forschungsarbeit der Medizin gewährt. Naturwissenschaftler entnahmen Stammzellen aus verschiedenen Organen und züchteten sie in Laborkulturen weiter, so daß sie permanent beobachtet werden konnten. Dadurch war es möglich, Aussagen über den juvenilen Zustand, aber auch über den Alterungsprozeß dieser Progenitorzellen zu treffen. Anhand bestimmter Merkmale läßt sich erkennen, ob diese Reservezellen noch die Fähigkeit besitzen, Zellen und Organe zu erneuern, oder ob sie diese Kraft durch Änderung ihrer Verpackung verloren haben.

Nicht anders als im Körper verhält es sich auch in der Laborkultur: Mit der Zeit verlieren die Progenitorzellen ihre jugendliche Kraft. Ihre Gene werden anders verpackt, wodurch auch Stammzellen altern und ihre verjüngende Wirkung verlieren. Nun nahmen die Forscher embryonale Faktoren, die sie aus dem Serum von neugeborenen Tieren isoliert hatten, und brachten sie mit den Progenitorzellen zusammen. Wie von unsichtbarer Hand geführt, bewegten sich darauf die Progenitorzellen, warfen ihre alte Verpackung ab und erschienen plötzlich wieder in einem neuen, jugendlichen Kleid. Etwas Ähnliches, wie es beim Dolly-Experiment geschehen war, ereignete sich nun auch im Labor an einzelnen Stammzellen, welche üblicherweise die Regeneration unseres Körpers bewirken. Auch sie können erneut verjüngt und aktiviert werden, mit Hilfe der besagten magischen Proteine, die man schon im Zytoplasma von Dollys Eizelle gefunden hatte und die auch dort eine Regeneration der alten Gen-Verpackung bewirkt hatten.

Das Gleiche gelingt offenbar auch mit Blutbestandteilen von Neugeborenen. Für die Krebsforschung wird dieser Aspekt möglicherweise große Bedeutung gewinnen: Denn auch viele Malignome entwickeln sich aus Stammzellen, die ja eine besonders langlebige Kraft besitzen, da sie ganze Organe regenerieren sollen. Werden solche Stammzellen hingegen in ihrer Gen-Verpackung verändert, ohne daß entsprechende Reparatur-Enzyme aktiv werden, dann verlieren sie zwar oft nicht ihre Lebensdauer, wohl aber die programmierte Ordnung, nach der sie normalerweise die Regeneration ausführen. Aus einer Stammzelle ist eine Krebszelle entstanden, die nicht stirbt, eben weil sie eine Stammzelle ist. Werden unserem Körper nun Proteine zugeführt, welche die Kraft haben, alte Zellen neu einzukleiden, ihnen eine neue DNA-Verpackung zu geben, dann werden beschädigte Stammzellen korrigiert und verlieren die große Gefahr, Krebsgeschwülste zu bilden.

▶ Gen-Verpackung

Offensichtlich gibt es Proteine und Interventionen, die eine Neueinkleidung unserer Gene erlauben, wodurch viele Aktivitäten unserer Körperzellen angekurbelt werden, so daß sie die Altersschwächen wieder beheben. Die Stammzellen sind die ersten Kandidaten, welche von einer derartig verjüngenden Neueinkleidung profitieren. Sie werden dadurch wieder die alten, verlieren ihr gefährliches Potential zur Transformation in die Bösartigkeit und beginnen im Gegenteil, die bereits gealterten Organe erneut zu regenerieren.

Die Reparaturmechanismen, die Polizisten unseres Körpers, werden ebenfalls wieder ausgerüstet. Ausgestattet mit der neuen DNA-Verpackung, nehmen sie wieder ihre Arbeit auf und beseitigen jene Schäden im Erbgut, die sich mit der Zeit angehäuft hatten und die zu entfernen den Reparatur-Enzymen der Zelle einfach die Kraft fehlte, weil sie eben durch die Zwangsjacke der alten Verpackung ruhiggestellt waren.

Altersveränderungen der Moleküle

Darüber hinaus gibt es noch viele andere Vorgänge in der Zelle, die ruhiggestellt waren und die jetzt durch die Neueinkleidung wieder frisch reaktiviert werden. Es sind Einzelaspekte des Zell-Lebens, von denen man wußte, daß sie in den Alterungsprozeß involviert sind. Bis vor kurzem konnte man allerdings nicht erklären, warum diese Systeme zu altern beginnen und damit die ganze Zelle mit in den Tod ziehen. Nun scheinen sich erstmals in der Menschheitsgeschichte die Dinge zu klären. Der Feind der Jugend ist lediglich das alternde Kleid, in das unser Erbgut gehüllt ist. Wird das Kleid gewechselt, dann startet ein Rückspulprogramm, das all jene Prozesse rückgängig macht, von denen man bis dato wußte, daß sie Ausdruck der Zellalterung sind.

In erster Linie ist das der Glukosehaushalt, der sich in älter werdenden Zellen ändert und dabei zum Phänomen, beziehungsweise Epi-Phänomen des Alterns wird. Denn eine der Voraussetzungen für die Jugendlichkeit der Zelle ist, daß ausreichend Zucker in die Zelle eindringen kann. Zu diesem Zweck stehen eigene, vom Hormon Insulin gesteuerte Systeme und Kanäle zur Verfügung. Werden die Gene für diese Zuckerventile inaktiviert, so verliert dieser wichtige Nährstoff seinen Zugang in die Zelle. Er bleibt im Blutgefäßsystem schwimmend liegen.

Als Reaktion darauf steigt der Insulinspiegel im Blut, weil sich das Hormon verzweifelt um Wege und Möglichkeiten bemüht, den hohen Zuckergehalt dennoch in die Zellen transportieren zu können. Ein hoher Insulinspiegel und zu viel Zucker – diese Kombination beschleunigt den Alterungsprozeß. Daher versucht die alternspräventive Medizin, solche Beschleunigungsfaktoren zu verhindern. Denn durch die Inaktivierung von Genen, die für den Glukose-Transport in die Zelle zuständig sind, tritt ein doppelter Schaden auf: Einerseits verliert die Zelle den Zugang zu Kohlenhydraten, einem wichtigen Bestandteil und Energielieferanten für die mitochondriale Gewinnung des Muskeltreibstoffs ATP (Adenosintriphosphat). Andererseits steigen im Blut Zucker- und Insulingehalt an – beides beschleunigt den Alterungsprozeß.

▶ Wenn die Zucker-Einlaßventile in die Zelle blockiert sind, intensiviert und beschleunigt sich der Alterungsprozeß

Insulin ist ein zahlreiche Vorgänge in der Zelle regelnder oder sogar anheizender Wachstumsfaktor. Er scheint einer jener Kandidaten zu sein, die unser Körper »einsparen« könnte; denn wenn die Glukose-Zugangskanäle der Zelle über die Gen-Verpackung inaktiviert wurden und als Folge der Glukosespiegel im Blut ansteigt, dann initiert der als Konsequenz ebenfalls ansteigende Insulinspiegel nicht nur unnötige, sondern sogar kontraproduktive Vorgänge in unserem Körper. Daß ein erhöhter Insulinspiegel das Altern beschleunigt, haben zahlreiche molekularbiologische Untersuchungen gezeigt. Hier einzusparen, ist ein Gebot der Alternsprävention. ◀

Umgekehrt zeigen am Fadenwurm Caenorhabditis (C.) elegans, einem der gebräuchlichsten biologischen Forschungsmodelle, durchgeführte molekularbiologische Versuche, daß eine Ausschaltung der Insulin-Informationskaskade das Leben tatsächlich verlängern kann. In einer Reihe hervorragender und oft zitierter Studien konnte gezeigt werden, daß zwei Proteine darüber bestimmen, wie lange der Wurm lebt. Sie heißen Daf2 und Daf16, für »Dauerfaktor« stehende Kürzel. Diese beiden Proteine helfen dabei, den Wurm entweder in einen energiearmen, winterschlafähnlichen Zustand zu versetzen oder ihn daraus zu erwecken und zu Höchstleistungen anzutreiben.

Für die Höchstleistung ist Daf2 zuständig, ein Rezeptor-Protein, das in seiner Struktur dem Insulin-Rezeptor-Protein des Menschen sehr ähnlich ist. Wird die Insulin-Wirkung durch künstliche Ausschaltung des Rezeptors reduziert, dann leben die so manipulierten Tierchen tatsächlich länger.

Warum Diabetiker ein erhöhtes Herzinfarktrisiko haben

Beim Diabetiker erhöht sich der Insulinspiegel im Blut aufgrund des erhöhten Blutzuckers. Schließlich können ja die Zuckermoleküle nicht in die Zelle eindringen, weil die für die Öffnung der Eingangsventile zuständigen Gene ein altes Kleid tragen und folglich inaktiviert sind. Das hohe Insulin-Angebot bewirkt nun zahlreiche Vorgänge im Körper, die völlig unnötig sind, Energie verschwenden und darüber hinaus noch Reaktionen hervorrufen, die zum Altern der Zelle führen. Vor allem beginnen sich unter dem Einfluß des hohen Insulinspiegels Zellen zu teilen, die sich eigentlich nicht teilen sollten.

In erster Linie sind davon Zellen in unmittelbarer Nachbarschaft zum erhöhten Insulin betroffen, und das sind die Zellen der Blutgefäß-Innenwände, die Endothelzellen. Sie beginnen zu wuchern, weil das Insulin eben ein Wachstums-Stimulator ist. Durch diese Wucherung verdicken sich die Blutgefäßwände, was zur Verkalkung und damit zur Gefäßverengung führt. Deshalb neigen Diabetiker zu einem erhöhten Risiko, an Herz-Kreislauf-Leiden zu erkranken, ausgelöst durch den erhöhten Insulinspiegel im Blut und das völlig unnötige Wachstum von Blutgefäßzellen. Dadurch wird in weiterer Folge nicht nur die Durchblutung der Zellen reduziert und die Organleistung herabgesetzt, es wird auch viel Energie verschwendet, was natürlich mit einem höheren Verschleiß verbunden ist.

Anti-Aging-Rezepte

Nachdem das hohe Insulin-Angebot auch Zellen zur Teilung veranlaßt, die sich eigentlich nicht teilen sollten, besteht auch die Gefahr, daß diese Zellen möglicherweise entarten. Besondere Kandidaten dafür sind die Gebärmutterzellen. Man weiß, daß ein erhöhter Insulinspiegel mit einem erhöhten Gebärmutter-Krebsrisiko verbunden ist, eben weil das Insulin ein Wachstums-Stimulator ist. Der Drang des Insulins, neue Strukturen zu schaffen und alte Zellen vermehrt wachsen zu lassen, führt zu einem weiteren, ebenfalls aus der Diabetologie bekannten Detail: Durch den hohen Insulinspiegel im Blut werden die feinen Blutgefäße der Netzhaut im Auge zur Bildung neuer Sprossen angeregt. Die damit beginnende Proliferation (Gewebewucherung durch Zellvermehrung) zerstört allerdings die Sehkraft des Menschen. Die Retinopathia diabetica, wie diese Erkrankung in der Sprache der Mediziner heißt, ist eine Folge des erhöhten Wachstumsfaktors Insulin, der nun Arbeiten vollbringt, die er gar nicht tun müßte, und damit Organe und Gesamtorganismus altern läßt.

▶ Die Senkung des Insulinspiegels und der Körpertemperatur sowie Vermeidung von unnötigem Streß sind Anti-Aging-Konzepte. ◀

Einsparungen und Ökonomisierung zum Zweck eines verzögerten Alternsprozesses sind auch hier vonnöten. Das Insulin und sein Rezeptor sind leistungsvermittelnde Peptide. Ein zu hohes Maß an Leistung begünstigt aber wiederum das Altern. Werden Leistungen reduziert, so können zwar biologische Arbeitsprozesse nicht ausgeführt werden, allerdings verringert sich gleichzeitig die Geschwindigkeit des Alterns. Deswegen sollen Leistungen dort eingespart werden, wo sie nicht unbedingt notwendig sind. Die Reduktion des Insulinspiegels ist neben dem Absenken der Körpertemperatur und der Vermeidung unnötiger Stoffwechsel- und Streßsituationen ein weiterer Weg, um den Alterungsprozeß hinauszuschieben. Und tatsächlich zeigen Daten aus zahlreichen Tierexperimenten, daß einerseits die durch Insulin induzierte Leistungssteigerung den Alterungsprozeß beschleunigt, daß aber andererseits durch eine reduzierte Insulin-Einwirkung die Lebenserwartung steigt.

Auch das hängt mit den thermodynamischen Grundsätzen und mit der Thermolabilität zusammen, also mit den hinter dem Alterungsprozeß stehenden physikalischen Prozessen. Je mehr Leistung, desto mehr Elektronenbewegungen sind notwendig. Diese benötigen wieder eine bestimmte Reaktionstemperatur, und mit der Zunahme biochemischer Reaktionen steigen auch die Irrtumsanfälligkeit und die Anzahl der Änderungen in der Gen-Verpackung. Als Folge dieser Reaktionskette altert der Mensch. Leben ist Energie. Werden die Energie-Spender unserer Zelle von der alternden Gen-Verpackung betroffen, dann sind auch sie nicht mehr in der Lage, den zentralen Prozeß des Lebens zu garantieren, nämlich die Bereitstellung von Energie.

Vergleicht man eine lebendige und eine tote Hand miteinander und fragt nach dem fundamentalen Unterschied zwischen beiden, dann lautet die Antwort: Die lebendige Hand verfügt in jeder ihrer Zellen über aktive Energiekraftwerke. In der toten Hand hingegen stehen die Kraftwerke still. Aktive Kraftwerke sind die Voraussetzung dafür, daß Elektronen von einem höheren in ein tieferes Niveau fallen, dadurch wird das Leben in all seinen vielschichtigen Reaktionen erst möglich. Dabei drängt sich der Vergleich mit einem Wasserkraftwerk auf. Auch in ihm fällt Wasser über viele Meter herab und treibt durch die Wucht seines herabfallenden Gewichts jene Turbinen an, die ihrerseits Generatoren antreiben, aus denen dann der elektrische Strom fließt, der all unsere Maschinen antreibt und in Bewegung hält.

> Altern die Kraftwerke der Zellen, die Mitochondrien, dann altert auch unser Körper.

Genauso ist es mit den Kraftwerken unserer Zellen. Statt Wasser sind es Elektronen, die aus der verstoffwechselten Nahrung in die Mitochondrien, die Zellkraftwerke, fließen und dort, wie in einem Wasserkraftwerk, von einem höheren Niveau auf ein niedrigeres herabpurzeln. Und genauso wie der Wasserfall die Turbinen bewegt, werden auch durch den Fall der Elektronen die Rotorblätter unserer Zellturbinen in Bewegung gehalten. Dadurch entsteht die Grundwährung des irdischen Lebens, das Adenosin-Triphosphat. Dieser biochemische Stoff ist die Voraussetzung für alle unsere Lebensreaktionen, für Nervenimpulse, Sinneswahrnehmungen, Muskelkontraktionen und Hormonproduktionen, um nur einige zu nennen. Versiegt diese Energiequelle, dann stirbt die Zelle. Muß unser Organismus eine Zelle aus Sicherheitsgründen zerstören, weil die Gefahr einer malignen Entartung zu groß wäre, dann werden zunächst nur die Mitochondrien, die Zellkraftwerke, lahmgelegt. Dadurch stirbt die Zelle. Die Apoptose, der programmierte Zelltod, den der Körper mitunter benötigt, bedient sich der Zerstörung der Mitochondrien.

Mitochondrien, die Kraftwerke der Zelle

Wenn es so etwas wie den Sitz des Lebens in der Zelle gibt, dann müßte man diese Kraftwerke als eigentliche Lebensspender ansehen, denn sie bringen jene Energie in die Zelle, die dann vom Genom, vom Zellkern und seinen 30 000 Genen, genutzt und gesteuert wird. Ohne diese Energie wäre unser genetisches Material wie ein Computer, dem die Energiequelle fehlt. Aus diesem Grund zollt die Alternsforschung diesen Mitochondrien in zunehmendem Maße Respekt und Aufmerksamkeit. Denn man hat erkannt: Altern diese Kraftwerke der Zelle, dann altert auch das Organ, dem die Zelle angehört, und schließlich das ganze Individuum.

Die Mitochondrien waren ursprünglich selbständige Zellen, die viel Energie zur Verfügung hatten, aber nur wenig genetische Information in sich trugen. Sie waren ein Generator, der viel Elektrizität heraussprudeln ließ, ohne daß es entsprechende Abnehmer gegeben hätte. Andere, bei der Entstehung des Lebens ebenfalls schon vorhandene Zellen zeichneten sich durch einen differenzierten Lebensfaden aus, der viele Leistungen ermöglichen würde, allerdings fehlte diesen Zellen der Energieträger. In einem genialen Schachzug der Schöpfung gingen die beiden Zellarten – jene, welche die Energie zur Verfügung stellten, und jene, die das Erbgut besaßen – eine Symbiose (Lebensgemeinschaft) ein, um aus der Energie Leistung zu generieren. Damit war die neugeborene Zelle unschlagbar geworden. Die Evolution war an jenem biblischen Schöpfungstag angekommen, der zur vollen und facettenreichen Entwicklung des Lebens führte.

Zellkern und Mitochondrien sind damit die beiden Zentren unserer Zelle. Die Alternsforschung hat sich über Jahrzehnte mit dem Zellkern beschäftigt und Überlegungen angestellt, ob DNA-Veränderungen mit dem Alterungsprozeß in einem Zusammenhang stehen könnten. Seit dem Dolly-Experiment weiß man nun, daß der springende Punkt die Verpackung des Zellkerns ist. Zwar werden auch die Gene im Zellkern permanent beschädigt, verwundet oder gebrochen, aber ihnen steht eine Fülle von Reparaturmechanismen zur Verfügung, um Schäden sofort zu beheben. Wenn diese Gene allerdings inaktiviert sind, weil sie im Rahmen des Alterungsprozesses so schlecht verpackt werden, daß sie nicht mehr die notwendigen Reparaturarbeiten ausführen können, dann summieren sich die täglichen Beschädigungen der DNA zu bleibenden Dauerschäden, so daß die Zelle altert.

Seit kurzem richtet sich nun die Alternsforschung auf den zweiten Schwerpunkt unserer Zellen, auf die Mitochondrien, weil sie erkannt hat, daß das Altern auch ein energetisches Problem ist. Energie ist notwendig, wenn intakte, noch ordentlich verpackte Gene Arbeiten durchführen sollen, um die Zelle jung zu erhalten. Der Gedanke liegt daher nahe, daß unter dem Alterungsprozeß auch die Leistung unserer Zellkraftwerke leidet, so daß nicht ausreichend Energie für die vielfältigen biochemischen Reaktionen der Zelle zur Verfügung gestellt werden kann. Und das könnte wiederum das Altern beschleunigen.

Und tatsächlich kann der Alterungsprozeß auch durch eine Beeinträchtigung der mitochondrialen Aktivität hervorgerufen wer-

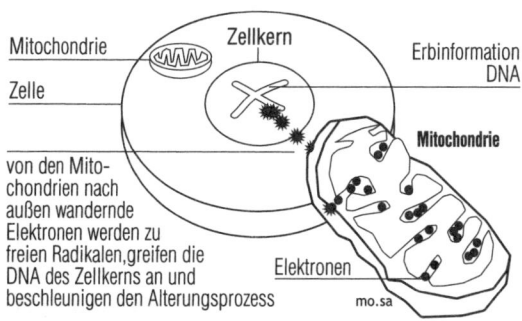

Mitochondrie

Zelle

von den Mito-
chondrien nach
außen wandernde
Elektronen werden zu
freien Radikalen,greifen die
DNA des Zellkerns an und
beschleunigen den Alterungsprozess

Zellkern

Erbinformation
DNA

Mitochondrie

Elektronen

mo.sa

Mitochondrien: Sie erzeugen Energie, setzen aber auch Radikale frei.

den. Auch dabei ist es wieder die übertriebene, mit hoher Intensität erbrachte Leistung, welche die Kraftwerke unserer Zelle kollabieren läßt. Wenn der Organismus eine Zelle zerstören möchte, dann tut er dies, indem er die mitochondriale Membran verändert. Dadurch wird der Elektronenfluß innerhalb der Mitochondrien und damit die Energieproduktion gestört. Anstatt in ihrem Röhrensystem zu bleiben und nur die Turbinen zu bewegen, ergießen sich die Elektronen, vergleichbar einem Rohrbruch im Wasserkraftwerk, über die Mitochondrien hinaus in die ganze Zelle. Damit erlischt die Energieproduktion, und die Zelle wird durch zahlreiche Elektronen gestört. Dieser Vorgang kann auch gezielt durch ein Selbstmordkommando der Zelle ausgelöst werden.

Freie Radikale und Alterungsprozeß

Auch der Alterungsprozeß macht vor den Röhrensystemen der Mitochondrien nicht halt. Diese werden porös, weil bestimmte Gene aufgrund ihrer schlechten Verpackung nicht mehr ausreichend Füllmaterial zur Röhrenreparatur zur Verfügung stellen können. Das System wird undicht, die Energieproduktion sinkt. Die Elektronen verlassen die ihnen zugedachte Fließrichtung und dringen durch die porösen Röhrenwände in den Zellraum, wo sie wild umherschießen und die Protein-Maschinerie sowie die DNA zerstören. Freie Radikale heißen diese umgebauten Elektronen, die einerseits in den Mitochondrien entstehen, andererseits aber auch bei biochemischen Verbindungen freigesetzt werden. Zwar existiert ein ganzes Netz von Abwehrsystemen, die diese freien Radikale einfangen sollen. Aber wenn diese Systeme nicht mehr intakt sind und folglich ihre Arbeit nur mehr mangelhaft ausführen, dann nehmen die freien Radikale überhand und zerstören die Ordnung des Lebens.

▶ Die Anti-Aging-Medizin sucht nach Mitteln, das Zerstörungswerk durch freie Radikale einzudämmen. ◀

Freie Radikale sind ungepaarte Elektronen, die derart reaktionsfähig sind, daß sie viele unvorhergesehene biochemische Reaktionen eingehen und induzieren, so daß die dadurch hervorgerufene Unordnung die Leistungskapazität der Zelle herabsetzt. Normalerweise wird jede Zelle mit diesen freien Radikalen fertig. Sinkt aber – wiederum durch Veränderung der Verpackung – die Aktivität der für die Radikalenentsorgung zuständigen Gene, dann hält die freien Radikale nichts mehr von ihrem Zerstörungswerk ab. Wohin das führen kann, wird derzeit am Beispiel des Prostatakarzinoms untersucht, an dessen Entstehung offensichtlich freie Radikale beteiligt sind.

Alterung und Prostatakrebs

Der Prostata-Krebs entsteht nämlich nicht von heute auf morgen, sondern entwickelt sich über Jahre, in denen die Prostata-Epithelzellen vielen freien Radikalen ausgesetzt sind. Oft entstehen diese freien Radikale aufgrund von Entzündungsprozessen, nachdem Entzündungszellen genauso fähig sind, solche Radikale freizusetzen. Sie tun dies aber zumeist nur, um damit Bakterien oder Viren zu zerstören. Im Laufe des Alterungsprozesses verlieren diese Polizisten unseres Körpers ihre Zuverlässigkeit. Sie beginnen, freie Radikale auch dann aus ihren Gewehren abzufeuern, wenn kein Feind, kein Virus und kein Bakterium anwesend sind, so daß sich dann die Geschosse gegen körpereigenes Gewebe richten.

So scheint dies auch im Fall der Prostata zu sein. Freie Radikale werden in hohem Maß im Inneren des Organs gebildet, und lange Zeit widersteht der Körper des Mannes diesen radikalen Geschossen. Er produziert zu seinem Schutz das so genannte Glutathion-S-Transferase-Protein, einen Radikalenfänger, der irregeleitete Radikale einsammelt und auf diese Weise die Prostatazellen schützt. Allerdings scheint dieser Schutzmechanismus mit zunehmendem Alter abzunehmen, wahrscheinlich auch deswegen, weil die dafür zuständigen Gene anders verpackt werden. Daraufhin nehmen die Radikale in der Vorsteherdrüse überhand, und damit beginnt das Dilemma, das wahrscheinlich zum Prostatakarzinom führt.

Das erklärt auch, warum im Rahmen einer großangelegten, randomisierten Untersuchung durch eine einfache Intervention, nämlich durch Zufuhr von Vitamin E, die Gefahr des Prostatakarzinoms bei Männern reduziert werden konnte. Vitamin E ist ein sogenannter Radikalenfänger, der den durch freie Radikale hervorgerufenen Schaden begrenzt. Insofern kommt den Radikalenfängern sicher ein gewisser Stellenwert in der Alternsprävention zu. Allerdings darf man diese Radikale nicht nur als Feinde unseres Körpers betrachten, da sie von den Schutzzellen unseres Organismus dazu verwendet werden, um Viren und Bakterien zu zerstören. Aber auch manche biochemische Reaktionen bedienen sich – ordnungsgemäß – dieser Radikale. Dennoch wirken Radikale dort schädlich, wo sie die Zellkraftwerke, die Mitochondrien, irritieren und die Energieproduktion stören. Die größte Gefahr droht vor allem dann, wenn die mitochondriale Membran leck wird und jene Radikale entweichen, die eigentlich für die Energiegewinnung vorgesehen sind.

Liponsäure und Altern

Das »Altern der Membrane« ist unterdessen zu einem wichtigen Forschungsgegenstand der Alternsprävention geworden. Derzeit werden verschiedene Substanzen untersucht, die sich dafür eignen könnten, die Membranen der Mitochondrien abzudichten, so daß keine Radikale mehr entweichen können. Eine dieser Substanzen ist das Clofibrat, eine andere die Alpha-Liponsäure. Von der Alpha-Liponsäure ist bekannt, daß sie den durch Diabetes mellitus hervorgerufenen Altersschäden entgegenwirken kann. Sie stellt vor allem die Funktionsfähigkeit von Vitamin C und Vitamin E – wichtige Radikalenfänger – wieder her, wenn sich diese bei Ausübung ihrer Schutzfunktion mit freien Radikalen beladen haben und dadurch als Schutzfaktor nicht mehr zur Verfügung stehen. Die Alpha-Liponsäure scheint auch gegen die Hyper-Insulinämie, einen erhöhten Insulinspiegel im Blut, zu wirken, der ja unnötige Stoffwechselvorgänge in unserem Körper induziert und damit den Alterungsprozeß intensiviert.

Chemische Formel der Liponsäure, die viele Radikale bindet

Harnsäure und Altern

In diesem Zusammenhang hat auch die über Jahrzehnte verpönte Harnsäure neue Beachtung gefunden. Denn auch sie scheint ein Radikalenfänger zu sein, mächtiger und gewaltiger als das Vitamin C und das Vitamin E. Bei vielen Lebewesen wird die Harnsäure weiter zu Harnstoff verarbeitet, um erst in dieser Form ausgeschieden zu werden. Bei den höheren Arten wurde dieser Stoffwechselweg unterbrochen, wodurch der Harnsäurespiegel im Organismus anzusteigen begann und sich dabei als Radikalenfänger präsentierte. Manche Wissenschafter vermuten, daß die Höherentwicklung des menschlichen Gehirns letztendlich erst durch die höhere Konzentration an Harnsäure ermöglicht wurde. Denn die vielen im Zentralnervensystem ablaufenden biochemischen Reaktionen erzeugen naturgemäß auch zahlreiche Radikale, die von der Harnsäure gebunden und auf diese Weise unschädlich gemacht werden konnten. Dabei wird – zumindest anekdotenhaft – darauf verwiesen, daß viele große Denker und Staatsmänner wie Erasmus, Goethe oder Napoleon an Harnsäureüberschuß litten, der dann allerdings zur Gicht führte. Das soll freilich kein Grund sein, pathologisch erhöhte Harnsäurewerte nicht durch Diätmaßnahmen und Medikamente zu senken.

▶ Der dritte große Traum der Menschheit – der Sieg im Kampf gegen das Altern – und wie er sich erfüllen könnte

Von den drei großen Träumen der Menschheit sind bereits zwei in Erfüllung gegangen – die Umwandlung der Metalle und die Überwindung der Schwerkraft. Die Erfüllung des dritten großen Traums, nämlich der Sieg im Kampf gegen das Altern, ist vorderhand noch ausschließlich den Göttern vorbehalten. Doch die in den vergangenen Jahrzehnten begonnenen Forschungen auf diesem Gebiet werden nun intensiviert und beschleunigt, um dem Menschen auch diesen Sieg zu ermöglichen. ◀

Die Alternsforschung hat verschiedene Theorien über die Ursachen des Alterungsprozesses entwickelt. Es wurden sogar schon diverse Heilmittel gegen das Altern angeboten. Da diese aber letztlich nicht hielten, was sie versprachen, wuchs nur die Skepsis in der Bevölkerung, ob diesem Forschungszweig je ein Erfolg beschieden sein werde.

Doch seit wenigen Jahren hat sich die Ausgangslage für diesen Bereich radikal verändert. Die Medizin ist zum Kooperationspartner der Computer- und Informationstechnologie geworden, die es gestattet, Daten in einer Form zu verarbeiten und zu interpretieren, wie dies nie zuvor möglich gewesen ist. Derart hochgerüstet geht die molekularbiologische Forschung auch in der Altersfrage aufs Ganze. Sie versucht, den Weg eines gealterten Individuums bis in dessen Jugend zurückzugehen, um zu verstehen, was sich zwischen Jugend und Alter abspielt. Die Forscher wollen diesen Prozeß aber nicht nur verstehen, sie wollen auch das Rad der Biologie zurückdrehen, um das Leben permanent zu verjüngen.

So geschah dies – aus purem Zufall – beim Klonschaf Dolly. Aber nicht nur das: Auch die Zellen des heiligen Grals unseres Körpers, die vom Alterungsprozeß ausgenommenen Keimzellen, wurden ebenfalls neu geschaffen, beziehungsweise regeneriert. Es gelang nicht nur, aus normalen Körperzellen einen Embryo hervorgehen zu lassen, sondern – in diesem Fall mit dem gleichen Genom – auch neue Keimzellen, aus denen dann wieder neue Individuen entstehen können. Was die Natur durch die Anlage der Keimzellen für den Fortbestand der Spezies geschaffen hat, das wird nun künstlich bereitgestellt, um die Uhr des Lebens zurückzudrehen. Dabei läßt sich schon jetzt erkennen, was bei der Entstehung des Lebens geschieht: Es werden im entstehenden Embryo nicht nur die Gene von Vater und Mutter vereint, sondern die Verpackung der elterlichen Gene zerstört und durch eine neue Genverpackung ersetzt. Die neue Gen-Verpackung birgt bis zum Lebensende gewissermaßen die Software, nach der die Hardware der Gene in der Organ- und Menschwerdung funktioniert. In der

Software ist auch die Jugend festgeschrieben. Durch allmählichen Verlust der frühembryonalen Gen-Verpackung weicht die Jugend im Lauf der Zeit dem Alterungsprozeß.

Während Sie dieses Buch lesen, laufen Tag und Nacht die Rechenmaschinen, um eine schier unvorstellbare Datenmenge über die Uhr des Lebens zu verarbeiten. Letztendlich werden es die biologische Mathematik und die biostatistische Forschung sein, welche aus der Fülle von Computerdaten jene für den Alterungsprozeß charakteristischen Punkte filtern werden. Die auf diese Weise gewonnenen Daten werden Auskunft darüber geben, welche Abweichungen von der jugendlichen Gen-Verpackung den Alterungsprozeß induzieren. Um die Abweichungen reparieren beziehungsweise rückgängig machen zu können, sind Wissenschafter dabei, auch die Schwangerschaft bis ins Detail auszuspähen. Denn in der Gravidität ist – ebenfalls durch die Gen-Verpackung präjudiziert – die Entwicklung der einzelnen Organe festgeschrieben. Das Ziel der Forscher ist es, diese Vorgänge zu imitieren, um den Alterungsprozeß von Körperorganen aufzuhalten oder rückgängig zu machen. Sie wollen die Gen-Verpackung ein zweites Mal erneuern und damit die Organe regenerieren – das wird den Durchbruch im Verständnis und in der Prävention des Alterns bringen.

Noch während der Endredaktion dieses Buches riefen neueste Erkenntnisse Erstaunen unter eingeweihten Wissenschaftern hervor: Unser Gehirn steuert über Neurotransmittoren nicht nur so entscheidende biologische Vorgänge wie etwa die Umstellung von der Kindheit zur Geschlechtsreife, sondern auch die Art und Weise, wie wir Streß verarbeiten, wie wir uns reproduzieren, mit welcher Stoffwechselgeschwindigkeit wir im Augenblick fahren und was in unserem Körper wie regeneriert werden soll. Das Gehirn gibt aber auch das Signal, mit dem Alterungsprozeß zu beginnen. Dabei verändern sich kleine molekulare Strukturen, die Rezeptoren, in unserem Gehirn. Auch werden nun Botenstoffe in diversen Teilen des zentralen Nervensystems anders gebildet und viele, vom Gehirn selbst aufgebaute Schutzmechanismen werden aus noch unerklärlichen Gründen abgeschaltet. Damit vermittelt das Gehirn vielen anderen, peripheren Organen die Botschaft, sich langsam auf den Tod vorzubereiten – den programmierten Zelltod (Apoptose), den es offensichtlich nicht nur in der Zelle, sondern in unserem gesamten Organismus gibt. Die Wissenschaft unternimmt nun alles in ihrer Macht Stehende, um diese Signale aufzuklären und den Alterungsbefehl abzuschwächen oder zu unterbinden.

▶ Im Alter sinkt die Produktion von Neurotransmittoren im Gehirn. Davon betroffen sind vor allem das Dopamin, das Noradrenalin und das Adrenalin, Botenstoffe, welche das Gehirn jung erhalten und damit auch den Alterungsbefehl an periphere Organe unterdrücken. Die Wissenschaft versucht nun, diese Alterungsvorgänge im Gehirn zu verlangsamen, weil dadurch die Alterung des Gesamtorganismus unterdrückt wird. ◀

Die Entdeckungen in der medizinischen Forschung sind rasant. Noch während der Endredaktion dieses Buches wurde eine völlig neue, von südkoreanischen Forschern vorgestellte Methode des therapeutischen Klonens bekannt. Hinter derartigen Bemühungen steht nicht nur das Streben einzelner Wissenschafter nach Berühmtheit. Der wahre Hintergrund ist ein Engpaß in der Transplantationsmedizin. Es gibt einfach zu wenig Spenderorgane – Nieren, Herzen oder auch Knochen – um in der älter werdenden Bevölkerung die notwendigen Organtransplantationen vornehmen zu können. Deshalb sehen sich die Forscher nach alternativen Gewebsquellen um, und einer der gangbaren Wege soll das Gewinnen von »Organersatzteilen« durch Klontechnik sein.
Den südkoreanischen Forschern scheint es gelungen zu sein, Zelllinien in einem »jugendlichen Zustand« zu erhalten, der viele weitere Zellteilungen erlaubt – Voraussetzung für die Gewinnung von Gewebsersatz zur Körperreparatur. Daß dies überhaupt möglich ist – dafür scheinen jene »magischen Proteine« im Zytoplasma der

Eizelle zu sorgen, die schließlich auch zum Klonschaf »Dolly« führten.

Bemerkenswert ist dabei aber auch, daß die umstrittene embryonale Stammzellforschung dadurch an Interesse verlor. Denn wenn es tatsächlich gelingt, geklonte Zellen über längere Zeiträume in Kultur zu halten und für den Gewebsersatz zu nutzen, dann sind die so gezüchteten Zellen nicht wie embryonale Zellen der Abstoßungsreaktion des Körpers ausgesetzt. Zu diesem großen immunologischen Nachteil embryonaler Stammzellinien kommen die ethischen Probleme noch hinzu. Ohne Zweifel sind Frühembryonen eine Form menschlichen Lebens, wenn auch erst an seinem Beginn. Sie zu zerstören oder für wissenschaftliche Forschungen zu nutzen, ist zweifellos viel problematischer als bei therapeutisch geklonten Zellen. Ob diesen nämlich das Attribut eines, wenn auch beginnenden individuellen Lebens in gleicher Weise zukommt wie den embryonalen Stammzellen, ist fraglich.

Strategien zur Lebensverlängerung

US-Wissenschafter haben herausgefunden, wie sich die Lebensspanne einzelner Lebewesen weit über deren normale Lebenszeit hinaus verlängern läßt.

Der Wunder-Wurm

Daß der Mensch altert und im Regelfall nach einer Lebensspanne von etwa 75, 80 oder 90 Jahren stirbt, ist eine unumstößliche Tatsache. Wirklich? Die amerikanische Molekulargenetikerin Cynthia Kenyon sagt lapidar: »Es ist nicht wahr.« Unsere Vorstellung geht klarerweise von dem aus, was wir derzeit kennen. Wir können uns zwar vorstellen, daß einzelne Menschen über 100 Jahre alt werden, aber die Norm ist das nicht. Daher neigen wir dazu, ein Lebensalter von mehr als 100 Jahren nicht als erstrebenswert anzunehmen. Wir wissen, daß die maximal erreichbare Lebensspanne des Menschen, wie wir sie kennen, bei etwa 115 bis 120 Jahren liegt. Aber die Betonung liegt auf: wie wir sie kennen.

Ein Besuch im Labor der Molekulargenetikerin Cynthia Kenyon lenkt unsere Phantasie auf die Möglichkeit einer viel größeren Lebensspanne. Kenyon ist Molekulargenetikerin an der University of California in San Francisco (USCF). Vor einigen Jahren bat die Wissenschaftlerin einen ihrer Post-graduate-Studenten, mit einer Schale Würmer durchs Labor zu gehen und die dort tätigen Mitarbeiter zu bitten, das Alter dieser Kreaturen zu schätzen. Die meisten von ihnen sagten: Fünf Tage. Sie wußten nur nicht, daß Kenyon an den Genen dieser Würmer herumgeschnipselt hatte. Die höchst lebendigen Tierchen erfreuten sich zwar der körperlichen

Fitneß und Gesundheit von fünf Tage alten Würmern, aber sie waren in Wahrheit gezählte 144 Tage alt – sechsmal älter als es ihre normale Lebensspanne erlauben würde.

Nun könnte man sagen: Alles schön und gut, aber was für einen Wurm gilt, muß nicht für den Menschen gelten. Doch so ganz von der Hand zu weisen ist das nicht. Denn die Evolution hat einige biologische Merkmale hervorgebracht, die für das Leben generell zutreffen. Und der Fadenwurm C. elegans mag genetisch – im Vergleich zum Menschen – sehr simpel gebaut sein. Aber er ist eines der bevorzugten Modelltierchen in der biologischen Wissenschaft. An ihm studieren Forscher die Funktion einzelner Gene und experimentieren damit. Und daß die Biologie, egal in welchem Lebewesen, die Möglichkeit einer extremen Verlängerung des Lebens überhaupt kennt, ist ein bemerkenswertes Faktum.

Cynthia Kenyon konnte in den vergangenen Jahren mit ihren Forschungen zeigen, daß man – wenigstens in Würmern – »leicht große Veränderungen in der Lebensspanne herbeiführen kann«, indem man deren Hormonhaushalt verändert und die Wirkung von weniger als 100 ihrer Gene steigert. Eines dieser Gene steuert beispielsweise die Aktivität eines Rezeptors für Insulin und für ein insulinähnliches Hormon namens IGF-1. Andere von Kenyon veränderte Gene produzieren Antioxidantien, also Stoffe, die gegen schädliche freie Radikale und gegen entzündliche Prozesse im Organismus ankämpfen; wieder andere stellen natürliche Mikrobiozide her, das sind chemische Stoffe, die Krankheitserreger abtöten. Manche der manipulierten Gene sind in den Fettransport im Körper involviert, andere erzeugen sogenannte Chaperone, dazu gehören beispielsweise Eiweißmoleküle, die an der räumlichen Faltung und am Transport verschiedenster Proteine beteiligt sind. Chaperone können auch fehlgefaltete Proteine erkennen, an sich binden und damit unschädlich machen. »Chaperone sorgen für das gute Funktionieren verschiedener Zellkomponenten«, erläutert Kenyon. Je aktiver die Gene ganz allgemein sind, desto wahrscheinlicher ist es, daß sie eine Verlängerung des Lebens bewirken.

Konzept Streßabwehr

Das Forschungsunternehmen Elixir Pharmaceuticals in Cambridge, Massachusetts, ein Spin-off des Massachusetts Institute of Technology (MIT), befaßt sich bereits mit der Entwicklung von Medikamenten, welche ähnliche Wirkungen, wie sie Kenyon in ihren Experimenten am Fadenwurm C. elegans gezeigt hat, beim Menschen haben sollen.

Elixir hat in jüngster Zeit unter anderem vom MIT und von der University of California in San Francisco (UCSF) etliche Patentrechte erworben, die sich mit Konzepten gegen das Altern befassen.

Eines dieser Patentrechte betrifft Arbeiten einer Forschergruppe rund um Eric Verdin vom Gladstone Institute of Virology and Immunology an der UCSF. Verdins Team befaßt sich mit der sogenannten Proteinacetylierung in biologischen Prozessen, das sind Stoffwechselvorgänge, die im Organismus eine Rolle bei der Streßabwehr und bei der Kontrolle der Immunantwort spielen. Vorgänge, welche Körperzellen vor verschiedensten Streßfaktoren schützen, sowie die Abwehr von Krankheitserregern können den Alterungsprozeß bremsen und damit die Lebensspanne vergrößern.

Forscher der Pharmafirma Elixir berichteten im Januar 2004 im Fachjournal »Genes & Development«, es sei ihnen gelungen, im Fadenwurm C. elegans einen molekularen Sensor zu identifizieren, über den sich die Lebensspanne des Organismus beeinflussen läßt. Der Sensor reagiert auf ein – beispielsweise durch Diätmaßnahmen herbeigeführtes – geringeres Energieangebot oder auch auf insulinähnliche Signalprozesse.

Diesen Sensor beschreiben die Forscher als »Schlüsselkomponente« eines Kreislaufs, der die Lebensspanne bestimmt. Und das Bemerkenswerte daran ist, daß auch der Mensch über einen solchen molekularen Sensor verfügt: Es ist das Enzym AMP-1, das eine ähnliche Rolle im Zusammenhang mit dem Alterungsprozeß spielt.

Konzept Kalorienreduktion

Seit vielen Jahren befassen sich Wissenschafter mit dem Phänomen, daß eine reduzierte Kalorienzufuhr in verschiedenen Lebewesen eine lebensverlängernde Wirkung haben kann. Dieses Phänomen ist auch in aktuelle Diätkonzepte eingeflossen, unter anderem in das sogenannte Dinner cancelling, also in einen Diätplan, der vorsieht, am Abend nichts mehr zu essen, wobei die Kalorienreduktion speziell am Abend noch zusätzliche, das Altern bremsende Wirkungen verspricht (siehe dazu auch das Kapitel »Selbstvorsorge« auf S. 244). Die lebensverlängernde Wirkung der Kalorienreduktion wurde erstmals 1935 von Clive M. McKay beschrieben, einem Ernährungswissenschafter der Cornell Universität in Ithaka, US-Bundesstaat New York. McKay hatte beobachtet, daß seine Laborratten bis zu doppelt so lange lebten, wenn er ihre Kalorienaufnahme um 30 bis 40 Prozent verringerte.

Lange Zeit wurde McKays Beobachtung eher als Kuriosität betrachtet. Das Interesse an dem Phänomen wuchs erst, als das Thema Alterungsprozesse, etwa ab den Siebzigerjahren des vergangenen Jahrhunderts, vermehrt in den Blickpunkt der Forschung rückte. Zu McKays Beobachtung, daß die Laborratten bei deutlich reduzierter Kalorienzufuhr bis zu doppelt so lange lebten, kam bald noch eine zweite, nicht weniger bemerkenswerte: Die Tiere waren auch weniger anfällig für altersbedingte Leiden wie Krebs, für Stoffwechselkrankheiten wie Diabetes oder für alterstypische degenerative Erkrankungen.

▶ Weniger essen – länger leben

Mittlerweile haben etliche Forschergruppen die als »Kalorienrestriktion« bezeichnete Methode zur Lebensverlängerung in verschiedenen Lebewesen studiert und versucht, die dahinterliegenden Mechanismen zu verstehen. Die verbreitetste Erklärung für den lebensverlängernden Effekt lautet, daß sich durch die verringerte Kalorienaufnahme der Stoffwechsel verlangsamt. Das hat zur Folge, daß Schäden am Erbgut der Zellen, wie sie normalerweise durch Oxidantien, schädliche Nebenprodukte der zelleigenen Energieproduktion, entstehen, abgewehrt werden. So konnte etwa an Mäusen gezeigt werden, daß sich durch eine gedrosselte Kalorienaufnahme altersbedingte Veränderungen in der Gen-Expression verhindern lassen und die Tiere streßresistenter sind.

Länger leben, weniger Krebs

Einer jener Forscher, die sich intensiv mit dem Themenkreis Kalorienreduktion und Alterungsprozesse befassen, ist Richard Weindruch von der medizinischen Fakultät der University of Wisconsin in Madison. Weindruch, mehrfach ausgezeichneter Experte für experimentelle Pathologie, Ernährungswissenschaft und Alternsforschung, führte eine Reihe von Studien mit Labormäusen langlebiger Stämme durch, die allerdings spät in ihrem Leben Krebs entwickeln, wie etwa Lymphome oder Hepatome (Lymphdrüsen- oder Leberkrebs). Bei der Kalorienreduktion von bis zu 50 Prozent gegenüber einer Kontrollgruppe achtete der Forscher darauf, daß die Tiere weiterhin die normale Ration an Proteinen, Vitaminen und Mineralien erhielten, um Mangelerscheinungen oder Fehlernährung vorzubeugen.

In einer dieser, von Weindruch und Kollegen durchgeführten Studien stieg die durchschnittliche Lebensspanne der auf Kalorienreduktion gesetzten Labormäuse von 32 auf 45 Monate, also um ein gutes Drittel. Die maximale Lebensspanne der langlebigsten zehn Prozent der Niedrig-Kalorien-Gruppe stieg von 40 auf 53 Monate, also immer noch nahezu um ein Viertel. Zudem ging mit der verlängerten Lebensspanne auch eine verringerte Krebsrate einher: In der auf Kalorienreduktion gesetzten Gruppe traten bei 38 Prozent der Tiere Krebserkrankungen auf, bei der Kontrollgruppe waren es mit 78 Prozent mehr als doppelt so viele Krebsfälle – eine deutliche Senkung in der Niedrigkaloriengruppe.

Zusätzlich zu der beobachteten Verlängerung der Lebenszeit und der verringerten Krebsrate registrierten Weindruch und seine Mitarbeiter, daß kalorienreduzierte Tiere länger jung blieben als ihre Artgenossen in der Kontrollgruppe – wobei dieses Länger-jung-Bleiben anhand bestimmter Parameter wie Immunantwort, Proteine in der Augenlinse, Aktivität der Leberenzyme oder auch Gehirnleistung anhand von Lernen und Verhalten gemessen wurde.

Nach diesen Studienergebnissen sah sich Weindruchs Forschergruppe mit zwei wesentlichen Fragen konfrontiert. Erstens: Was sind die genauen, durch Kalorienreduktion hervorgerufenen Mechanismen, welche der Verlangsamung von Alterungs- und Krankheitsprozessen bei Nagern zugrundeliegen? Und zweitens: Funktioniert das Konzept der Kalorienreduktion als Alterns- und Krankheitsbremse auch bei nichthumanen und humanen Primaten? Alle bisher vorliegenden Daten deuten darauf hin, daß die Kalorienreduktion den Alterungsprozeß bremst, indem sie die durch freie Radikale verursachten Zellschäden verringert. Ob dieser Mechanismus auch für die verringerte Krebsanfälligkeit im Alter verantwortlich ist, wollen die Wissenschafter bei weiteren Forschungen herausfinden. Vorläufige Forschungsergebnisse zeigen, daß sich bei Menschen, die längere Zeit eine Niedrig-Kalorien-Diät praktizieren, etliche alternstypische Merkmale, wie der Spiegel des Blutzuckers, der Blutdruck oder der Cholesterinspiegel, deutlich verbesserten.

Langlebigkeitsgene

In den vergangenen Jahren hat die Wissenschaft eine ganze Reihe weiterer Erkenntnisse darüber gewonnen, warum eine plötzliche Reduktion der Kalorienzufuhr das Leben verlängern kann. An der Spitze dieser Forschungen stehen die Arbeiten des MIT-Biologen Leonard P. Guarente, Gründer der Forschungsfirma Elixir, und von einer Gruppe um den Harvard-Pathologen David Sinclair. Die beiden Wissenschafter befassen sich mit sogenannten Sirtuinen, einer Klasse von Proteinen, die von einem Gen mit der Bezeichnung SIR2 gebildet werden, oder von seinem in Säugetieren vorkommenden Analogon mit dem Kürzel SIRT1. Das ursprünglich in Bäckerhefe (Saccharomyces cerevisiae, wie der Fadenwurm C. elegans ebenfalls ein biologischer Modellorganismus) identifizierte und in verschiedenen Lebensformen vorkommende Gen SIR2 spielt eine Rolle bei der Kontrolle der Lebensspanne, des Stoffwechsels und der Streßresistenz.

Die Evolution hat Langlebigkeitsgene hervorgebracht, die sich im Lauf von Jahrmillionen kaum verändert haben. Die Aktivität dieser Langlebigkeitsgene läßt sich mit verschiedenen Mitteln beeinflussen.

Die mit der Aktivität des Gens SIR2 in Zusammenhang stehenden Sirtuine sind Proteine aus sogenannten Longevity-Genen, also Langlebigkeitsgenen. In einer Frühphase der Evolution hat sich eine spezielle Genklasse entwickelt, welche das Überleben von Lebewesen auch in Zeiten sichern sollte, in denen das Nahrungsangebot gering oder vorübergehend nicht vorhanden war. Diese spezielle Genklasse diente dazu, das Erbgut der Zellen vor Schäden oder Zerstörung zu schützen und die Lebensdauer der Zellen zu verlängern, indem sie den Zelltod verhinderten oder hinauszögerten. Im Lauf der Evolution haben sich die Langlebigkeitsgene kaum verändert. Sie lassen sich heute nicht nur in Bakterien, Pilzen und Pflanzen nachweisen, sondern beispielsweise auch in der Fruchtfliege, in Mäusen – und im menschlichen Organismus. Die durch Aktivität dieser Gene gebildeten zellschützenden Proteine sind die erwähnten Sirtuine.

Im Januar 2004 berichtete die vom MIT-Biologen Leonard P. Guarente geleitete Forschergruppe im Fachblatt »Genes & Development«, was sie über die Funktionsweise des Gens SIR2 herausgefunden hatte. Demnach handelt es sich bei SIR2 um ein stillge-

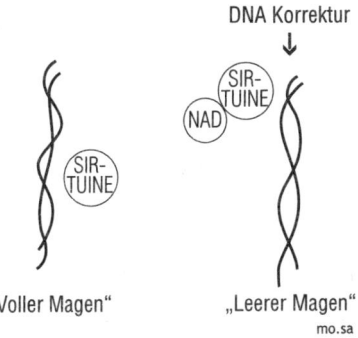

DNA Korrektur

"Voller Magen"   "Leerer Magen"

mo.sa

Sirtuine sind Korrekturmoleküle, welche die DNA permanent ausbessern. Nur bei leerem Magen, wenn das Verdauungs-Enzym NAD nichts zu verdauen hat und sich deswegen mit dem Sirtuin-Molekül paart, dokken beide an die DNA an und beginnen, sie zu korrigieren. Dies ist eine Erklärung, warum die Reduktion der Kalorienaufnahme lebensverlängernd ist und vor Krebs schützt.

legtes Regulator-Gen, das erst aktiviert wird, wenn sich der Organismus auf eine reduzierte Kalorienversorgung einstellen muß. Daraufhin produziert das aktivierte Gen ein Protein mit der Bezeichnung SIR2, das allerdings eines Verbündeten bedarf, um in Aktion treten zu können. Dieser Verbündete ist das Coenzym-Molekül NAD. Sobald das Protein SIR2 durch das Coenzym-Molekül NAD aktiviert wird, entfaltet es seine zellschützende Wirkung. Anhand des Fadenwurms C. elegans sowie anhand der Bäckerhefe konnten Guarente und seine Mitarbeiter zeigen, daß SIR2 bei der Verlängerung der Lebensspanne eine Schlüsselrolle spielt und daß der menschliche Organismus über ähnliche Gene verfügt.

Darüber hinaus konnten Guarente und Kollegen aufklären, welcher Stoff diesen ganzen Vorgang behindert beziehungsweise durch sein Schwinden erst ermöglicht. Es handelt sich dabei um einen natürlichen, mit dem Coenzym-Molekül NAD assoziierten biochemischen Stoff namens NADH (Nikotinsäure-Adenin-Dinukleotid), in der Biochemie auch unter dem Begriff Coenzym 1 bekannt. Die Forscher stießen nämlich auf das Phänomen, daß Bäkkerhefe mit niedrigem NADH-Level eine größere Lebensspanne zeigt als Bäckerhefe mit hohem NADH-Level. Schritt für Schritt konnten sie klären, warum das so ist.

NADH blockiert nämlich die Aktivität des Coenzym-Moleküls NAD, so daß dieses nicht mehr in der Lage ist, das Protein SIR2 zu aktivieren. Damit wird die gesamte, vom Gen SIR2 initiierte Reaktionskette abgebrochen, so daß die beschriebene zellschützende Wirkung ausbleibt und es daher zu keiner Verlängerung der Lebensspanne kommen kann.

Die Alternsbremse

Einen ähnlichen Fokus haben auch die Forschungen des Harvard-Pathologen David Sinclair. Allerdings gilt sein Augenmerk nicht nur den Sirtuinen, sondern auch einem biochemischen Stoff namens Resveratrol, der häufig im Zusammenhang mit dem sogenannten »French Paradox« genannt wird. Darunter versteht man das Phänomen, daß es in Frankreich trotz fett- und cholesterinreicher Ernährung weniger Herz-Kreislauf-Erkrankungen gibt als in vielen anderen Ländern. Als eine der Hauptursachen für dieses Paradoxon wird der in der französischen Küche und Tischkultur reichlich verwendete Rotwein angesehen, ein Getränk mit hohem Anteil an Resveratrol. In der medizinischen Literatur gibt es eine Fülle von Publikationen, die diesem auch in Erdnüssen und Weintrauben enthaltenen Stoff geradezu wunderbare Wirkungen zuschreiben: Demnach schützt Resveratrol gegen Herzkrankheiten, senkt das »schlechte« LDL- und erhöht das »gute« HDL-Cholesterin, verhindert Blutgerinnsel, hemmt die Viren-Vermehrung, beugt der Entstehung von Krebserkrankungen vor und hemmt Krebsleiden in jedem Entwicklungsstadium.

Impfung gegen das Altern

Im Jahr 2003 gelang dem Forschungsteam um Sinclair in Zusammenarbeit mit Forschern der Biomol Laboratories in Plymouth Meeting, US-Bundesstaat Pennsylvania, eine bemerkenswerte Entdeckung: Daß nämlich der biochemische Stoff Resveratrol das Langlebigkeits-Gen SIR2 aktivieren und dadurch die Lebensspanne verschiedener Organismen sowohl im Labor als auch in Lebendversuchen verlängern kann. So ließ sich beispielsweise die Lebensspanne von Bäckerhefe durch hohe Dosen Resveratrol um 70 Prozent verlängern. Ähnliche Ergebnisse zeigten sich bei Laborversuchen an Würmern, menschlichen Zellinien oder an Rhesus-Affen.

▶ Resveratrol übt offenbar eine ähnliche biochemische Wirkung auf verschiedene Organismen aus wie die Niedrig-Kalorien-Diät – nämlich eine Aktivierung von Langlebigkeits-Genen, eine Verlangsamung des Alterungsprozesses und eine damit verbundene Vergrößerung der Lebensspanne. Diese Entdeckung ist vor allem deshalb von Bedeutung, weil man Menschen nicht gut eine Niedrig-Kalorien-Diät verordnen kann. Sie würden von permanenten Hunger- und Kältegefühlen geplagt, und ihr sexuelles Verlangen würde gegen Null sinken. Daher wäre ein Ansatz, der ohne Niedrig-Kalorien-Diät zum gleichen Ziel führt, um vieles interessanter. Und dieses Potential, so glauben die Forscher, hätte das natürliche Chemikal Resveratrol. ◀

Mittlerweile konnten Sinclair und sein Team aufklären, was Resveratrol genau bewirkt: Es verstärkt die Aktivitäten des SIRT-1-Proteins, das in leicht abgewandelter Form in allen Lebensformen vorkommt und das als Antwort auf Streß gebildet wird. Sinclair vergleicht es mit einem Notrufsignal, das – wie bei einem falschen Alarm – auch von Resveratrol ausgelöst wird. Das paßt zu einer der verbreitetsten Theorien über die Wirkweise der Niedrig-Kalo-

Chemische Formel von Resveratrol, einem Inhaltsstoff der Weintrauben-schale, dem eine stark verjüngende Wirkung zugeschrieben wird.

rien-Diät: Das Hungern setzt den Organismus unter eine milde Form des konstanten Streß, so daß er mit Streßabwehr reagiert, und zwar in einer Intensität, wie er normalerweise auf erheblichen, die Zellalterung beschleunigenden Streß reagieren würde. Es ist wie eine Selbstimpfung gegen die Zellalterung. »Mit Resveratrol gaukeln wir dem Körper vor, daß er nicht genug Kalorien bekommt«, sagt Sinclair. Wenn es nun gelänge, eine Form des Resveratrol zu erzeugen, die von menschlichen Zellen leicht aufgenommen wird und die in klinischen Studien gute Verträglichkeit und keinerlei schädliche Nebenwirkungen zeigt, dann hätte er tatsächlich eine Pille gegen das Altern gefunden.

Genetik des Alterns

Nun versuchen Wissenschafter, die Lebensspanne von Labormäusen auch ohne den Faktor Kalorienreduktion oder diese simulierende Stoffe zu erreichen. Forschern der University of Michigan School of Medicine in Ann Arbor ist es gelungen, die Lebenszeit einer Zwergmaus durch genetische Eingriffe in den Hormonhaushalt beträchtlich zu verlängern. Die Zwergmaus »Yoda« war 1473

Tage alt, als sie am 22. April 2004 starb – das sind vier Jahre und 12 Tage. Yoda war damit die älteste Maus, die je gelebt hat. Nachdem Labormäuse dieser Art normalerweise kaum älter als zwei Jahre werden, entspricht das von Yoda erreichte Alter dem doppelten maximalen Lebensalter einer Zwergmaus unter Laborbedingungen. Auf den Menschen übertragen entspräche das etwa 140 Lebensjahren.

Der wissenschaftliche Kopf hinter diesem bisherigen Rekord ist Richard A. Miller. Der Leiter und Namensgeber des Miller Lab, Professor für Pathologie und Gerontologie, beschäftigt sich seit Jahren mit der Genetik des Alterns. Er und seine Mitarbeiter möchten am Mausmodell zeigen, daß sich die Lebensspanne von Säugetieren durch verhältnismäßig geringfügige genetische Manipulationen beeinflussen läßt. Die dabei gewonnenen Erkenntnisse sollen irgendwann auch am Menschen erprobt werden. Die Forscher hatten durch genetische Manipulationen an der Hirnanhang- und an der Schilddrüse in Yodas Hormonhaushalt eingegriffen und damit beispielsweise die Insulin-Produktion des tierischen Organismus gedrosselt.

Unterdessen ist, angetrieben von der »Methuselah Foundation«, unter amerikanischen Forschern ein regelrechter Wettlauf um die langlebigste Labormaus im Gange. Forschungs- und Zukunftsenthusiasten haben zu diesem Zweck im Rahmen der Foundation einen Forschungspreis mit der Bezeichnung »The Methuselah Mouse Prize« gestiftet. Es ist dies der erste Preis der Geschichte, der für Forschungen ausgelobt wird, welche letztendlich die Verlängerung des menschlichen Lebens zum Ziel haben. Vorbild ist der mit zehn Millionen Dollar dotierte »Ansari X Prize«, der im Vorjahr zum ersten privaten Raumflug in eine Höhe von mehr als 100 Kilometer geführt hat. Und aus dem Sponsorenkreis dieses Ansari X Prize kam auch eine anonyme Spende in Höhe von 500 000 Dollar für den Methusalem-Maus-Preis samt einer Absichtserklärung, derartige Forschungen auf die Dauer von 25 Jahren zu unterstützen.

»Wir haben gesehen, daß Preise wie der X Prize oder der Methuselah Mouse Prize Wettbewerb und Innovation auf dramatische Weise steigern und öffentliches Interesse erzeugen können«, sagte Peter H. Diamandis, Gründungsgeschäftsführer des X Prize anläßlich der Überreichung der anonymen Spende. »Mit diesem Beitrag signalisieren wir unsere Überzeugung, daß solche Preise nicht nur zu kühnen Weltraumflügen, sondern auch zu bahnbrechenden Veränderungen in der Art und Weise führen können, wie wir leben und altern.«

Zellschädlinge

Ein weiterer Ansatz, um das Altern des Organismus und die Entstehung von altersbedingten Krankheiten aufzuhalten, sind die bereits erwähnten freien Radikale. Diese zellschädigenden Abkömmlinge des Sauerstoffs entstehen als Nebenprodukte von Stoffwechselvorgängen in den Mitochondrien, den Kraftwerken der Zelle. Einer der weltweit herausragendsten Wissenschafter, die sich mit diesem Alterungsfaktor befassen, ist Bruce N. Ames, Professor für Biochemie und Molekularbiologie an der Universität von Kalifornien in Berkeley. Ames, 76, gilt als einer der weltweit meistzitierten Forscher im Bereich der Biowissenschaften. Er befaßte sich ursprünglich mit genschädigenden, krebserregenden Chemikalien. Nach ihm ist der in den Siebzigerjahren entwickelte Ames-Test benannt, mit dem sich krebserregende Stoffe in verschiedenen Alltagsprodukten, von der Kleidung über Haarfärbemittel bis zu Medikamenten feststellen lassen.

Im Verlauf seiner Krebsforschungen sah sich Ames zunehmend mit zwei zentralen Fragen konfrontiert: Erstens, was ist der Grund dafür, daß mit zunehmendem Alter Krebserkrankungen häufiger auftreten? Und zweitens, warum kommt es mit fortschreitendem Alter in den Körperzellen zu einem Anstieg der freien Radikale – gibt es da einen direkten Zusammenhang? Um diese Fragen zu beantworten, wechselte Ames seinen wissenschaftlichen Fokus vor gut einem Jahrzehnt von der Krebs- zur Alternsforschung.

Sein Hauptaugenmerk galt von Anfang an den Mitochondrien, winzigen Strukturen im Inneren der Zelle, wo der Großteil der vom Körper benötigten Energie produziert wird, wobei als Nebenprodukt freie Radikale entstehen. 95 Prozent des von der durchschnittlichen Zelle konsumierten Sauerstoffs verwenden die Mitochondrien, um bei der Umwandlung von Nahrung in Treibstoff zur Energieerzeugung behilflich zu sein. Mit jedem Atemzug unterstützen wir diesen Vorgang.

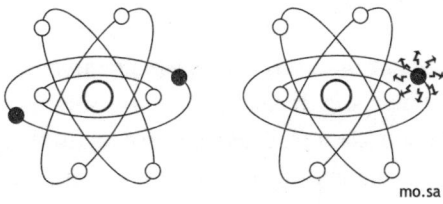

mo.sa

Die sogenannten ungepaarten Elektronen (rechte Seite) stellen freie Radikale dar, die viele andere chemische Verbindungen zerstören können.

Der springende Punkt ist aber, daß die Mitochondrien manchmal Elektronen »verlegen«, sie einfach innerhalb der Zelle beliebig verstreuen, worauf sich diese frei umherbewegenden Elektronen – freie Radikale – wahllos mit verschiedensten Molekülen verbinden. Durch diesen, auch Oxidation genannten Vorgang wirken die freien Radikale wie rotierende Messer, welche die DNA zerschnipseln. Die an der DNA erzeugten Schäden können zu Zellmutationen und in der Folge entweder zum Zelltod, aber auch zum uneingeschränkten Zellwachstum – Krebs – führen.

Anfang der Neunzigerjahre verkündeten Ames und seine Mitarbeiter, sie hätten im Gewebe von zwei Jahre alten Ratten doppelt so viele, durch freie Radikale hervorgerufene Zellschäden gefunden wie in zwei Monate alten Ratten. Dabei waren die Forscher auf eine überraschende Verbindung zwischen Oxidation, DNA-Mutation und Alter gestoßen: Die durch freie Radikale hervorgerufene Oxidation steigt nicht mit fortschreitendem Alter an – sie bewirkt vielmehr den Alterungsprozeß. Je mehr freie Radikale die Mitochondrien produzieren, desto mehr dieser freien Radikale schädigen ihrerseits die Mitochondrien, worauf diese noch mehr freie Radikale produzieren. Eine Spirale, die sich mit zunehmendem Alter immer schneller dreht.

Acetyl-L-Carnitin und Liponsäure

Seit diesen Erkenntnissen sind Ames und andere Forscher auf der Suche nach Stoffen, welche die schädliche Aktivität der freien Radikale eindämmen können. Einen dieser möglichen Stoffe glaubt Ames in Form des Nahrungsergänzungsmittels Azetyl-L-Carnitin, kurz Alcar, gefunden zu haben, von dem bekannt ist, daß es Körperzellen bei der Energieproduktion unterstützt. Ames weiß auch, warum: Alcar ist ein natürlich vorkommendes Biochemikal, das am Transport von Fettsäuren in die Mitochondrien beteiligt ist. Aber seine Vermutung, daß dieser Stoff das Altern bremsen oder gar umkehren könne, bestätigte sich vorerst nicht. Zwar wirkten die alten Ratten, denen er das Mittel in die Nahrung gemischt hatte, innerhalb weniger Wochen frischer und energiegeladener, aber der Level der freien Radikale stieg, anstatt zu fallen, eher noch weiter an. Daraufhin beschloß Ames, den Ratten zusätzlich das Antioxidans Alpha-Liponsäure in die Nahrung zu mischen.

Das Ergebnis war überwältigend, berichtet Ames: »Mit diesen zwei Ergänzungsstoffen sprangen die alten Ratten auf und machten den Macarena.« Untersuchungen der Tiere ergaben, daß sich viele ihrer Körperfunktionen deutlich verbessert hatten. Daraufhin gründete Ames im Jahr 1999 zusammen mit seinem Kollegen Tory Hagen die Firma Juvenon, die seither ein gleichnamiges Medikament vermarktet. Die über das Internet erhältliche Pille enthält 200 Milligramm Alpha-Liponsäure sowie 500 Milligramm Azetyl-L-Carnitin. Die beiden Nahrungsergänzungsmittel sind aber auch in Reformhäusern erhältlich.

Ob die Mittelchen beim Menschen genauso wirken wie bei Ratten, ist noch nicht wissenschaftlich erwiesen. Derzeit laufende Studien sollen herausfinden, ob die Stoffkombination bei Patienten mit Herzerkrankungen die Blutzirkulation durch Entspannung der Blutgefäße verbessern und eventuell das Herzinfarkt- oder Schlaganfallrisiko verringern kann. Ames, der die von ihm entwickelte Pille selbst zweimal täglich schluckt, betont, er wolle die Wirkung nicht überzeichnen, man müsse noch auf die Studienergebnisse warten. »Aber ich bin sehr optimistisch«, sagt Ames. Denn nach allem, was bisher bekannt ist, stellen täglich 200 Milligramm Alpha-Liponsäure und 500 Milligramm Acetyl-L-Carnitin einen idealen Schutz gegen die in den Alterungsprozess involvierten freien Radikale dar.

Schilddrüse und Altern

Britische Forscher versuchen, die schädliche Wirkung der freien Radikale mit Hilfe des Schilddrüsenhormons Thyroxin einzudämmen.

Ein von John Speakman von der schottischen Universität Aberdeen geleitetes Wissenschaftlerteam glaubt, daß man eines Tages in der Lage sein wird, durch Eingriffe in den Stoffwechsel die Lebensspanne des Menschen um bis zu 30 Jahre zu verlängern. Tests an Mäusen hätten gezeigt, daß sich die Stoffwechselrate mit dem Schilddrüsenhormon Thyroxin derart steigern läßt, daß die so behandelten Tiere um 25 Prozent länger leben als ihre Artgenossen mit der niedrigsten Stoffwechselrate.

Während der Hormonspezialist Pierre Bouloux vom Londoner Royal Free Hospital warnt, zu viel Thyroxin könne zu erheblichen Gesundheitsproblemen führen, sind die schottischen Forscher überzeugt, man müsse nur die richtige Dosis herausfinden, um den angestrebten Effekt ohne schädliche Nebenwirkungen zu erreichen. Bouloux hingegen meint, der Stoffwechsel von Mäusen unterscheide sich erheblich von jenem des Menschen.

Die mit Thyroxin behandelten Mäuse zeigten jedenfalls eine gesteigerte Stoffwechselrate und lebten signifikant länger als Tiere, welche die Hormongaben nicht bekamen. Mit Thyroxin werden auch Menschen behandelt, deren Schilddrüse zu wenig natürliches Hormon produziert, so daß ihr Stoffwechsel durch die Hormongaben wieder in den normalen Bereich kommt. Menschen mit einer Überproduktion an Thyroxin müssen ebenfalls Medikamente nehmen, damit sich das Hormonniveau normalisiert.

Thyroxin steigert die Stoffwechselrate des Organismus, was sich insofern günstig auf die Zellbiologie auswirkt, als dadurch die Produktion von schädlichen freien Radikalen vermindert wird. Auf den ersten Blick erscheint das paradox. Das Schilddrüsenhormon ist für die Energieversorgung unseres Körpers verantwortlich. Es wird vermehrt freigesetzt, wenn der Körper mehr Leistung benötigt. Um dies zu sichern, verbrennt die Schilddrüse nicht nur Nahrungsinhaltsstoffe, was den Alterungsprozeß eher ankurbeln würde, sondern sorgt auch dafür, daß möglichst alle Elektronen in Energie umgewandelt und nicht als freie Radikale vergeudet werden.

Außerdem wacht die Schilddrüse darüber, daß die für die biochemischen Prozesse notwendige Körpertemperatur aufrechterhalten wird. Zu diesem Zweck erhöht sie die Körpertemperatur, was zunächst auch nicht unbedingt als alternspräventiv erscheint. Allerdings verringert die Zelle dadurch ihre ATP-Synthese (chemische Energiespeicherung), wodurch als Abfallprodukt auch weniger freie Radikale entstehen. Demnach scheint das Schilddrüsenhormon zwei Seiten zu haben: eine leistungssteigernde, aber auch eine Radikale-einfangende.

▶ Die Alternsprävention mit Hilfe des Schilddrüsenhormons gewinnt vor allem deshalb an Bedeutung, weil die Funktion der Schilddrüse im Alter – ähnlich wie die Funktion der Geschlechtsdrüsen – nachläßt. Das scheint den degenerativen Prozeß mancher Organe zu fördern. Eine richtige und ausgewogene Substitution des Schilddrüsenhormons ist daher für die Alternsprävention besonders wichtig. Oft führt eine Jod-Substitution oder ein Aufenthalt in einer jodreichen Küstengegend zu einer natürlichen Schilddrüsen-Stimulation, die sich auf das gesamte Wohlbefinden günstig auswirken kann. ◀

Ausgewogen muß die Substitution schon deshalb sein, weil ein Überangebot des Schilddrüsenhormons das Risiko einer Herzerkrankung oder von Osteoporose erhöht. Speakman, dessen diesbezügliche Forschungen vom Biotechnology and Biological Sciences Council mit 450 000 britischen Pfund unterstützt werden, räumt ein, daß es möglicherweise keinen Thyroxin-Level gibt, der nicht auch unerwünschte gesundheitliche Nachteile mit sich brächte. Aber, so sagt er, die Forschungen würden zeigen, ob es eventuell andere Moleküle gibt, welche die Produktion von freien Radikalen gleichermaßen eindämmen können wie das Thyroxin. »Das Ziel unserer Forschung ist es, den Menschen zusätzliche gesunde Jahre zu verschaffen«, sagt Speakman. »Wir wollen keineswegs ihren Aufenthalt im Pflegeheim verlängern.«

Die Telomere

Ein untrügliches Zeiches des Alterns sind verkürzte Chromosomen-Enden – ebenfalls ein Angriffsziel der Anti-Aging-Forschung.

Judith Campisi, Molekularbiologin am Lawrence Berkeley National Laboratory, befaßt sich mit der Genetik des Alterns. Sie ist überzeugt, daß Eingriffe ins menschliche Genom, die zu einer Verlängerung der Lebensspanne führen werden, nicht mehr in weiter Ferne liegen. Campisi, 57, ist Vorreiterin der als »zweischneidiges Schwert« bezeichneten Theorie des Alterns. Diese Theorie besagt, daß die gleichen Prozesse, die uns in Jugendtagen gesund erhalten, in späteren Jahren das Altern unseres Körpers bewirken. Campisis Forschungsinteresse zielt auf die sogenannten Telomere, Strukturen an beiden Enden der Chromosomen, welche eine wiederholte DNA-Sequenz enthalten.

Im Jahr 1990 hatte Calvin Harley, heute Forschungschef des Biopharmaunternehmens Geron im kalifornischen Menlo Park, entdeckt, daß die Telomere nach jeder Zellteilung um ein winziges Stück kürzer sind. In späteren Jahren konnte darüber hinaus gezeigt werden, daß die Telomere in manchen Zellen auch mit dem Alterungsprozeß kürzer werden. Wenn die Chromosomen-Enden zu kurz geworden sind, senden sie ein Signal an die Zelle, die Zellteilung einzustellen, worauf die Zelle einen als Seneszenz bezeichneten Status einnimmt. Seneszente – gealterte – Zellen sind nicht tot; sie leben und haben ihren Stoffwechsel, aber sie können sich nicht mehr teilen. Campisi glaubt, der primäre Sinn dieses Vorgangs sei es, die Krebsentstehung zu verhindern.

Wie Ames kommt auch Campisi aus der Krebsforschung. Beide Richtungen, Krebs- wie Alternsforschung, befaßten sich mit der Seneszenz (dem Altern) von Zellen von verschiedenen Zugängen her – lange Zeit, ohne eine Verbindung herzustellen. Schließlich gelang es Campisi und etlichen anderen Molekularbiologen, die entscheidende Verbindung zwischen Krebs, Alterungsprozeß und zellulärer Seneszenz herzustellen: Wenn wir altern, nehmen in unserem Organismus immer mehr Zellen den Status der Seneszenz ein. Je mehr solcher Zellen ein Körpergewebe enthält, desto älter, runzliger sieht dieses aus.

Jede Körperzelle besitzt so etwas wie eine biologische Uhr. Sie verfügt nur über ein bestimmtes Teilungspotenzial, das sogenannte

Hayflick-Limit, benannt nach seinem Entdecker Leonard Hayflick. Sobald dieses Potential erschöpft ist, senden die gefährlich kurz gewordenen Telomere das Signal zur Einstellung der Zellteilung. Wenn in dieser Phase irgend etwas danebengeht, so daß dieses Signal und der Seneszenz-Status ausbleiben, teilt sich die Zelle immer weiter – es kommt zum Krebs. Krebszellen sind ihrem Wesen nach unsterblich. In 90 Prozent der Krebszellen findet man Telomerase, ein Enzym, das die Krebszelle einsetzt, um bei jeder Teilung ein abgeschnipseltes Stück der Telomere zu ersetzen. Wenn es gelänge, die Telomerase-Produktion in normalen Zellen anzuschalten, dann hätte man womöglich die prinzipielle Unsterblichkeit normaler, gesunder Zellen.

Inzwischen tüfteln Campisi und Kollegen an Fragen wie diesen: Wie erreiche ich zumindest in einem Teil der Zellen Unsterblichkeit, ohne Krebs auszulösen? Oder: Wie erreiche ich, daß ein Teil der seneszenten Zellen stirbt, damit sie nicht mit fortschreitendem Alter akkumulieren? »Daran arbeiten wir«, sagt Campisi. »Es wird nicht leicht, dieses Ziel zu erreichen, aber das ist die Idee, unser langfristiges Ziel.«

Streß und Altern

Ein im Zusammenhang mit dem Altern immer wieder genannter Faktor ist Streß. Man könnte es auf die Kurzformel bringen: Chronischer Streß verkürzt das Leben. Eine im Herbst 2004 im Wissenschaftsjournal »Proceedings of the National Academy of Sciences« (PNAS) veröffentlichte Studie der Universität von Kalifornien in San Francisco konnte das eindrucksvoll belegen: Die Psychiaterin Elisa Epel und ihre Kollegen hatten herausgefunden, daß chronischer Streß – oder auch nur das subjektive Empfinden von Streß – zu einer signifikanten Verkürzung der Telomere führt, einem Maßstab für die Zellalterung. Je kürzer die Telomere, desto kürzer die Lebensdauer der Zelle und desto schneller der körperliche Verfall.

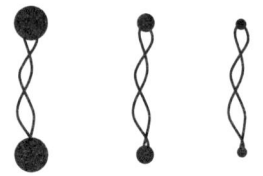

Junge Chromosomen ⟶ Alte Chromosomen

mo.sa

Die Chromosomen haben an ihren Enden eine Kappe, die Telomeren. Bei jeder Zellteilung wird diese Kappe kleiner, wodurch die Chromosomen instabiler werden und sich schließlich ineinander verkleben. Je öfter sich eine Zelle geteilt hat, um so kleiner sind ihre Kappen, ihre Telomeren. Dies ist eine Ursache des Alterns

Streß beschleunigt den Alterungsprozeß in den Körperzellen, indem er die Telomere verkürzt. Streß kann aber beispielsweise auch durch vermehrte Fettzellen im Gedärm entstehen. Diese Fettanreicherung merkt man zwar nicht, trotzdem soll sie reduziert werden, weil man dadurch eine Streßbehandlung vornehmen kann, die wir selbst steuern können.

Epel und ihre Kollegen hatten insgesamt 58 Mütter im Alter von 20 bis 50 Jahren miteinander verglichen. 39 der untersuchten Frauen hatten chronisch schwerkranke oder schwerbehinderte Kinder zu betreuen, 19 waren Mütter gesunder Kinder. Je länger eine Frau für ein krankes Kind zu sorgen hatte, desto kürzer waren ihre Telomere. Als besonders überraschend empfanden die Forscher den Zusammenhang mit dem subjektiven Streßempfinden der Frauen. Mütter mit dem subjektiv höchsten Streßlevel zeigten – unabhängig davon, ob sie für ein krankes oder für ein gesundes Kind zu sorgen hatten – Telomere, die einem um zehn Jahre höheren Alter entsprachen als Telomere von Frauen mit dem subjektiv niedrigsten Streßlevel. Epel wertet ihre Forschungsergebnisse als Beleg dafür, wie wichtig seelisches Wohlbefinden auch für das körperliche Wohlergehen – und wohl auch für das erreichbare Lebensalter – ist.

All diese Erkenntnisse stehen erst am Anfang einer Entwicklung, die sich demnächst explosionsartig ausbreiten wird. Einzelne Pharmafirmen befassen sich bereits mit konkreten Konzepten gegen das Altern, die ersten Medikamente, die den Alterungsprozeß aufhalten sollen, sind, wie erwähnt, bereits auf dem Markt. Dennoch sind einige Skeptiker unter den Wissenschaftern überzeugt, daß sich das Altern letztlich nicht werde aufhalten lassen. So sagt etwa Jay Olshansky, Professor für Sozialmedizin an der Universität von Illinois in Chicago und Co-Autor des Buches »The Quest of Immortality«: »Sobald wir ein hohes Alter erreichen, ist es wie mit alten Automobilen: die Fehlfunktionen häufen sich.«

Ähnlich urteilt auch Robert Lanza, medizinischer Direktor von Advanced Cell Technology in Worcester, Massachusetts: »Sie können Unsterblichkeit auf dem zellulären Level erreichen, sie können nahezu jeden Teil im Körper austauschen, aber ich sehe in der Praxis keine wirkliche Lebensverlängerung. Mit 120 knallt der menschliche Körper gegen die Wand.« Bruce Ames und Judith Campisi bleiben trotzdem optimistisch. Beide Forscher sind überzeugt, daß ein verzögertes Altern in Reichweite ist. Eines Tages würden wir uns alle an einem sehr langen und gesunden mittleren Alter erfreuen. Welche realen Auswirkungen das haben könnte, umschreibt Molekulargenetikerin Cynthia Kenyon in Anlehnung an ihre 144 Tage alten Fadenwürmer so: »Sie werden vor einem Achtzigjährigen stehen und glauben, er sei 40.«

Paradigmenwechsel – wie die Medizin ihre Erkenntnisse nutzen will, um das Altern des Menschen zu bremsen

Die hier angeführten Beispiele zeigen schlaglichtartig, wie sich durchaus ernstzunehmende Wissenschaftler renommierter Universitäten und Institute intensiv um Erkenntnisse bemühen, welche dazu genutzt werden können, den Alterungsprozeß des Menschen zu verlangsamen. Schon im Laufe des vergangenen Jahrhunderts hat sich die durchschnittliche Lebenszeit des Menschen in Mitteleuropa nahezu verdoppelt. Allerdings waren die achte und neunte Lebensdekade zumeist mit schwersten physischen und oft auch geistigen Beeinträchtigungen verbunden. Ob es der Medizin gelingt, immer mehr Menschen an den biologisch durchaus möglichen 100. Geburtstag heranzuführen oder ob sogar ein Paradigmenwechsel stattfinden wird – mit Hundertjährigen, welche die körperliche und geistige Frische eines heute Fünfzigjährigen auszeichnet – das wird sich schon in den nächsten Jahren klären.

Denn gegenwärtig arbeitet eine Koalition aus mehreren Wissenschaftszweigen – Stichwort: Converging Technologies (Nanotechnologie, Biotechnologie, Informationstechnologie und Cognitive Science) – an einer Verbesserung der Performance des Menschen. Gemeinsam spähen sie, wie es scheint, nicht uneffizient, das Heranwachsen und die permanente Reparatur unserer Körperorgane aus. Ein großer Lauschangriff auf die Regenerationsprozesse in unserem Körper, und besonders auf die während der Schwangerschaft ablaufenden Regenerations- und Optimierungsprozesse, hat begonnen. Schon in allernächster Zeit wird offenkundig werden, ob es zu dem von vielen Insidern für möglich gehaltenen Qualitätssprung kommen wird – mit nicht nur medizinischen, sondern auch mit soziologischen, ökonomischen und politischen Implikationen. Den Koalitionspartnern aus mehreren Wissenschaftszweigen geht es dabei nicht primär darum, das Altern zu prolongieren, sondern darum, die zweite Lebenshälfte ähnlich produktiv und gesund zu gestalten wie die erste. Wenn dabei auch noch die Lebensspanne erweitert wird, worauf vieles hindeutet, so dürfte das zumindest prima vista kein Nachteil sein.

Jungbrunnen
Schwangerschaft

*Die Schwangerschaftsforschung hat bahn-
brechende Entdeckungen gemacht, die sich zur
Vorbeugung und Reparatur der Altersdemenz
nutzen lassen.*

Schwangerschaft – Verjüngung pur

Es gibt im menschlichen Leben keine andere vergleichbare Phase,
in welcher der Körper derartige Regenerations- und Verjüngungs-
potentiale mobilisiert wie in der Schwangerschaft. Diese Potentiale
stehen sinnbildlich für den prioritären Stellenwert, den die Natur
der Sicherung der Nachkommenschaft und der Erhaltung der Art
zu allen Zeiten der Evolution beigemessen hat. Zur Erreichung dieses obersten Zieles stattet sie den Körper der Schwangeren nicht
nur mit besonderen Schutzmechanismen aus, sie optimiert auch nahezu all seine Lebensfunktionen, damit das heranwachsende Leben unter besten Voraussetzungen gedeihen kann:
• Der Körper der Schwangeren ist gegen zahlreiche Erkrankungen
besonders geschützt – sogar gegen Krebs. Denn während der
Schwangerschaft wird das Immunsystem der Frau grundlegend
umdisponiert. Einerseits müssen zu starke Immunreaktionen verhindert werden, um das Kind, das ja für die Mutter partiell einen
Fremdkörper darstellt, nicht durch eine Abstoßungsreaktion zu ge-
fährden. Von dieser Umstellung profitiert die Frau, wenn sie vor
der Schwangerschaft an Rheuma oder anderen Immunerkrankun-
gen litt. Andererseits müssen besondere Abwehrstrategien etabliert
werden, um – trotz der größeren Toleranz des mütterlichen Organismus gegen Fremdgewebe – die Immunabwehr zu verstärken.

• Aufgrund eines optimierten Stoffwechsels, Hormonhaushalts und einer verbesserten Blut- und damit Nähr- und Sauerstoffversorgung »verjüngt« sich der Körper der Schwangeren, was zumeist deutlich nach außen sichtbar wird: Die Haut wirkt glatt und jugendlich, das Kopfhaar ist dichter und kräftiger als sonst.

• Noch bedeutsamer sind aber die nicht sichtbaren optimierten Körperfunktionen: Denn es verjüngen sich nicht nur Haut und Kopfhaar, sondern auch das Herz-Kreislauf-System, Leber, Nieren und alle anderen inneren Organe, weil sich überall verstärkt neue Zellen bilden. Aus diesem Grund berichten viele Frauen, es sei ihnen nie so gut gegangen wie während der Gravidität.

Aber nirgendwo sonst ist dieser Prozeß eindrucksvoller als im Gehirn der Schwangeren. Denn neben dem in seinen Grundzügen bereits entschlüsselten genetischen Bauplan, der die Befehle zum Aufbau des Denkapparats erteilt, existiert im Gehirn der Schwangeren noch eine Art Geheimcode, der den Befehl erteilt, durch bestimmte Hormonfreisetzungen neue Nervenzellen zu bilden. Diesen Geheimcode zu entschlüsseln und ihn für die Gehirnerneuerung beim alten Menschen zu nutzen, ist eine bereits existierende Strategie der Medizin.

Dazu kommt natürlich das Kind selbst, denn der heranreifende Fetus birgt den nächsten Geheimcode, welcher Bildung und Aufbau von Nervenzellen, ja des gesamten Gehirns steuert. Diese molekularbiologischen Prozesse vollständig zu verstehen, wird noch länger dauern als die Dechiffrierung der mütterlichen Gehirnregeneration während der Schwangerschaft. Aber in dem Moment, in dem man die Geheimnisse der Gehirnneubildung und der Gehirnverjüngung entschlüsselt und das neugewonnene Wissen zur Entwicklung neuer Therapien nutzt, könnte man zahlreiche, mit dem Alterungsprozeß einhergehende neurodegenerative Erkrankungen, vor allem Demenzerkrankungen wie Alzheimer, heilen.

Wie wir gleich zeigen werden, ist es auch höchste Zeit, daß die Medizin gegen diese Art von Erkrankungen eine wirksame Strategie entwickelt. Denn was nützen all die wunderbaren Organverjüngungen, wenn zwar der Körper noch funktioniert wie der eines jüngeren Menschen, aber zugleich das Gehirn im wahrsten Sinne des Wortes den Geist aufgibt? Das wäre die Schreckensvision einer Gesellschaft mit einer wachsenden Zahl von immer älter werdenden, rüstigen Idioten.

Apotheke gegen Alzheimer

Wie drängend das Problem bereits ist, zeigen einige Zahlen aus Frankreich. Dort nähert sich die Zahl der Alzheimer-Kranken bereits der Millionen-Grenze. Praktisch jeder fünfte Bürger im Alter von 75 Jahren ist von dieser Art der Demenzerkrankung betroffen. Bei den Achtzigjährigen ist es schon jeder Dritte. Jahr für Jahr werden 165 000 Neuerkrankungen gezählt, bei 65 000 Todesfällen. Für das Jahr 2024 wird allein in Frankreich mit zwei Millionen Alzheimer-Kranken gerechnet. Das heißt, über kurz oder lang werden wir es in der EU mit 20 Millionen Alzheimer-Kranken zu tun haben. Mit dem Bild von einer »30 Meter hohen Flutwelle, die niemand kommen sieht« veranschaulichte Frankreichs ehemaliger Gesundheitsminister Philipp Douste-Blazy die Dramatik der Entwicklung.

Über kurz oder lang wird es in der EU an die 20 Millionen Alzheimer-Kranke geben. Es gibt Untersuchungen, die das Alzheimer-Risiko zumindest teilweise erkennen lassen, und mittlerweile gibt es auch schon Medikamente, die man zur Verminderung dieses Risikos einsetzen kann.

Der Morbus Alzheimer ist eine jener neurodegenerativen Erkrankungen, welche zu einem mentalen und intellektuellen Verfall der alternden Menschen führen. Oft sind Demenz, zerebrale Verkalkung und Alzheimer nicht immer genau auseinanderzuhalten. Derzeit existiert noch keine klinisch anwendbare Therapie zur Organerneuerung für das Gehirn, aber die Koalition aus Biomedizin,

Datenverarbeitung und Converging Technologies arbeitet verbissen an der Entwicklung einer solchen Strategie. Vorläufig muß sich die Medizin mit der Prävention begnügen, nicht zuletzt unter Zuhilfenahme der Genomanalytik, die es erlaubt, Risikopatienten frühzeitig zu erkennen.

So weiß man beispielsweise heute, daß bei bestimmten Genvarianten, die sich durch einen Mundschleimhautabstrich diagnostizieren lassen, das Risiko eines beschleunigten Verkalkungsprozesses und damit einer Demenz erhöht ist. Es gibt dagegen auch Strategien, sie reichen von Cox-Hemmern bis hin zu Statinen, blutfettsenkenden Mitteln, die auch gegen den Morbus Alzheimer wirken. Mit diesen allgemeinen Maßnahmen gegen die Verkalkung und zur Alzheimer-Prävention muß sich die Medizin begnügen, bis die Forschungskoalition eine klinisch anwendbare Therapie gegen Demenzerkrankungen wie Alzheimer entwickelt hat.

Douste-Blazy glaubt vorläufig nicht daran, daß es gegen die »Krankheit des 21. Jahrhunderts« in absehbarer Zeit ein wirksames Mittel geben könnte. »Wir müssen den Tatsachen ins Auge blicken Alzheimer wird unsere Zukunft prägen«, mahnte der Minister im Sommer des Jahres 2004. Der Politik ist offenbar noch nichts von einer möglichen Therapie auf Basis von Schwangerschaftsstammzellen bekannt, denn diese ruht derzeit noch in den Geheimtresoren der biologischen Forschung (vor allem in der französischen Medizin-Forschungsorganisation INSERM). Demnach ist auch in dem Zehn-Punkte-Programm, das der Minister im Vorjahr 2004 in Paris vorlegte, davon noch keine Rede.

Darin geht es Douste-Blazy vor allem um die »gesundheitspolitischen und gesellschaftlichen Aspekte« im Umgang mit der Krankheit. Die für die Gesundheits- und Sozialpolitik Verantwortlichen müßten sich mit der Tatsache vertraut machen, daß bald jeder dritte Franzose einen Alzheimer-Kranken in seiner Familie haben wird. Der Staat sei in besonderer Weise gefordert. Weil mit steigenden Kosten für das Gesundheitswesen zu rechnen sei, legte der Minister ein Drei-Jahres-Programm mit einem Sonderbudget

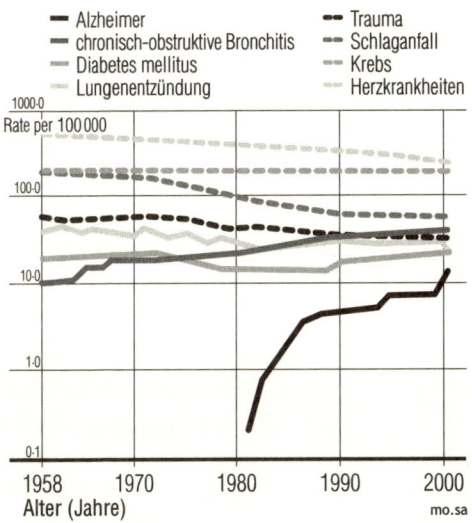

Alzheimer
chronisch-obstruktive Bronchitis
Diabetes mellitus
Lungenentzündung
Trauma
Schlaganfall
Krebs
Herzkrankheiten

1000·0
Rate per 100 000

100·0

10·0

1·0

0·1

1958   1970   1980   1990   2000
Alter (Jahre)   mo.sa

*Seit dem Jahre 1980 nimmt die Zahl der an Alzheimer Erkrankten
rapide zu.*

von 110 Millionen Euro vor. Bisher hatte man Alzheimer wie eine
schlimme Psychose oder wie eine geistige Behinderung behandelt.
Jetzt wird die Krankheit in die Liste der »Affection de logge duré«
aufgenommen. Diese neue Qualifikation bedeutet, daß die Be-
handlungs- und Pflegekosten – auch zu Hause – zu hundert Prozent von der staatlichen Sozialversicherung übernommen werden.
Diese Maßnahme bringt für die Angehörigen eine gewaltige finanzielle Entlastung. Denn 60 Prozent der Kranken leben zu Hause,
auch noch in einem fortgeschrittenen Stadium ihres Leidens.

Um den betroffenen Familien zu helfen, versprach der Minister
die Schaffung von 13 000 neuen Pflegeplätzen zur temporären
Aufnahme von Patienten. Sie sollen dort nur gelegentlich einen
Tag verbringen, um den Angehörigen eine Atempause zu gönnen.
Die Hilfe soll auch auf die häusliche Pflege ausgedehnt werden.
Douste-Blazy will Hunderte neue Arbeitsplätze für Pfleger schaf-
fen, die dann gewissermaßen auf Abruf bereitstehen, um bei der

95

Betreuung schwieriger Kranker in Privathaushalten für einzelne Tage oder Nächte einzuspringen.

Aber hier zeigt sich bereits ein Problem, dessen Virulenz dem französischen Gesundheitsminister offenbar noch nicht bewußt ist: Nämlich die Tatsache, daß immer weniger junge Leute bereit sind, ihre Zeit für eine derartig intensive, unangenehme und aufreibende Arbeit zu opfern. Für solche Tätigkeiten melden sich überall in Europa zu wenige geeignete Bewerber. Die Probleme, die schon bisher europaweit in Altenpflegeheimen aufgetreten sind, gehen letztendlich auf die Inkompetenz der dort Tätigen zurück, die allerdings – das muß man gerechterweise sagen – eine Tätigkeit ausüben, deren physische wie psychische Belastung mit keinem anderen Beruf vergleichbar – und dazu noch schlecht bezahlt – ist. Daher ist die magere Ausbeute bei der Rekrutierung nicht weiter verwunderlich, so daß – sofern sich die kollektive Einstellung gegenüber diesen Tätigkeiten nicht radikal ändert – alle humanitären Betreuungsprogramme von vornherein zum Scheitern verurteilt sind.

Sinnvoll ist sicher die geplante Verbesserung und Systematisierung der Diagnostik. So werden künftig alle Franzosen auf mögliche Anzeichen einer sich ankündigenden Erkrankung untersucht werden. Bisherige ähnliche Programme sind im Sande verlaufen. Schon vor Jahren hatte der sozialistische Gesundheitsminister Bernard Kouchner einen Maßnahmenkatalog gegen Alzheimer vorgestellt, der jedoch rasch in den Schubladen verschwand. Erst die Hitzewelle des Jahres 2003, die in Frankreich an die 16 000 Todesopfer gefordert und unsägliche Zustände in vielen Alters- und Pflegeheimen offenbart hatte, rüttelte die Politik auf. Gesundheitsminister Jean-Francois Mattéi, wie sein Nachfolger Douste-Blazy selbst Arzt, mußte seinen Hut nehmen. Daß Douste-Blazy, der vor Jahren im Kulturministerium eine eher unglückliche Figur gemacht hatte, nun ernsthaft darangehen will, die angekündigte Großoffensive auch in die Tat umzusetzen, bezweifelt kein politischer Beobachter.

Gestörte Signalübertragung

In Deutschland erkranken jedes Jahr schätzungsweise 200 000 Menschen an Demenz, zwei Drittel davon an der Alzheimer-Krankheit. Das nach seinem Entdecker, dem deutschen Neurologen Alois Alzheimer (1864–1915) benannte Hirnleiden ist vor allem eine Alterserkrankung. Das Risiko, ihr anheim zu fallen, verdoppelt sich vom 65. Lebensjahr an etwa alle fünf Jahre. Mit dem Begriff der Demenz, der soviel bedeutet wie »ohne Geist sein«, sind die Symptome schon angedeutet. Erste Anzeichen wie Vergeßlichkeit und Sprachschwierigkeiten münden in immer ausgeprägtere Defizite bis hin zum Verlust selbst grundlegender geistiger und körperlicher Funktionen.

▶ Bei der Alzheimer-Krankheit bilden sich sogenannte Plaques im Gehirn, welche die Signalübertragung zwischen den Nerven stören. Mit Hilfe von Lipid-senkenden Arzneimitteln, Östrogenen, aber auch entzündungshemmender Substanzen wie den COX-2-Hemmern gelingt es, das Risiko für neuro-degenerative Erkrankungen zu senken. ◀

Immer mehr Nervenzellen sterben ab, so daß das Hirnvolumen um bis zu einem Fünftel schrumpfen kann. In vielen Zellen reichern sich Knäuel aus abnorm gefalteten Eiweißmolekülen, sogenannten Tau-Proteinen, an. Zwischen den Zellen bilden sich Amyeloid-Plaques, wodurch die Signalübertragung zwischen den Nervenzellen gestört und mit der Zeit unterbunden wird. Dazu kommt, daß mit dem Verlust von Nervenzellen auch die Menge des neuronalen Überträgerstoffes Acetylcholin abnimmt. Diesen Prozeß versucht man mit Hilfe von Medikamenten zu verzögern, die dem enzymatischen Abbau der Überträgerstoffe entgegenwirken. Eine andere medikamentöse Therapie zielt darauf ab, die durch den Botenstoff Glutamat vermittelte Signalübertragung zu verbessern. Acetylcholin und Glutamat sind Hormone des Gehirns, welche als

Neurotransmitter Botschaften zwischen einzelnen Nervenzellen übertragen. Vorläufig versucht man, Alzheimer-Kranke zu behandeln, indem man den Abbau dieser Neurotransmitter blockiert.

Keines der bisher verfügbaren Mittel vermag aber das Fortschreiten des Hirnzerfalls zu verhindern oder gar eine Heilung einzuleiten. Daher ist die Medizin auf andere Strategien angewiesen, die teils schon angewendet werden, teils aber erst in Umrissen am Horizont auftauchen. Vor allem die Früherkennung von Risikokonstellationen und die zeitgerechte Einleitung von Gegenstrategien scheinen ein erfolgreicher Weg zu sein. Tatsächlich stehen schon jetzt präventivwirkende Substanzen zur Verfügung. Diese wirken allerdings nur dann, wenn sie frühzeitig angewendet werden. Und das erscheint wiederum nur realistisch, wenn etwa durch entsprechende Gen-Checks eine frühzeitige Erkennung besonders gefährdeter Menschen möglich wird. Doch das dürfte angesichts der Kooperation von Biomedizin und modernster Datenverarbeitung, wie sie etwa bei der Entschlüsselung des Humangenoms praktiziert wird, kein so großes Problem darstellen.

Wo aber liegen nun die regenerativen Strategien der medizinischen Forschung? Zwar ist Prävention, zumal bei neurodegenerativen Krankheitsbildern, zweifellos ein wichtiger Aspekt. Aber wenn diese Krankheitsbilder einmal da sind, dann hilft nur noch eines – die Regeneration der Nervenzellen und ihrer Schaltverbindungen. Generationen von Medizinstudenten haben über Jahrzehnte gelernt, daß dies unmöglich wäre. Die althergebrachte Lehrmeinung lautete: ist das Gehirn einmal entsprechend seinem genetischen Bauplan zu Ende ausgebildet, dann sind auch alle eventuellen Reparaturkapazitäten erschöpft. Einmal zerstörte Nervenzellen seien für immer verloren, das Gehirn sei nicht in der Lage, den Verlust zu ersetzen.

Diese Lehrmeinung straft eine Entdeckung aus der Schwangerschaftsforschung Lügen. Eigentlich ist es gar keine Entdeckung, sondern nur eine simple, bei Schwangeren seit Menschengedenken geläufige Beobachtung. Aber in dieser, seit kurzem bekannten wissenschaftlichen Form wurde sie erst durch die Koalition von Biomedizin und Datenverarbeitung möglich. Und schon jetzt zeichnet sich ab, daß diese simple Beobachtung weitreichende Konsequenzen für die Regeneration des Gehirns bei verschiedenen Arten der Demenz, wie etwa Morbus Alzheimer, haben wird.

Nervenregeneration durch Schwangerschaftssignale

Nahezu jeder kennt dieses Phänomen: Wenn eine Frau in der zehnten oder zwölften Schwangerschaftswoche mit ihrem Mann einkaufen geht, so kommt es gelegentlich vor, daß die Frau zu ihrem Mann sagt, sie würde plötzlich Paprika, Äpfel oder Gurken riechen. Der Mann schnüffelt, riecht aber nichts. Daher ironisiert er die Bermerkung seiner Frau mit dem Hinweis, dies seien die bekannten, fast schon ein wenig an Hysterie grenzenden Wesensveränderungen, die bei der frühschwangeren Frau mitunter aufträten, und die sich auch in einem merkwürdigen Riechverhalten äußern könnten. Er rieche jedenfalls nichts und auch der neben ihm stehende Herr rieche nichts, dementsprechend müsse die Sinneswahrnehmung seiner Frau Einbildung sein. Daß dem aber nicht so ist, hat das Bündnis aus Biomedizin und Datenverarbeitung erst vor kurzem bewiesen. Es riecht am Ort der Begebenheit tatsächlich nach Paprika, Äpfeln und Gurken. Nur besitzt der Mann nicht genügend Neurone, um dies zu registrieren.

▶ Was passiert eigentlich während der Frühschwangerschaft im mütterlichen Gehirn?

Unter dem Einfluß des Schwangerschaftshormons Prolaktin, einem in der Hirnanhangdrüse gebildeten Peptid und engem Verwandten des Wachstumshormons (somatotropes Hormon), beginnt das Riechzentrum im weiblichen Gehirn aus den dort ansässigen Stammzellen neue Neurone zu bilden. Die Entdeckung dieses

Vorgangs bringt das vorhin erwähnte medizinische Dogma zum Einsturz, daß es im Gehirn kein Nachwachsen von Nervenzellen gibt. Inzwischen wurde diese Lehrmeinung auch durch andere Erkenntnisse widerlegt, etwa durch die Entdeckung, daß die Wirkung von Antidepressiva auf Neubildung von Neuronen beruht.

Während der Frühschwangerschaft werden im mütterlichen Organismus Stammzellen und Riechepithel plötzlich aktiv, sie lassen neue Nerven aussprossen, die sich untereinander vernetzen. Dieser Vorgang ermöglicht es der Frau, Fähigkeiten zu entwickeln, die sie im nichtschwangeren Zustand nicht besitzt. Sie ist nämlich dazu imstande, selbst geringste Konzentrationen von in der Atemluft vorhandenen Molekülen wahrzunehmen, wie dies Menschen normalerweise nicht vermögen. Dies wird nur durch eine über das normale Maß hinausgehende Anzahl von Nervenzellen im Riechzentrum des Gehirns ermöglicht.

Die Schwangerschaft kennt also Regenerationsrezepte für das Gehirn, die unter dem Einfluß eines Hormons stehen. Wird dieses Hormon in typischer Weise freigesetzt, dann kommt es zur vermehrten Bildung von Nervenzellen in bestimmten Arealen des weiblichen Gehirns. Die Sinnhaftigkeit dieses Neuronenzuwachses erklärt sich aus der Evolution. Während der Schwangerschaft, beziehungsweise unmittelbar danach, muß das sensorische System der Frau geschärft werden, um jene erhöhte – und jener des Mannes überlegene – Wachsamkeit aufzubringen, die dem neugeborenen, noch hilflosen Kind im Interesse der Arterhaltung dient.

Konzepte der Natur

Die Medizin wird die Strategien der Natur nutzen, um neurodegenerative Erkrankungen zu heilen. Zu diesem Zweck schärft die Natur etliche Sinne der Frau, weshalb anzunehmen ist, daß sich ähnliche Vorgänge wie im Riechzentrum auch in anderen Hirnregionen abspielen. So wird die Frau auch hellhöriger, das Schlafbedürfnis sinkt, die Wachstunden nehmen zu – all das, um die Erhaltung der Art zu sichern. Dabei handelt es sich, wohlgemerkt, um eine von der Evolution etablierte Überlebensstrategie und nicht etwa um einen künstlichen Eingriff in die Natur. Die Nutzung dieser Strategie zur Heilung von Alterserkrankungen stellt demnach eine »grüne Therapie« dar, die sich keiner artifiziellen Rezepte bedient. Und in der Tat laufen bereits klinische Studien über eine Therapie an, welche ein ebenfalls im Gehirn etabliertes Altersproblem mit dieser aus der Schwangerschaft kommenden Strategie heilen möchte, nämlich die sogenannte »Anosmie«. Darunter versteht man die Unfähigkeit, Duftstoffe und Gerüche wahrzunehmen, eine Erkrankung, die ebenfalls mit zunehmendem Lebensalter manifest wird und die zu den, wenn auch harmloseren, Formen neurodegenerativer Probleme gezählt wird.

Bei der Behandlung dieses Krankheitsbildes nehmen die Neurologen Maß an jener Apotheke, die uns die Schwangerschaft offenbart. Durch Verabreichung eines Stoffes, der die Produktion des Schwangerschaftshormons Prolaktin stimuliert, soll die Riechfähigkeit wiedergewonnen werden. Durch die Hormongabe werden auch noch im Alter im Riechepithel vorhandene Stammzellen dazu angeregt auszuwachsen, um dem Verlust des Riechempfindens entgegenzuwirken. Die aufsehenerregende wissenschaftliche Arbeit, welche diese außerordentliche Regenerationsfähigkeit des Riechzentrums im Gehirn der Schwangeren zum Inhalt hat, erschien im angesehenen amerikanischen Wissenschaftsjournal »Science«.

In anschaulichen Visualisierungen mikroskopischer Abläufe wird darin dem Leser vor Augen geführt, welch eindrucksvolles Potential die durch Schwangerschaftshormone neu entstandenen Neurone entwickeln. Mit Recht stellen die Autoren dabei die Frage, ob derartige Erneuerungsmechanismen eventuell auch im Gehirn des Mannes vorhanden seien. Denn, so ihre Überlegung, würde nur der weibliche Organismus über ein solches biologisches Privileg verfügen, dann müßte doch der Mann im Laufe der Jahrtausende immer mehr ins Hintertreffen geraten und der Frau intellektuell weit unterlegen sein. In diesem Zusammenhang entdeckten die Forscher ein weiteres überraschendes Detail. Nämlich, daß ähnliche Prolaktinschwankungen wie bei der Frau auch beim Mann existieren.

Sie treten beim Mann während des Orgasmus auf, einem Vorgang, den die Natur ebenfalls zu Reproduktionszwecken eingerichtet hat und dem, ähnlich wie in der Schwangerschaft der Frau, ein neuronenregenerierender Effekt zukommt. Diese Erkenntnisse lassen den Schluß zu, daß unser Gehirn weit erneuerungsfähiger ist als bisher angenommen. Es gleicht eher einem Muskel, der sich trainieren läßt und der bei jedem Training neue Neurone bildet. Ein besonderer Trainer und Lehrmeister ist dabei die Gravidität.

Regeneration der Bauchspeicheldrüse

Darüber hinaus lassen sich aber noch andere Faktoren zur Regeneration des Gehirns nutzen. Wieder ist es das Prolaktin, diesmal in Verbindung mit dem Wachstumshormon sowie dem Progesteron, einem Hormon, das Stammzellen zur Regeneration der Bauchspeicheldrüse mobilisiert. Ähnlich wie die Nervenzellen im Riechzentrum erneuern sich in der Frühschwangerschaft auch die Zellen der Bauchspeicheldrüse. Um den höheren Anforderungen gerecht zu werden – schließlich hat ja die Mutter während der Schwangerschaft nicht nur für sich selbst, sondern auch für das in ihrem Bauch heranreifende neue Lebewesen zu sorgen – vergrößert sich das Organ normalerweise um etwa 30 Prozent.

Sind die Stammzellen in der Bauchspeicheldrüse dazu nicht in der Lage oder vermitteln die Schwangerschaftshormone dazu nicht die richtigen Signale, so kommt es zum Schwangerschaftsdiabetes. Die betroffenen Frauen tragen ein erhöhtes Risiko, später Altersdiabetes zu entwickeln. Zu dieser Erkrankung kommt es, wenn zur Regeneration der Bauchspeicheldrüse nicht genügend Stammzellen zur Verfügung stehen. Nachdem die Wissenschaftler entdeckt hatten, wie sich das Gehirn im Bereich des Riechzentrums selbst erneuert, wollten sie naturgemäß wissen, wo sich im Gehirn jene Nische befände, in der die dafür benötigten Stammzellen bereitgehalten werden.

Dabei machten sie eine weitere Entdeckung, die vermuten ließ, daß nicht nur das Riechzentrum, sondern das gesamte Gehirn über ein System verfügt, das Stammzellen als eine Art Pannenhilfe herbeiruft, um auftretende Schäden zu reparieren. Denn das geheime Stammzellendepot ist im Zentrum des Gehirns angesiedelt. Und zwar genau am Boden jenes kleinen »Teiches«, der als »dritter Ventrikel« bezeichnet wird (Seite 115). Und diese Pannenhilfe des Gehirns wird offenbar ebenfalls von einem in großer Menge während der Schwangerschaft produzierten Hormon gesteuert, nämlich dem Gelbkörperhormon Progesteron, einem Leitsteroid der Gravidität. »Gehirn, heile dich selbst!« lautet daher die Parole jener Mediziner, die diese Mechanismen zur Behandlung von Demenzerkrankungen wie Alzheimer nutzen wollen.

Dabei könnte eine weitere epochale Entdeckung besonders hilfreich sein: Frauen verfügen in ihrer fruchtbaren Lebensphase über zwei wichtige, abwechselnd ihren Zyklus dominierende Hormone.

Normale
Bauchspeicheldrüse

Vergrößerte Bauchspeicheldrüse
in der Schwangerschaft

mo.sa

Die Bauchspeicheldrüse der schwangeren Frau vergrößert sich aufgrund einer Stimulation von Stammzellen.

Während das Östrogen kontinuierlich, wenn auch in unterschiedlicher Konzentration, in der ersten Hälfte des Zyklus vom Eierstock freigesetzt wird, steigt das Progesteron-Niveau im Blut erst in der zweiten Zyklushälfte, also erst nach dem Eisprung, an und bleibt auf diesem Level bis zur Menstruation. Nun beobachteten die Forscher zufällig, daß Frauen, die während der vom Progesteron dominierten zweiten Zyklushälfte ein schweres Schädel-Hirn-Trauma erleiden, viel bessere Heilungschancen haben als Frauen, denen dieses während der ersten Zyklushälfte widerfährt.

Schädel-Hirn-Traumata sind häufig bei Verkehrsunfällen erlittene, mitunter lebensbedrohliche Verletzungen. Die Heilungschancen nach derartigen Verletzungen sind höchst unterschiedlich, das Spektrum reicht von dauerhaften schwersten Hirnausfällen und Lähmungserscheinungen bis zur Wiedererlangung der verlorenen neuronalen Aktivitäten.

Lange Zeit rätselten die Mediziner, was die Ursache dieser höchst unterschiedlichen Erfolgsaussichten sein könnte. Auf die Lösung stießen sie bei Untersuchungen eines eventuellen Zusammenhangs mit den Zyklusphasen. Es war ein neuerlicher Beweis dafür, welcher Modellcharakter der Schwangerschaft zukommt, wenn es um die Entwicklung von Reparaturkonzepten für geschädigte Hirnareale geht.

Erneuerung von Hirnzellen

Das Progesteron ist offensichtlich in der Lage, Hirnzellen selbst dann zu erneuern, wenn diese bereits zerstört sind. Und es ist das Leithormon der Schwangerschaft. Sein Anteil im Blut der Schwangeren steigt gegenüber der Nichtschwangeren um ein Vielfaches an, um die werdende Mutter und das im Uterus heranwachsende Baby während der gesamten Schwangerschaft damit zu versorgen.

Das Schwangerschaftshormon scheint an der Gewebsregeneration bei der werdenden Mutter, aber auch am Neuaufbau von Organen beim Fetus beteiligt zu sein.

Aufgrund dieser Entdeckung faßten Mediziner des Universitätsklinikums Ulm den Entschluß, Progesteron in einer wissenschaftlichen Studie direkt zur Behandlung von Schädel-Hirn-Traumen einzusetzen und die Heilungschancen nicht mehr dem Zufall zu überlassen, ob sich die betreffende Patientin in der nachteiligen ersten oder in der begünstigten zweiten Zyklushälfte befand. Und tatsächlich erlebten die Forscher dabei ein Wunder: Das in konzentrierter Form verabreichte Schwangerschaftshormon zeigte deutliche Regenerations-Effekte auf das Nervensystem sowie eine dramatische Verbesserung der Heilungstendenz im Gehirn. Wie die Forscher mittlerweile wissen, ist das nicht weiter verwunderlich, denn das Progesteron wird nicht allein im Eierstock und Mutterkuchen bereitgestellt – auch das Gehirn selbst ist dazu imstande, das Hormon zu produzieren. Das ist ein weiteres Indiz dafür, daß das Nervensystem dieses weibliche Hormon dazu benutzt, um Selbstheilungsprozesse in Gang zu bringen. Denn wenn

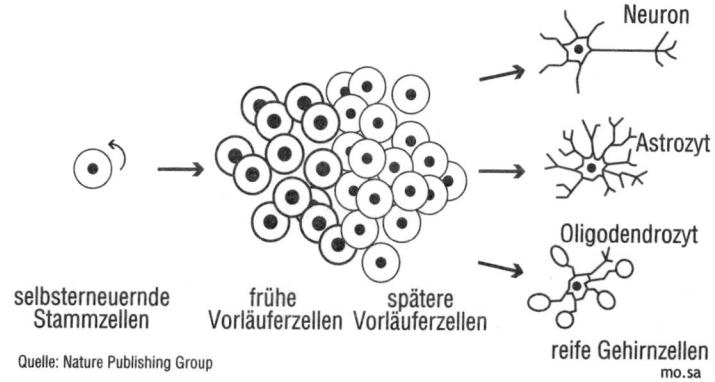

Gehirnregeneration – Wie aus Stammzellen im Gehirn unterschiedliche Gehirnzellen entstehen

das Progesteron im Gehirn keine Bedeutung hätte, dann würde es dort wohl nicht produziert werden.

▶ Das Progesteron ist auch für das während der Embryonalzeit im Gehirn des Fetus ablaufende Nervenwachstum verantwortlich, beziehungsweise dafür, daß die frischgebildeten Nerven mit jenen Markscheiden ausgestattet werden, welche ihre Ernährung und ihr Überleben garantieren. Hier beginnt der zweite »Lauschangriff« der modernen Medizin auf die Schwangerschaft. Untersucht werden nicht nur Vorgänge in der Mutter, sondern auch im Embryo, um diese zu verstehen, zu kopieren und für die Behandlung altersbedingter degenerativer Nervenerkrankungen zu nutzen. ◀

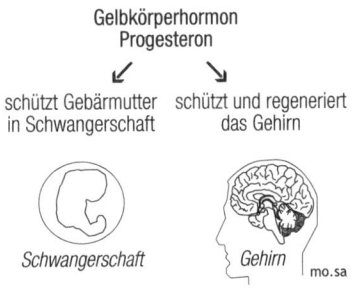

Gelbkörperhormon
Progesteron

schützt Gebärmutter   schützt und regeneriert
in Schwangerschaft   das Gehirn

Schwangerschaft   *Gehirn*   mo.sa

Das Progesteron fungiert als Dirigent im Konzert zahlreicher Gene, die am Aufbau des embryonalen Gehirns beteiligt sind und die möglicherweise auch später noch einmal genutzt werden können, wenn es im Alter notwendig wird, Nervenzellen im Gehirn zu erneuern. Bekannt ist beispielsweise die besondere Rolle, die das Progesteron bei der Bildung nervenzellschützender und -ernährender Mark- oder Myelinscheiden spielt. Dieses Wissen wurde bereits in klinischen Studien eingesetzt, zunächst allerdings nicht mit dem Ziel, neurodegenerative Erkrankungen alter Menschen zu heilen, sondern, um die neurologischen Defizite von besonders früh geborenen Babys zu beheben.

Diese Defizite beruhen auf einer mangelhaften Ausbildung der Markscheiden, zu der es bei Kindern, die in der 26. oder 27. Schwangerschaftswoche geboren werden, eben deshalb kommt, weil ihnen jenes mütterliche Progesteron fehlt, das in der Gebärmutter die Bildung dieser Gehirnteile beim Kind anregt. Dadurch entstehen erhebliche neurologische Probleme, die mitunter bestehen bleiben, wenn das Kind erwachsen wird.

Progesteron-Behandlung

Um das zu verhindern, versucht die Medizin in wissenschaftlichen Studien, die Frühchen nicht nur künstlich zu beatmen und künstlich zu ernähren, sondern ihnen in Form von Aerosolen in der Atemluft auch das fehlende Progesteron zu verabreichen, um neurologische Schäden zu verhindern. Nach bisherigen Ergebnissen scheint das Progesteron tatsächlich die erwünschte Wirkung zu erzielen. Später wird man diese Strategie auch zur Behandlung neurodegenerative Erkrankungen bei alten Menschen nutzen. Denn wie Gehirnschnitte zeigen, erfaßt der Alterungsprozeß nicht so sehr die graue Nervensubstanz des Gehirns, sondern die Myelinscheiden. Ihre Zahl sinkt während des Alterungsprozesses rapide ab. Dadurch können die Nerven nicht mehr ausreichend ernährt und geschützt werden, was zu altersbedingten neurodegenerativen Beschwerden führt.

Zur Vorbeugung der Neurodegeneration untersucht die Medizin gegenwärtig verschiedene Substanzen: Das Progesteron, das Wachstumshormon, den Insulin Like Growth-Factor und Neurotransmittoren.

Es wird wahrscheinlich nicht mehr lange dauern, bis beim alternden Menschen Progesteron-Gaben auch aus präventiven Überlegungen verabreicht werden, um Myelinscheiden zu regenerieren und so den Alterungsprozeß des Gehirns aufzuhalten. Schon jetzt schreibt die Medizin die Protokolle für klinische Tests, um das Progesteron gegen die Multiple Sklerose (MS) einzusetzen. Diese neurodegenerative Erkrankung ist durch fehlende Myelinscheiden im adulten (bereits voll ausgewachsenen) Gehirn gekennzeichnet, wodurch es zu schweren Lähmungserscheinungen kommt. Mit den klinischen Tests an Frühchen und an MS-Patienten beginnt die Progesteron-Therapie neurologischer oder neurodenerativer Erkrankungen.

Vorbild Schwangerschaft

Zusammenfassend läßt sich sagen: Die Schwangerschaft ist die Lehrmeisterin für die Regeneration von menschlichen Organen, vor allem des Gehirns. Indem sie uns ihre Geheimnisse offenbart – einige davon sind schon bekannt und werden als Behandlungsstrategien getestet – gibt sie uns das Werkzeug in die Hand, um neurodegenerative Erkrankungen zu lindern, in ihrem Fortschreiten zu bremsen oder vielleicht sogar zu heilen; darunter höchstwahrscheinlich auch Morbus Alzheimer, die Krankheit des 21. Jahrhunderts, von der die rapide alternden Gesellschaften in zunehmendem Maße heimgesucht werden. Nur wenn wir imstande sind, diese Krankheit von vornherein in ihrer Entwicklung aufzuhalten und in weiterer Folge im Keim zu ersticken oder zu heilen, können wir gelassen einer zunehmend älter werdenden Gesellschaft entgegensehen.

Von den Abläufen während der Schwangerschaft übernimmt die Medizin Strategien zur Regeneration des Gehirns und anderer Organe.

Der entscheidende Punkt für die weitere Entwicklung ist aber der Sturz des alten medizinischen Dogmas, wonach einmal abgestorbene Gehirnzellen verloren seien. Die zentrale Botschaft der hier geschilderten Forschungsarbeiten lautet: Unser Gehirn verfügt über ein hohes Wiederherstellungs-Potential. Wir müssen es nicht als gegeben und schicksalhaft hinnehmen, wenn sich altersbedingte Gehirnerkrankungen ankündigen. Neben den in der Schwangerschaft virulenten Hormonen, die möglicherweise die stärkste Medizin gegen die Gehirnprobleme des alternden Menschen sind, zeigen uns die bisherigen Forschungen folgenden Lehrsatz: Daß auch für das Gehirn all das gilt, was für den gesamten Körper längst bekannt ist: Daß sich nämlich »Exercise«, also Training im weitesten Sinn des Wortes, regenerativ auf das Gehirn auswirkt.

Das Gehirn scheint tatsächlich ein »Muskel« zu sein, der um so rascher erneuert wird, je mehr man ihn fordert, ähnlich der tatsächlichen Muskulatur unseres Körpers. Die Beanspruchung des Gehirns, das Training des Gedächtnisses, vor allem aber die kontinuierliche Beschäftigung mit intellektuellen Themen scheinen ein Jungbrunnen für die Gehirnzellen zu sein. Derartige Aktivitäten stimulieren und aktivieren – wahrscheinlich vermittelt durch sogenannte Neurotransmitter – Stammzellen des Gehirns. Wie eine Art Pannenhilfe oder ein Erneuerungstrupp bringen sie lädierte Hirnzellen wieder in Schuß oder ersetzen sie durch Frischzellen.

Aber nicht nur geistiges Training schafft neue Zellen des Geistes, auch körperliche Aktivität hält das Gehirn in Schuß. Denn Exercise im Wortsinn hat einen regenerativen und positiven Einfluß auf das Gehirn. Die Wissenschaft kennt das Phänomen, daß sich durch körperliche Arbeit und Ausdauersport auf niedrigem Level aus dem Knochenmark Stammzellen bilden, die über die Blutbahn in Marsch gesetzt werden, um Frischzellen für verschiedenste Organe zu liefern. Darunter auch das Gehirn.

Das Ende des Alterns

*Die Medizin steht vor einem Paradigmen-Wechsel:
sie wird die Selbstheilungskräfte des Körpers
imitieren und so den Alterungsprozeß aufhalten.*

Das Geheimnis der Stammzellen

Ein Paradigmenwechsel in der Medizin besteht zweifellos in der
Erkenntnis, daß wir nicht einfach altern wie ein Auto, das sehr
lange fährt und an dem von Zeit zu Zeit einzelne Teile erneuert
werden müssen, bis es schließlich endgültig den Geist aufgibt.
Nein, unser Organismus fährt quasi täglich in die Garage, erneuert beständig seine Zellen und repariert sich auf diese Weise permanent selbst. Allerdings ist dieser Prozeß zeitlich begrenzt, und
wenn dieser fortwährende Werkstättenservice in der zweiten Lebenshälfte allmählich eingestellt wird, dann beginnt tatsächlich
der Alterungsprozeß. Ein weiterer Paradigmenwechsel in der Medizin besteht gewiß auch in dem Bestreben, diese permanenten
Reparaturvorgänge in unserem Organismus bis ins Detail zu studieren, ihre Abläufe zu imitieren und damit den Wiederherstel-
lungsprozeß zu verlängern. So wird die Medizin das Altern immer
weiter hinauszögern.

Für die andauernden Reparaturvorgänge stehen in unserem Körper verschiedene Mechanismen, Wirkstoffe und mikroskopisch
kleine Ersatzteile zur Verfügung, auf die der Körper jederzeit zu-
rückgreifen kann, sobald irgendwo eine Gewebsschädigung auftritt. Bei den mikroskopisch kleinen Ersatzteilen handelt es sich
um Stammzellen, über die seit einigen Jahren in den Medien be-

richtet wird. Da ist immer wieder von sogenannten embryonalen Stammzellen, von Stammzellen aus dem Nabelschnurblut oder von adulten Stammzellen die Rede. Und in diesem Zusammenhang werden auch immer wieder ethische Fragen erörtert, ob es denn vertretbar sei, embryonale Stammzellen zu Therapiezwekken zu verwenden. Embryonale Stammzellen sind nämlich Zellen, die aus überzähligen Embryonen gewonnen werden – beginnendes menschliches Leben in Form kleiner Zellhaufen, welche bei der künstlichen Befruchtung nicht verwendet wurden und daher »überzählig« sind. Nach der Gewinnung solcher embryonalen Stammzellen sind die Embryonen nicht mehr lebensfähig.

Nach bisheriger Auffassung verfügen nur embryonale Stammzellen über das Potential, sich in jede Richtung zu entwickeln, also sich beispielsweise zu Haut-, Nerven-, Leber- oder sonstigen Körperzellen zu »transdifferenzieren«, wie es in der Fachsprache heißt. Nachdem der menschliche Organismus über Hunderte verschiedene Gewebstypen verfügt, müßten also diese Zellen das Potential besitzen, sich in Hunderte verschiedene Richtungen zu entwickeln Von allen anderen Stammzellarten wird hingegen angenommen, daß dieses Potential mehr oder weniger eingeschränkt ist.

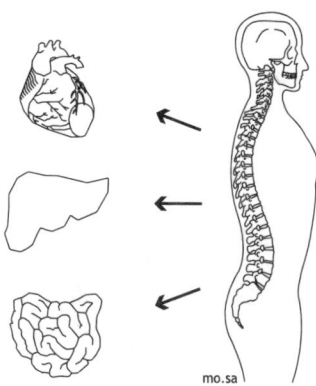

Stammzellen aus dem Knochenmark besitzen die Fähigkeit, verschiedene Körperorgane zu regenerieren.

Aufgrund neuester Forschungen weiß man aber, daß es überall im Körper Relikte aus Embryonalzeit und Schwangerschaft gibt, die im späteren Leben aktiviert werden, um Organe zu reparieren oder nach und nach zu ersetzen. Unsere Haut oder unser Verdauungstrakt zum Beispiel stoßen immer wieder alternde Zellen ab und ersetzen sie durch neue Zellen. Auch das Herz kennt solche Reparaturvorgänge, vorausgesetzt, daß es durch Körperbewegung dazu animiert wird. Und so ist es mit all unseren Organen.

▶ Stammzell-Relikte aus Embryonalzeit und Schwangerschaft halten sich entweder in kleinsten Depots direkt in dem zu reparierenden oder zu erneuernden Organ versteckt und operieren quasi aus dem Verborgenen heraus oder sie bevölkern das große »Zellager« unseres Körpers – das Rückenmark. Dort sind die für das Blut zuständigen Stammzellen zu Hause. Sie bilden täglich große Mengen neuer Blutzellen – als Voraussetzung für unsere Atmung und den Sauerstofftransport im Organismus bis in die einzelne Körperzelle.

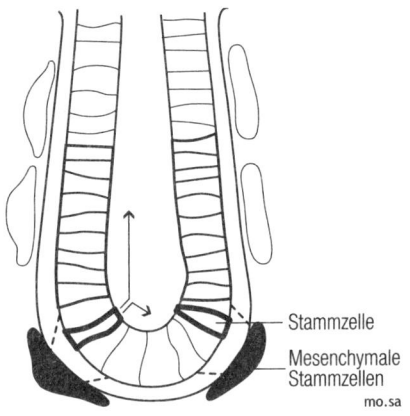

Stammzelle
Mesenchymale
Stammzellen
mo.sa

Regeneration des Darms – in der Darmkrypte verborgene mesenchymale Zellen bilden Stammzellen, welche die Darmwand erneuern.

Aber das Knochenmark besitzt noch eine darüber hinausgehende, kaum bekannte Helfer-Funktion: Werden Leber- oder Herzzellen zerstört, und schafft das Organ die Reparatur nicht aus eigener Kraft, dann springt das Knochenmark hilfreich ein. Wie eine schnelle Eingreiftruppe rasen Stammzellen aus dem Knochenmark in die Leber oder ins Herz und bilden dort nicht etwa Blutzellen, wie es ihrer eigentlichen Aufgabe entspräche, sondern neue Leber- oder Herzmuskelzellen. Dieser Vorgang klingt im ersten Moment utopisch, wurde aber durch einen außergewöhnlichen Beweis dokumentiert: Die Zellen des Knochenmarks verfügen über bestimmte Marker, die es erlauben, die Wanderungsroute – ähnlich wie bei Zuvögeln – nachzuverfolgen. Anhand dieser »Kennzeichen« war erkennbar, daß sich Zellen aus dem Knochenmark plötzlich im Darm, in der Leber und im Herzen angesiedelt hatten. Sie waren in diese Organe eingewandert und hatten sich dort »assimiliert«, das heißt, sie waren nicht Knochenmarkzellen geblieben, sondern transdifferenzierten sich zu jenen Zellen, die für das jeweilige Organ typisch waren.

Ein anderes Beispiel zeigt diesen Vorgang noch eindrucksvoller: Frauen, die sich einer Herztransplantation unterziehen mußten und dabei das Herz eines männlichen Spenders eingepflanzt bekamen, wurden Jahre später nachuntersucht. Dabei stießen die Mediziner auf ein Phänomen, mit dem keiner gerechnet hatte. Der Mann verfügt bekanntlich über einen Chromosomensatz des Typs XY, die Frau besitzt in all ihren Zellen einen Chromosomensatz des Typs XX. Wenn eine Frau das Herz eines männlichen Spenders eingepflanzt bekommt, dann müßten die Zellen dieses Spenderorgans den männlichen Chromosomensatz zeigen, theoretisch auch noch nach Jahren. Aber zur Verblüffung der Ärzte zeigten die in den weiblichen Körper eingepflanzten männlichen Herzen bei der Jahre später erfolgten Nachuntersuchung plötzlich den weiblichen Chromosomensatz XX und nicht den männlichen XY. Das heißt, daß sich die Zellen des Herzens innerhalb weniger Jahre völlig erneuert haben mußten. Eine andere Erklärung gibt es dafür nicht.

Das bedeutet: Dieses Beispiel ist ein Beweis dafür, daß sich die Organe unseres Körper permanent regenerieren und erneuern. Diese Mobilität von Körperzellen ist für die Medizin eine neue Erkenntnis, die sie in ihrem Bestreben beflügelt, durch Nutzung dieser körpereigenen Strategien Krankheiten zu heilen beziehungsweise krankhafte Organe zu erneuern und auf diese Weise das Altern des Menschen hinauszuzögern.

Die Reparaturstrategien des Gehirns

Viele Menschen schaudert es bei dem Gedanken, von Altersdemenz betroffen zu sein, die Merkfähigkeit zu verlieren, Dinge zu verwechseln und unter Sprachfindungsschwierigkeiten zu leiden. Diese Ängste wurden noch bis vor kurzem durch die lange gültige Lehrmeinung genährt, daß sich einmal abgestorbene Nervenzellen nicht erneuern und daß sich das Gehirn folglich nicht regenerieren könne: Was zum Zeitpunkt der Geburt angelegt sei, nehme mit dem Alterungsprozeß kontinuierlich ab, ohne daß die Natur Mechanismen vorgesehen habe, das Altern des Gehirns aufzuhalten oder gar Hirnareale zu erneuern, hieß es.

Doch nun weiß man, daß diese Darstellung – Gott sei Dank! – nicht zutrifft.

▶ Erst seit kurzer Zeit ist bekannt, daß das Gehirn aus zwei verschiedenen Stammzellendepots schöpft, um sich selbst zu regenerieren. ◀

Gerade im Gehirn vereinigen sich zwei unterschiedliche Regenerationsstrategien, die unseren Körper permanent erneuern und die der Medizin noch bis vor kurzem völlig unbekannt waren. Noch während wir im mütterlichen Uterus schwammen, haben sich in unserem Körper Zellen ganz besonderer Art konserviert. Diese aus der Frühphase unseres Lebens herübergeretteten Zellen werden

114

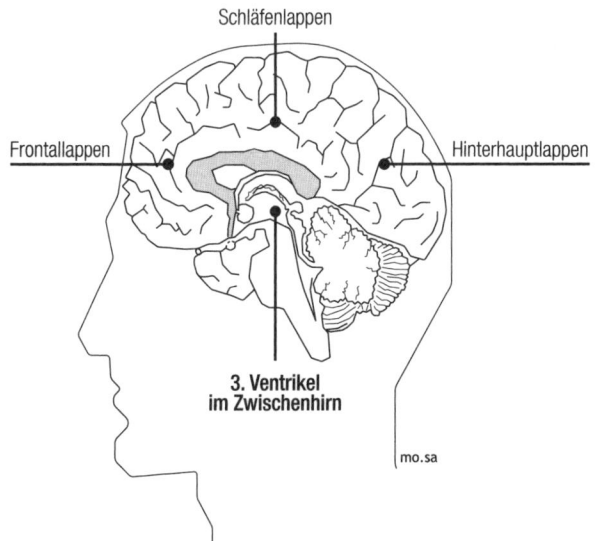

Schläfenlappen

Frontallappen

Hinterhauptlappen

**3. Ventrikel
im Zwischenhirn**

mo.sa

*Stammzellendepot im Gehirn – organeigene Stammzellen werden
im 3. Ventrikel gebildet.*

dazu eingesetzt, um noch während unseres Erwachsenen-Daseins,
zumindest eine Zeitlang, dem Alterungsprozeß entgegenzuwirken:
Die gleichen Stammzellen, aus denen ursprünglich beim Feten
ganze Organe entstanden sind und die jeder von uns seit dem Embryonalstadium in sich trägt, nutzt der Körper, um permanent einzelne Organe zu erneuern. Auf diese unschätzbaren Reserven unseres Körpers wird sich die Medizin künftig konzentrieren,
einerseits, um die Stammzellen möglichst lange zu erhalten und
andererseits, um sie dann zu aktivieren, wenn sie zur Gewebserneuerung gebraucht werden.

▶ In unserem Körper existieren also, wie gesagt, zwei verschiedene Stammzellenreservoirs, die – bis zu einem gewissen Grad –
die Jugendlichkeit unseres Organismus garantieren. Wohl aufgrund
seiner Wichtigkeit kann sich das Gehirn aus beiden Depots bedie-

nen. Es kann zu seiner Regeneration sowohl eigene Stammzellen anfordern, und wenn die nicht ausreichen, auch Stammzellen aus dem Knochenmark. Diese beiden Strategien wird die Medizin in Zukunft nutzen, wenn es gilt, um der Gesundheit und des Wohlbefindens willen dem Geheimnis des Alterns entgegenzutreten.

Noch ist dieses Geheimnis des Alterns nicht vollständig gelüftet. Allerdings arbeiten Computertechnologen und Biomediziner fieberhaft daran, und mit jedem Zipfel, den sie dabei lüften, kommen mehr bisher völlig unbekannte Details ans Tageslicht.

Denn wie es aussieht, wird der Alterungsprozeß nicht allein durch Defekte in Zellen und Organen hervorgerufen, die sich durch Stammzellen reparieren lassen. Er kann darüber hinaus auch durch direkte Befehle in Gang kommen, und offensichtlich gehen solche Befehle auch vom Gehirn aus. Das heißt, das Gehirn ist in doppelter Weise am Alterungsprozeß beteiligt: einerseits altern seine Nerven, allen voran die Neurone, andererseits sendet es Befehle an verschiedene Organe aus, mit dem Alterungsprozeß zu beginnen. Diese Interaktion zwischen dem auch von außen beeinflußten, degenerativen Altern und dem endogenen, aus dem Inneren kommenden, Befehl zum Altern scheint eine Antwort auf die Frage zu sein: Was ist eigentlich das Geheimnis des Alterns? Wir

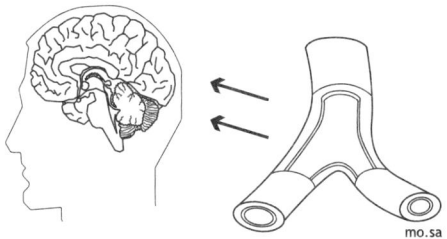

Über das Blutgefäßsystem wandern Stammzellen aus dem Knochenmark in das Gehirn und erneuern Nervenzellen.

116

wissen, daß unser Gehirn alle Lebensprozesse steuert. Da wäre es eigentlich naheliegend, daß es auch die Alterungsprozesse steuert.

Das Gehirn ist nicht nur selbst dem Alterungsprozeß unterworfen, es steuert offenbar auch den Alterungsprozeß des Gesamtorganismus.

In der Tat ist nicht nur unser Gehirn selbst dem Alterungsprozeß unterworfen, sondern es aktiviert darüber hinaus auch Gene, welche das Altern des Gesamtorganismus beschleunigen. Auch das Zentrale Nervensystem verfügt offenbar über solche Alterungs-Schrittmacher-Gene, die es in Funktion setzen kann. Möglicherweise gehen alle im Organismus ablaufenden Alterungsprozesse vom Gehirn und vom Zentralen Nervensystem aus. Wenn dem so ist, dann müßte es der Medizin »nur« gelingen, das Altern des Gehirns aufzuhalten, um damit gleichzeitig den Alterungsprozeß vieler Organe zu bremsen. Daher ist es ein logisches Anliegen der medizinischen Forschung, dem alternden Gehirn seine jugendliche Funktionsfähigkeit und Kraft zurückzugeben.

Noch klingt es utopisch, wenn wir uns einen Neunzigjährigen vorstellen, der mit gleicher geistiger Wachheit Fragen beantwortet und Gedanken entwickelt wie ein Fünfzigjähriger – es wäre in der Tat eine medizinische Sensation. Doch diese Sensation kündigt sich bereits am Horizont der medizinischen Forschung an. Wenn es sie geben sollte – und vieles spricht dafür –, dann würde ein altes, bereits bröckelndes medizinisches Lehrgebäude einstürzen und mit ihm das lange propagierte Dogma, daß der Alterungsprozeß des Geistes langsam, aber unaufhaltsam fortschreite, daß die Zahl der Hirnzellen beständig abnehme und sich auch die verbleibenden Hirnzellen nicht regenerieren ließen.

Diese Lehrmeinung ist Schnee von gestern. Heute weiß man, daß das Gehirn über eine erstaunliche Regenerationskraft verfügt. Mit einem regenerierbaren Gehirn bekommt aber unsere Vorstellung vom Altern eine völlig neue Dimension: Damit wären nämlich nicht nur altersbedingte neurodegenerative Erkrankungen auf völlig neue Art und Weise behandelbar, sondern auch das Gehirn selbst und darüber hinaus das Gehirn als Schrittmacher des Alterns. Denn wenn das Gehirn nicht mehr altert beziehungsweise permanent regeneriert wird, dann wird es wohl auch keine Alterungsbefehle an andere Organe aussenden. Es scheint, als würde die Natur das Altern des Körpers vom Altern des Gehirns abhängig machen: Gelingt es, das zerebrale Altern aufzuhalten, dann wird man auch den Alterungsprozeß in anderen Organen aufhalten können.

Wird die Medizin in der Lage sein, das Gehirn zu regenerieren und den Alterungsprozeß unseres Denkapparats aufzuhalten? Vieles spricht dafür. Wie überall in unserem Körper, wo es um Verschleiß geht, spielen auch beim Alterungsprozeß des Gehirns freie Radikale eine zentrale Rolle. Sie stressen und beschädigen unseren Denkapparat. Allerdings verfügt das Gehirn auch über ein eingebautes Abwehrsystem gegen freie Radikale, ein Protein namens »daf16«, welches die Fähigkeit besitzt, die Streßresistenz des Gehirns zu erhöhen. Auf dieses Protein stießen amerikanische Forscher im Gehirn der Fruchtfliege Drosophila, einem Tier, das in der Wissenschaft als biologisches Studienmodell verwendet wird. Und siehe da, der Mensch verfügt über ein Äquivalent zu diesem Protein »daf16«, das nun eingehend erforscht wird – und das ein völlig neues Licht in die Alternsforschung bringen könnte.

Denn damit läßt sich der Alterungsprozeß nicht mehr länger als zufälliges, durch permanente Beschädigung und Abnutzung hervorgerufenes Ereignis betrachten, sondern muß als ein zentral gesteuerter Mechanismus gesehen werden, der sich an der Fortpflanzungsfähigkeit eines Lebewesens orientiert – denn die Erhaltung der Fortpflanzungsfähigkeit und die Weitergabe des Lebens sind ja zentrale Anliegen der Evolution. Solange der Körper fortpflanzungstauglich bleibt, soll er vor massiver Alterung geschützt sein, was im Umkehrschluß soviel bedeutet wie: Sobald die Fortpflanzungsfähigkeit nachläßt, beginnt der allmähliche Verfallsprozeß des alternden Organismus. Das würde auch erklären, warum die Lebenszeit unterschiedlicher Arten verschieden lang, innerhalb der einzelnen Spezies aber nur eine beschränkte Variation der Lebensdauer möglich ist.

All das deutet auf eine genetische Steuerung des Altwerdens, und möglicherweise ist das Gehirn Sitz der dafür zuständigen Schaltzentrale: Ihr Geheimnis zu lüften, ihre Funktionsweise zu durchschauen und schließlich auch zu beeinflussen – das hat sich die medizinische Forschung jetzt zum Ziel gesetzt. Wenn die Steuerung des Alterns im Gehirn lokalisiert ist, dann wird man nach Wegen suchen, das Steuerungsset des Alterns zu verändern, mit dem Ziel, vom Gehirn aus eine Verzögerung oder sogar ein Ende des Alterns einzuleiten. Diesbezügliche Experimente, etwa des Evolutionsbiologen Marc Tatar an der Brown University in Providence, US-Bundesstaat Rhode Island, gehen bereits in diese Richtung: Es scheint, als könnte man die Steuerungsgene des Alterns durch bestimmte Stoffwechselmanipulationen soweit täuschen, daß sie den »Auftrag für ein längeres Leben« erteilen.

▶ Einer der Ansatzpunkte für Strategien gegen das Altern werden jene Prozesse sein, die den Glukosestoffwechsel steuern. ◀

Gene, welche den Glukosestoffwechsel und die Insulinproduktion steuern, scheinen zu diesen lebensverlängernden oder lebensverkürzenden Genen zu gehören. Täuscht man dem Körper einen Glukosemangel vor und senkt zugleich den Insulinspiegel – das waren die Experimente mit dem daf16-Gen – dann vermeidet das Gehirn, Alterungsbefehle an den Körper auszusenden. Im Gegenteil, es scheint dem Körper das Signal zu geben, den Alterungsprozeß zu verlangsamen. Dazu kommen Experimente im Bereich der Nanotechnologie, also der Technik auf molekularer Ebene, wo durch den Einsatz von Biomolekülen versucht wird, das Startsignal für den Alterungsprozeß zu manipulieren.

Ein weiterer Ansatzpunkt besteht darin, das Altern der Nervenzellen zu verlangsamen. Doch das ist kein allzu leichtes Abenteuer. Denn es gilt dabei nicht nur, die möglicherweise im Gehirn ansässige Schaltzentrale für das Alterungsprogramm ausfindig zu machen, sondern darüber hinaus jenen »Jungbrunnen« aufzuspüren, aus dem das Gehirn permanent Frischzellen schöpft, um sich beständig selbst zu erneuern. In diesem Bereich bahnt sich ein wahrer Paradigmenwechsel in der Medizin an: Allein die Erkenntnis, daß es in unserem Kopf solche »Ersatzteillager« gibt, aus denen sich das Gehirn Frischzellen für seine Erneuerung holt, bricht mit der alten Überzeugung, daß es keine Erneuerung von Hirnzellen geben kann. Und doch wissen wir mittlerweile, daß sich unser Denkapparat bei entsprechendem Training und Anreizen von außen selber fit zu halten vermag.

Allerdings hat sich das Gehirn in diesem Punkt doppelt abgesichert. Es scheint sich nämlich nicht nur auf hirneigene, in versteckten »Tresoren« aufbewahrte Regenerationszellen zu verlassen, sondern es ruft darüber hinaus auch andere Körperzellen zu Hilfe, wenn es gilt, abgenutzte oder beschädigte Hirnteile zu erneuern. Das größte Reservoir für solche Reservezellen ist das Rückenmark. Und allein diese Erkenntnis bedeutet eine medizinische Sensation. Denn dort sitzen keineswegs, wie lange Zeit angenommen, nur für die Blutbildung bedeutsame »Ersatzteile«, sondern Zellen mit einer unglaublichen Regenerationskraft. Auch diese Erkenntnis kommt einem Paradigmenwechsel in der Medizin gleich, weil man nach bisheriger Auffassung den Rückenmarkzellen nur eine einzige Funktion zugebilligt hat, nämlich die Regeneration des Blutes.

Daß die Blutzellen aus dem Rückenmark kommen, ist seit langem bekannt: Das Knochenmark ist *das* Reservoir für die Blutbildung. Aber es ist noch sehr viel mehr – nämlich ein wahrer »Heiliger Gral der Biologie«. Denn die dort im verborgenen ruhenden Stammzellen erzeugen nicht nur frisches Blut, sie werden vielmehr von vielen Organen unseres Körpers herbeigerufen, wenn es gilt, Schäden zu beheben – vom Muskelgewebe, von der Leber – wahrscheinlich auch von der Lunge – und vom Gehirn. Denn diese Reservezellen sind in der Lage, die Bluthirnschranke zu überwinden, in das Gehirn einzudringen und sich dort in Nervenzellen zu verwandeln. Die Transdifferenzierung dieser Zellen (Umwandlung in spezielle Körperzellen) findet also auch im Gehirn statt.

Es scheint neben dem hirneigenen »Ersatzteillager« und dem Stammzellenreservoir des Knochenmarks sogar noch einen dritten »Geheimtresor« zu geben, aus dem sich das Gehirn mit Frischzellen versorgt – nämlich die Haut. Denn Haut und Gehirn stammen aus demselben Keimblatt, dem Ektoderm, und haben daher schon aus ihrer Entwicklungsbiologie viel gemeinsam. Zwar ist die Haut zum äußeren Schutz unseres Körpers angelegt, aber sie erfüllt darüber hinaus noch andere Aufgaben: Sie ist ein Wahrnehmungsorgan, ein umgewandeltes Nervengewebe, welches ähnlich wie das Gehirn auch in die Kommunikation mit der Umwelt eingebunden ist. Die Haut verfügt über viele medizinische Eigenschaften, die darin gipfeln, daß Hautzellen in Nervenzellen umgewandelt werden können, wenn das Gehirn danach verlangt.

▶ Aus einem hirneigenen Reservoir holt sich das Gehirn Stammzellen zur Erneuerung abgestorbener Nervenzellen. ◀

Das große »Geheimreservoir« für Frischzellen liegt aber im Gehirn selbst. Es versteckt sich in kleinen, mit Flüssigkeit gefüllten Hohlräumen. Von Flüssigkeit bedeckt, liegen dort jene Epidermalzellen, welche über das Potential zur Verjüngung des Gehirns verfügen. Man kann diese Epidermalzellen relativ leicht erkennen. Sie enthalten nämlich ein bestimmtes Protein, das »Nestin«. Immer dann, wenn ein Hirnareal einen Abnutzungs- oder sonstigen Schaden erleidet, sei es durch Verletzung oder durch den Alterungsprozeß, dann werden aus dem »Geheimreservoir« Stammzellen angefordert, die in der Lage sind, die Läsion zu beheben. Diese Stammzellen besitzen eine hohe Adaptionsfähigkeit, sie können sich an jede neue Umgebung anpassen und so das zerstörte Gewebe optimal ersetzen.

In zwei Hirnregionen konnte dieser regenerative Vorgang bereits wissenschaftlich nachgewiesen werden – in dem für die Gedächtnisleistung bedeutsamen Hippocampus und im Bulbus olfactorius, dem für den Geruchssinn zuständigen Hirnareal. Dort konnten Forscher demonstrieren, auf welche Weise dem Alterungsprozeß des Gehirns von Natur aus Einhalt geboten wird, indem degenerierte Zellen durch Frischzellen ersetzt werden. Im Hinblick auf den Hippocampus, wo neugebildete Neurone die Gedächtnisleistung verbessern, laufen bereits intensive Versuche, die natürliche Regeneration medikamentös zu unterstützen und möglichst über den von der Natur vorgesehenen Zeitraum (das ist die reproduktive Phase) hinaus aufrechtzuerhalten. Erste Ergebnisse zeigen, daß die Verbesserung der Gedächtnisleistung durch Regeneration hippocampaler Zellen eine Strategie darstellt, mit der sich der Alterungsprozeß des Gehirns aufhalten läßt.

Lebensstil beeinflußt Alterungsprozeß

Mittlerweile kennt man auch jene Lebensstilelemente recht gut, welche die Alterung des Gehirns beschleunigen können. Wie so oft spielt auch dabei die Balance zwischen Vernichtung und Neubildung von Neuronen eine zentrale Rolle. So ist beispielsweise bekannt, daß sogenannte Polyamine in der Lage sind, die Lebenszeit der Neuronen zu verkürzen und damit den Alterungsprozeß des Gehirns zu beschleunigen. Polyamine entstehen in verschiedenen Teilen unseres Körpers, sie erfüllen dort auch unterschiedliche Aufgaben. Alkohol erhöht – freilich dosisabhängig – den Polyamingehalt im Gehirn, was zum Absterben von Nervenzellen führen kann.

Auch Streß und das in der Nebennierenrinde produzierte Hormon Cortisol verkürzen die Lebensdauer von Neuronen, weshalb die medizinische Forschung nach Gegenstrategien sucht. Streßfaktoren werden in verschiedenen Organen unseres Körpers gebildet, nicht nur im Gehirn und in der Nebennierenrinde, sondern auch im Fettgewebe. Die Reduktion der Fettzellen scheint sich auf die Lebensdauer der Neuronen positiv auszuwirken. Ein ganz wesentlicher Faktor bei der Regeneration des Gehirns ist die beständige geistige Betätigung – nach dem englischen Spruch »use it or loose it«. Wissende Ärzte empfehlen deshalb schon seit Jahrhunderten, sich auch noch im hohen Alter mit geistigen Fragen zu beschäftigen, weil ein solches Training das Gehirn fit hält und jene Stammzellen mobilisiert, welche vom Gehirn herbeigerufen werden, um degenerative und abgestorbene Hirnzellen zu erneuern. Genauso wie Muskeln durch Joggen oder Gymnastik trainiert werden müssen, um in Schuß zu bleiben, müssen auch die geistigen Muskeln trainiert werden, damit die Alterung des Gehirns gebremst wird. Ähnlich wie man heute ein Fitneß-Center aufsucht, um seine Muskeln und seinen Körper in Form zu halten, wird man künftig, beispielsweise durch das Auswendiglernen einer Ballade, Gehirntraining betreiben, um damit dem Altern des Denkapparats vorzubeugen.

Aber auch körperliche Aktivität hat eine positive Wirkung auf das Gehirn, weil auch sie den Alterungsprozeß bremst. Wie das wirklich funktioniert, wußte man lange Zeit nicht genau. Unterdessen gibt es aber eine ganze Reihe hervorragender wissenschaftlicher Studien, welche zeigen konnten, wie sich durch regelmäßiges körperliches Training auch die Denk-, Assoziations- und Merkfähigkeit steigern läßt. Laut neuesten Erklärungsversuchen werden durch das regelmäßige Training vermehrt Stammzellen aus dem großen Regenerationspool, dem Knochenmark, ausgeschwemmt und über die Blutbahn ins Gehirn transportiert, wo sie sich in Nervenzellen verwandeln. Das ist einer der Mechanismen, die den Alterungsprozeß des Gehirns verlangsamen.

Welchen Einfluß die Durchblutung auf die Regeneration des Gehirns hat

Ein anderer wirkt über das Stickmonoxid, ein allseits vorhandenes Gas, das auch als probates Herztherapeutikum Verwendung findet, und zwar in Nitropräparaten, welche Stickmonoxid freisetzen. Dieses Gas entsteht in den Blutgefäßen immer dann, wenn die Blutzellen mit hoher Geschwindigkeit fließen, also etwa bei sportlicher Betätigung. Das Stickmonoxid bewirkt eine Erweiterung der Blutgefäße, um dem gesteigerten Blutbedarf von auf Hochtouren arbeitenden Organen Rechnung zu tragen (auch das Potenzmittel Viagra basiert auf dieser Wirkung). In der Kardiologie wird das Gas eingesetzt, um durch Erweiterung der Herzkranzgefäße eine verbesserte Durchblutung des Herzens zu erreichen. Mit dem Blutfluß gelangt das Stickmonoxid auch ins Gehirn, wo es eine Schutzwirkung auf die Nervenzellen entfaltet und außerdem bewirkt, daß Progenitorzellen aus ihrer Reserveposition heraustreten.

Die durch das Stickmonoxid herbeigeführte bessere Hirndurchblutung bewirkt etwas Geniales: Wenn die Blutgefäße im Gehirn ausreichend durchblutet sind, sind sie dazu in der Lage, Wachstumsfaktoren freizusetzen, die eine Neubildung von Nervenzellen bewirken. Die Wachstumsfaktoren mobilisieren dabei im Gehirn lokalisierte Stammzellen und unterstützen deren Umwandlung in neue Nervenzellen.

Prolaktin und Progesteron verjüngen Gehirnareale

Ein weiterer, erst seit kurzem bekannter Mechanismus zur Erneuerung des Gehirns hängt direkt mit der Fortpflanzung zusammen. Seine Entdeckung hat in der Wissenschaft großes Aufsehen erregt. Wie bereits erwähnt, ist das Riechzentrum einer jener beiden Teile des Gehirns, in dem es der medizinischen Wissenschaft gelungen ist, die Regeneration von Nervenzellen und damit das Ende der Nervenalterung zu demonstrieren. Beteiligt an diesem Regenerationsprozeß ist das von der Hirnanhangdrüse freigesetzte Prolaktin, das während der Schwangerschaft die Milchproduktion in der Brustdrüse steuert. Dieses Hormon hat eine lange Entwicklungsgeschichte hinter sich. Es ist ein enger Verwandter des Wachstumshormons, was seine Fähigkeit unterstreicht, Körpergewebe – ähnlich wie das Wachstumshormon – zu regenerieren und nachwachsen zu lassen.

Dabei konzentriert sich das Prolaktin vor allem auf den Bulbus olfactorius, das Riechzentrum des Gehirns, aus dem es alte Neurone aussondert. Das ist nur möglich, wenn das Prolaktin auf besondere Art und Weise freigesetzt wird, so wie es eben während der Frühschwangerschaft geschieht. Damit ist die Schwangerschaft offensichtlich jene Periode im Leben der Frau, in der sich Hirnareale erneuern. Die Regeneration des Riechzentrums dient dabei einem evolutionären Zweck: Es soll die Mutter unmittelbar vor der Geburt dazu befähigen, das eigene Kind zu identifizieren, was in früheren Jahrtausenden offenbar über das olfaktorische System möglich war. Aus diesem Grund wird noch vor der Geburt das für den Geruchssinn zuständige Hirnareal optimiert. Und daß sich im Gehirn des Mannes beim Orgasmus durch ähnliche Hormonausschüttungen neue Gehirnzellen bilden, zeigt einmal mehr die enge Verbindung von Fortpflanzung und Organverjüngung.

> Lernen, Laufen und Lieben sind die drei Tätigkeiten, welche schon nach alter Weisheit das Altern bremsen. ◀

Das Bemerkenswerte an diesen Erkenntnissen moderner medizinischer Forschung ist, daß sie einen alten Weisheitssatz bekräftigen, welcher den sogenannten »drei großen L« eine das Altern hinauszögernde Wirkung zuschreibt. Das erste »L« steht für Lernen, das zweite für Laufen und das dritte für Lieben. Die zuletzt genannte Aktivität hat mit der Fortpflanzung, mit der Erhaltung der Art zu tun, und das erklärt wiederum, warum die Natur gerade in dieser Phase den Alterungsprozeß stoppt – zur Erhaltung der Art, zur Weitergabe des Lebens.

Zum Prolaktin kommt noch ein zweites Schwangerschaftshormon hinzu – das Progesteron. Auch dieses Hormon besitzt die Fähigkeit, den Alterungsprozeß des Gehirns zu stoppen. Dabei ist seine angestammte Funktion eine ganz andere. Es ist zunächst ein Hormon des Eierstocks, welches erst nach Eisprung und Befruchtung freigesetzt wird, wenn sich der Embryo in die Gebärmutterschleimhaut einnistet. Im weiteren Verlauf der Schwangerschaft wird es vom Mutterkuchen gebildet. Während der Schwangerschaft sowohl im mütterlichen wie im fetalen Organismus vorhanden, greift es entscheidend in die Schutzmechanismen für das Gehirn ein. Aus diesem Grund bietet sich das Progesteron als herausragender Kandidat für die Entwicklung von Strategien an, die es der Medizin ermöglichen werden, den Alterungsprozeß des Gehirns zu stoppen.

In jedem Organ unseres Körpers, so natürlich auch im Gehirn, existieren biochemische Scheren – sogenannte Kaspasen. Jede dieser Kaspasen hat es auf eine andere Struktur der Zelle abgesehen. Die Schere schneidet diese Struktur aus der Zelle heraus, baut sie ab und scheidet sie aus. Im Gehirn zerstören diese bösen Scheren-Enzyme die Transkriptionsmaschinerie, welche für die Proteinsynthese und damit für die Neubildung von Nervenzellen verantwortlich ist. Bei Entzündungsprozessen, unter Streß und bei erhöhter Belastung steigern diese Scheren ihre Aktivität, was eine Erklärung dafür ist, daß der Alterungsprozeß in Streßsituationen verstärkt und beschleunigt abläuft. Das Progesteron – und das ist nur eine von mehreren Wirkungen dieses Hormons – hemmt die Aktivität und die Schneidefähigkeit der biochemischen Scheren.

Dadurch bleiben die Zellelemente innerhalb der Neurone intakt und der Alterungsprozeß unseres Gehirns verlangsamt sich. Allerdings besitzt das Progesteron darüber hinaus noch sehr viel mehr

Fähigkeiten im Hinblick auf den Alterungsprozeß, wobei sich auch hier Parallelen zwischen der Schwangerschaft und der Organregeneration im späteren Leben zeigen. Das Progesteron regt auch die Neubildung jener Zellen im Gehirn an, welche die Nervenzellen ernähren. Dabei nutzt es die gleichen Mechanismen, die am Beginn der Schwangerschaft zur Einnistung des befruchteten Eies führen.

Unmittelbar nach der Befruchtung wandert der neu entstandene Embryo aus dem Eileiter in die Gebärmutterhöhle, um sich dort in die Gebärmutterschleimhaut einzunisten. Zu diesem Zweck fährt er biochemische Antennen aus, Fühler und Sensoren, die ihm signalisieren sollen, ob er am richtigen Ort angelangt ist. Diese Rezeptoren, so heißen die Antennen, werden von einem Protein namens LIF (Leucemia Inhibiting Factor) gesteuert, das unter dem Oberkommando des Progesterons steht. Weil das Progesteron dafür sorgt, daß sich der Frühembryo tatsächlich einnistet, wird es auch als Einnistungshormon bezeichnet.

▶ Zu einem ähnlichen Vorgang wie bei der Einnistung des Embryos kommt es auch bei der Regeneration von Nervenzellen im Gehirn. ◀

Sobald eine Nervenzelle beschädigt wird, fahren ihre Begleiter, die sogenannten Schwann'schen Zellen, Fortsätze aus, um Signale auszusenden, welche eine Regeneration der Nervenzelle in die Wege leiten. Auch dieser Vorgang wird, ähnlich wie die Einnistung des Embryos, vom LIF-Protein gesteuert. Und da wie dort fungiert das Progesteron als übergeordneter Faktor: Das »Einnistungshormon« ermöglicht nicht nur die Schwangerschaft, sondern auch die Regeneration der Nervenzellen.

Aber die zentrale Rolle kommt dabei den Schwann'schen Zellen zu. Sie sind offenbar dazu imstande, die Alterung des Gehirns aufzuhalten. Und möglicherweise wird sich die Medizin ihrer bedienen, um den Alterungsprozeß des Gehirns zu bremsen. Eigentlich sind die Schwann'schen Zellen »Hilfszellen«. Sie wickeln die Nervenfasern regelrecht ein, indem sie mehrfach um sie herumwachsen und mit ihrem Reichtum an fettähnlichen Substanzen eine Art Schutzschicht um sie bilden. Diese Verpackung nennt man Myelinscheiden. Das Wort beinhaltet einerseits die Schutzwirkung (umscheiden), andererseits handelt es sich dabei um einen Schutzverband mit Regenerationswirkung. Das heißt, der Schutzverband enthält optimale Nährstoffe, welche er den Nervenzellen serviert.

▶ Die Myelinscheiden werden von den Schwann'schen Zellen gebildet. Und die Schwann'schen Zellen sind »Hilfszellen«, die einen nährenden Schutzverband um die Nervenfasern bilden und daher den Alterungsprozeß im Gehirn stoppen. Diese Schwann'schen Zellen werden aber ihrerseits von einer ganz besonderen Art von Zellen gebildet, nämlich den sogenannten Oligodendrozyten. Daher spielen die Oligodendrozyten, wenn auch nur indirekt, die Hauptrolle bei der Bildung der Myelinscheiden, weil ohne sie keine Schwann'schen Zellen gebildet werden und in der Folge keine nervenschützenden und -ernährenden Myelinscheiden.

Weil die Anzahl der Oligodendrozyten in der zweiten Lebenshälfte abnimmt, kommt es zu einem Schwund der weißen Hirnmasse – Ausdruck der Gehirnalterung. Dieser Vorgang läßt sich leicht durch einen histologischen Vergleich des Gehirns eines jungen mit dem Gehirn eines alten Menschen überprüfen: Das alte Gehirn ist zunächst nicht durch den Verlust von grauen Hirnzellen, welche die Nerven enthalten, gekennzeichnet, sondern durch einen Verlust von weißer Hirnmasse. Das heißt: Die Oligodendrozyten bilden die Schwann'schen Zellen und diese wiederum die nervenschützenden und -nährenden Myelinscheiden, welche die weiße Hirnmasse ausmachen. Indem die Anzahl der Oligodendrozyten in der zweiten Lebenshälfte abnimmt, kommt es zum Abbau der Myelinscheiden und damit der weißen Hirnmasse – das Gehirn altert.

Dort muß die Medizin ansetzen, wenn sie den Alterungsprozeß des Gehirns aufhalten will. Gelingt es ihr, den mit fortschreitendem Alter einsetzenden Abbau der Oligodendrozyten zu stoppen, dann kann sie auch die Gehirnalterung stoppen. Den Schlüssel dazu kennt sie bereits, und zwar wie schon erwähnt, aus der Schwangerschaft. Es handelt sich dabei genau um jenes LIF-Protein, das in der Schwangerschaft die Einnistung des Frühembryos steuert, nämlich den Leucemia Inhibiting Factor. Besonders bemerkenswert ist dabei die Art und Weise, wie das LIF-Protein die Einnistung des Frühembryos in die Gebärmutterschleimhaut bewerkstelligt.

Normalerweise beträgt die Lebensdauer der Gebärmutterschleimhaut 28 Tage. Während dieser Zeit ist die Schleimhaut einem Alterungsprozeß unterworfen, bis sie mit der Menstruation abgestoßen wird. Kommt jedoch im Zusammenhang mit der Einnistung einer befruchteten Eizelle das LIF-Protein ins Spiel, dann bleibt die Gebärmutterschleimhaut neun Monate lang intakt. Sie altert nicht. Das heißt, das LIF-Protein ist ein Anti-Aging-Hormon der Gebärmutterschleimhaut. Es verhindert die »Apoptose«, den programmierten Zelltod der Schleimhautzellen und damit deren physiologische Alterung. Auf diese Weise bleibt die Gebärmutterschleimhaut während der gesamten Schwangerschaft jugendlich und bietet so dem heranwachsenden Kind ein intaktes Heim. Gesteuert wird das LIF-Protein, wie bereits erwähnt, vom Progesteron, das als übergeordneter Faktor das LIF-Protein dazu anregt, seine Anti-Aging-Wirkung auf die Gebärmutterschleimhaut auszuüben.

▶ Das auch im Gehirn selbst produzierte weibliche Geschlechtshormon Progesteron wirkt als Alterungsbremse. ◀

Und genauso ist es im Gehirn: Auch hier wirkt das LIF-Protein als Alterungsbremse, allerdings werden anstatt der Gebärmutterschleimhautzellen die bereits erwähnten Oligodendrozyten dem Alterungsprozeß entzogen, das sind bekanntlich jene Zellen, welche im Zusammenwirken mit den Schwann'schen Zellen die Myelinscheiden herstellen, die schützende Hülle für die Nervenfasern. Das LIF-Protein und das übergeordnete Progesteron erhöhen dabei die Lebensdauer dieser Schutzzellen und damit auch die Lebensdauer des Nervengewebes.

Als Hemmsubstanz der Gehirnalterung ist das Progesteron derart wichtig geworden, daß es innerhalb des Gehirns gebildet wird. Normalerweise wird das auch Gelbkörperhormon genannte Progesteron nur im Gelbkörper (Eierstock) hergestellt, um die Schwangerschaft zu schützen und die Gebärmutterschleimhaut lange am Leben zu erhalten. Doch genauso wie der Eierstock das Progesteron für die Gebärmutterschleimhaut bildet, ist auch das Gehirn dazu in der Lage, Progesteron zu synthetisieren, wobei die lokale Hormonkonzentration im Zentralen Nervensystem sehr hoch sein kann. Sie liegt bei 10 ng/g (Nanogramm pro Gramm Gewebe). Allerdings ist der Vorgang der Alterungsbremse im Gehirn ein wenig komplizierter als es auf den ersten Blick scheinen mag.

Denn nicht das Progesteron selbst wirkt alterungshemmend auf das Gehirn, sondern sein Abbauprodukt, das vom Gehirn aus dem Progesteron hergestellte Allopregnenolon. Unser Denkapparat verhindert also seinen eigenen Alterungsprozeß durch ein Hormon, das es selbst herstellt und das es selbst auch in die aktive Form – das Allopregnenolon – bringt. Dabei bedient es sich zweier, auch in der Vorsteherdrüse des Mannes aktiver Enzyme. In der Prostata wurden sie von der Evolution dazu eingerichtet, um aus dem männlichen Geschlechtshormon Testosteron das Dihydrotestosteron zu erzeugen. Das ist jene Substanz, welche die Prostatazellen stimuliert und vor zu frühem Tod schützt, was für die Fortpflanzung von Vorteil ist, im Alter jedoch in überschießender Weise zu einer unnötigen Vergrößerung der Prostatadrüse oder sogar zum Prostatakarzinom führen kann.

In beiden Organen, im Gehirn und in der Prostata, handelt es sich bei diesen hormonellen Wirkungen biologisch gesehen um »Überlebensprogramme«. Und wie bereits angedeutet, bergen solche Programme auch ihre biologischen Tücken – sie können über das Ziel hinausschießen und ins Gegenteil umschlagen. So kann der alterungspräventive Effekt dieses Konzeptes beispielsweise im Gehirn die Balance zwischen Altern und Überleben so sehr zugunsten des Überlebens verschieben, daß sich eine zunächst gutartige Geschwulst, ein Meningeom, bildet, was in weiterer Folge gefährlich werden kann.

Das bedeutet: Wenn die Medizin die hormonellen Wirkungen benutzt, um den Alterungsprozeß zu stoppen – und vieles scheint dafür zu sprechen, daß ihr das tatsächlich gelingt – dann wird sie auch auf die damit verbundenen Gefahren Rücksicht nehmen müssen, was für den Feinschliff des Anti-Aging-Prozesses wichtig ist. Wird der Alterungsprozeß angehalten, dann müssen alle Sicherungsvorkehrungen getroffen werden, um das Entstehen einer Geschwulst zu verhindern, die in ihrem Wachstum dann nicht mehr zu stoppen ist und ebenfalls »ewig leben« möchte. Die aus diesem biologischen Ablauf verständliche Folge wäre die Bildung eines Krebsgeschwürs.

Es geht also darum, die positiven Wirkungen von Hormonen, beziehungsweise ihrer Abbauprodukte als Anti-Aging-Konzepte zu nutzen, ohne sich dabei die möglichen Nachteile einzuhandeln. Während der Schwangerschaft steuert das Progesteron die Gehirnentwicklung, es ist für die Synthese der Oligodendriten verantwortlich und diese bilden gemeinsam mit den Schwann'schen Zellen die Myelinscheiden und schaffen damit die Voraussetzung für Schutz und Ernährung der Neuronen. Ohne die Schwann'schen Zellen degenerieren oder sterben die Nervenzellen ab.

Demnach scheint das Progesteron ein besonders geeigneter Kandidat für Strategien zu sein, welche die Medizin entwickeln wird, um den Alterungsprozeß des Gehirns zu stoppen. Die Schwangerschaft dient auch dabei als biologisches Modell, wobei die Details komplizierter sind, als es auf den ersten Blick aussieht. Denn das vom Progesteron stimulierte Myelin besitzt zwar einerseits die Fähigkeit, das Überleben der Nervenzellen zu sichern, bremst aber andererseits im Erwachsenen-Gehirn das Aussprossen von Neuronen, wodurch die Bildung von Assoziationsbrücken behindert wird.

Aus evolutionärer Sicht macht das durchaus Sinn, denn unter normalen Verhältnissen soll das Gehirnvolumen so bleiben, wie es sich während der Kindheit und während des Erwachsenenlebens gebildet hat. Eine explosive Neubildung von Neuronen würde nicht nur das Bewußtsein, sondern auch die geistige Kontinuität unseres Lebens stören, was wiederum die Erhaltung der Art gefährdet. Deshalb haben die Schwann'schen Zellen zwei entgegengesetzte Effekte: Einerseits verhindern sie den vorzeitigen Tod der Neuronen, erhöhen ihre Lebensdauer und unterdrücken die Apoptose, den programmierten Zelltod des Gehirns. Andererseits sorgen sie im Gehirn aber auch für Ordnung und verhindern massive, unerwünschte Umbildungen.

Das Cholesterin spielt eine wichtige Rolle bei der Neubildung von Nervenzellen

Unser Gehirn modelliert sich permanent selbst und wirkt so während der ersten Lebenshälfte dem Alterungsprozeß entgegen. Während die Oligodendrozyten, wie bereits dargestellt, die Lebenszeit der Neuronen verlängern und die Nervenaussprossung reduzieren, vermehren die Astrozyten, das sind Stützzellen des Gehirns, jene Dornfortsätze der Neuronen, mit denen die Nervenzellen untereinander kommunizieren. Das heißt, daß eine spezielle Zellpopulation, nämlich die Astrozyten, die Plastizität des Gehirns verstärkt. Unter Plastizität des Gehirns versteht man seine Fähigkeit, einzelne Neuronen miteinander zu verbinden und damit Leitungen zu schaffen, quasi ein Internet im Gehirn. Je plastischer das Gehirn ist, desto mehr Vernetzungen gibt es und desto dichter ist das Netz geknüpft.

Für die Neubildung von Nervenfortsätzen ist das Cholesterin von großer Bedeutung, in der Schwangerschaft ebenso wie im späteren Leben. Während der Schwangerschaft wird vermehrt Cholesterin in die Zellen transportiert. Dieser Vorgang wird vom weiblichen Geschlechtshormon Östrogen gesteuert. Es vermehrt die sogenannten LDL-Rezeptoren an der Zelloberfläche, wodurch tatsächlich Cholesterin in die Zelle einströmen kann. Während der Schwangerschaft ist das von besonderer Bedeutung, weil das Cholesterin dringend für den Zellaufbau des heranwachsenden Embryos benötigt wird. Aus dem Cholesterin werden verschiedene Zellorganellen, vor allem aber Membrane und Nervenzellbestandteile, aufgebaut. Das hat für das Herz-Kreislauf-System der Mutter einen schützenden Effekt, denn wenn vermehrt Cholesterin in den embryonalen Zellaufbau fließt, sinkt der Cholesterinspiegel im mütterlichen Blut, was die Blutgefäße entlastet.

Fehlt der Frau nach der Menopause das Östrogen, dann kann dieser Mangel zu einer massiven Erhöhung des Cholesterinspiegels im Blut führen, einfach deshalb, weil jene Zellpforten verschlossen werden, durch die das Cholesterin aus dem Blut in die Zellen hineintransportiert wird. Weil damit auch der Aufbau von Nervenzellen unterbunden wird, verdeutlicht der Vorgang die Wirkung des Östrogens und des Cholesterins bei der Regeneration der Neuronen. Beide Stoffe sind Steroide, also Uraltsubstanzen des Lebens, welche für die Membranbildung unterschiedlicher Zellen, vor allem aber auch der Neuronen von großer Bedeutung sind. Solange das Östrogen die Zellen für das Einströmen des Cholesterins öffnet, sorgen die Astrozyten (die Nervenzellen umgebende und unterstützende, sternförmige Zellen) – nicht nur während der Schwangerschaft, sondern auch im späteren Leben – dafür, daß Nervenaussprossungen stattfinden. Bleibt jedoch das Cholesterin außerhalb der Zellen, so wird die Neubildung von Nervenzellen verhindert, gleichzeitig steigt das Arterioskleroserisiko der Frau an.

Diese Balance des Cholesterinstoffwechsels ist ein weiterer Mechanismus, mit dessen Hilfe der Alterungsprozeß des Gehirns gestoppt werden kann. Gelangt durch das Östrogen vermehrt Cholesterin in die Nervenzellen hinein, dann steigen die Anzahl und die Plastizität der Synapsen, der Nervenverbindungen. Das Cholesterin scheint aber nicht nur in die Membranbildung der Neurone sowie in die Entstehung von Nervenverbindungen involviert zu sein, sondern auch in die Entstehung von Transkriptionsproteinen wie etwa den Wnt-Proteinen, die dafür sorgen, daß Stammzellen in Nervenzellen umgebaut und damit Hirnareale regeneriert werden.

Ist der geregelte Transport des Cholesterins in die Zelle gestört und steigt folglich der Cholesterinspiegel im Blut stark an, so wird das Cholesterin von den Makrophagen, den Freßzellen des körpereigenen Immunsystems, entsorgt. Allerdings haben die Makrophagen die unangenehme Eigenschaft, daß sie das aufgefressene Cholesterin sowohl im Blutgefäßsystem wie auch im Nervengewebe an wahllosen Stellen hinterlassen. Dadurch können Entzündungen entstehen, wodurch das ansonsten für den Zellaufbau benötigte Cholesterin eine letztlich kontraproduktive, schädliche Wirkung entfaltet: Einerseits wird es für die Regeneration des Gehirns eingesetzt, andererseits zerstört es die Blutgefäße des Gehirns. Bei einer bestimmten genetischen Konstellation ist diese Tendenz besonders ausgeprägt. Daher wird es künftig möglich sein, bei Vorhandensein dieses Gens ein erhöhtes Risiko für neurodegenerative Erkrankungen vorherzusagen.

Neben Cholesterin ist Glukose der zweite wichtige Stoff für die Jungerhaltung des Gehirns

Unterdessen nimmt die medizinische Wissenschaft an, daß das Gehirn nicht nur mit der Haut in einem evolutionsbiologischen Verwandtschaftsverhältnis steht, sondern auch mit den Knochen. So konnte am Beispiel der Lanzettfische gezeigt werden, daß sich an der Oberfläche des Fisches in einer Linie Elektrorezeptoren ausbilden, an denen sich dann später mineralisierte Knochenteile anordnen, aus denen sich schließlich alle anderen Knochen entwickeln. Aus den Elektrorezeptoren entstehen auch Photorezeptoren, aus denen sich letztendlich Augen und Gehirn entwickeln. Das weibliche Geschlechtshormon Östrogen scheint beide Vorgänge zu steuern, sowohl die Entwicklung der Knochen wie die des Gehirns.

Wie wir bereits erörtert haben, hängt der Alterungsprozeß mit der Fortpflanzung zusammen. Die Evolution verfolgt dabei das besondere Interesse, das Individuum solange fit und jugendlich zu erhalten, wie es in der Lage ist, die wichtigste Aufgabe der Evolution zu erfüllen, nämlich die Erhaltung der Art und die Weitergabe des Lebens. Aus diesem Grund sind die reproduktiven Hormone gleichzeitig auch diejenigen Substanzen, die den Alterungsprozeß bremsen. Beim Cholesterinhaushalt läßt sich das gut demonstrieren: Das Östrogen stimuliert den Import des Cholesterins aus dem Blut in die Zelle und ermöglicht damit die Synthese jener Stoffe, welche das Gehirn jung erhalten.

Ähnliches gilt auch für die Glukose (Zucker), welche so wie das Cholesterin im Blut zirkuliert und dort als Energiereservoir für die Zellen fungiert. Und so wie das Östrogen den Import des Cholesterins in die Zelle begünstigt, so steuert es auch den Transport von Kohlenhydraten in die Zelle. Für die Gehirnzelle ist die Glukose der primäre Energielieferant, aus ihr bezieht das Gehirn die Kraft für unzählige biochemische Stoffwechselreaktionen. Leben ist Energie, Leben ist Elektronenfluß, und das Altern und der Tod stehen letztendlich mit reduzierter Energieversorgung in Zusammenhang, ja sind möglicherweise durch sie bedingt. Sobald die Zelle nicht mehr genügend Treibstoff bekommt, altert sie.

Daher besteht eine Grundstrategie gegen das Altern darin, der Zelle jene Energie zurückzugeben, die es ihr erlaubt, all ihre Funktionen zu erfüllen und sich ihre Jugendlichkeit zu erhalten. Cholesterin und Glukose sind dabei die wichtigsten Energielieferanten, die Glukose primär für die Versorgung der Nervenzellen. Je mehr Glukose in die Nervenzellen einströmen kann, desto größer sind die Leistungen, die das Gehirn erbringen kann. Dabei spielt das Östrogen eine wichtige Rolle: es sorgt dafür, daß die Zuckermoleküle mit einem Phosphatrest assoziiert werden. Dadurch bleibt die Glukose in der Nervenzelle und kann aus ihr nicht mehr entweichen. In der Fachsprache heißt das: Das Östrogen stimuliert die Bildung der Hexokinase, jenes Enzyms, das den Zucker in der Nervenzelle aktiviert. Auf diese Weise erhält die Nervenzelle genügend Energie, um all ihre Aufgaben erfüllen zu können. Zugleich werden Degeneration und Funktionsabbau verhindert.

Den gleichen Mechanismus findet man im Partnerorgan des Gehirns, der Haut. Beide Organe sind bekanntlich aus dem gleichen Keimblatt entstanden und beide zeigen ähnliche Reaktionsmuster. Auch in der Haut stimuliert das Östrogen die Bildung eines bestimmten Proteins, der Hexokinase, welche ein Zuckermolekül in der Hautzelle festhält, was den Alterungsprozeß der Haut verlangsamt – ähnlich wie das im Gehirn der Fall ist. Wenn, durch Östrogen stimuliert, mehr Glukose in die Hautzelle einfließt, kann diese nicht nur ihre Aufgaben besser erfüllen, sondern auch mehr Wasser speichern, weil die Wassereinlagerung eine Funktion der Glukose ist. Fehlt dieser Mechanismus, dann kommt es zu trockenen Schleimhäuten, trockener Haut, trockenen Augen – mitunter typischen Symptomen des vorzeitigen Alterns. Der gleiche Mechanismus, der dafür sorgt, daß Kohlenhydratmoleküle in die Nervenzelle einfließen, bewerkstelligt auch die Zuckerversorgung der Hautzelle. Der Alterungsprozeß kann in beiden Systemen durch eine ähnliche biochemische Intervention gebremst werden, im Gehirn und in der Haut.

Die Reparaturstrategien des Herzens

Das Herz ist ein ähnlich wichtiges Organ wie das Gehirn, daher wird es genauso mit Erneuerungszellen versorgt, sobald ein aufgetretener Gewebeschaden danach verlangt. Im Unterschied zum Gehirn kommen die zur Reparatur des Herzens herangezogenen Erneuerungszellen nahezu ausschließlich aus dem Knochenmark. Daß sich das Herz überhaupt aus einem Stammzellendepot mit Reparaturzellen versorgt, ist noch nicht lange bekannt. Daher erlebt die Medizin einen Paradigmenwechsel nicht nur in ihrer Betrachtungsweise des Gehirns, sondern auch des Herzens. Die Überzeugung, daß ein einmal beschädigtes Herz für immer so bleibt und durch keinerlei Regeneration in Zustand und Funktion

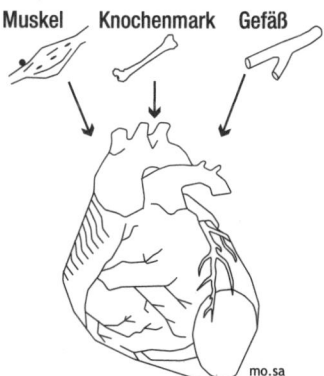

Das Herz wird aus Muskel, Knochenmark und Blutgefäßsystem permanent regeneriert.

verbessert werden kann, hat sich als falsch erwiesen. Unser Herz wird von verschiedenen Zellen des Körpers permanent regeneriert. In diesem Bemühen, den Alterungsprozeß des Herzens aufzuhalten, bleibt der Organismus bis etwa zur Lebensmitte recht erfolgreich. Warum dann etwa ab der Lebensmitte dieser Erfolg im Kampf gegen das Herzaltern schwindet, ist derzeit Gegenstand intensiver Forschungen. Denn auch im Bereich der Herz-Kreislauf-Erkrankungen möchte die Medizin präventiv tätig werden, also Herzkrankheiten nicht primär heilen, sondern verhindern.

▶ Das Herz regeneriert sich mit Hilfe von Stammzellen aus dem Knochenmark. ◀

Die Wissenschaft liefert zunehmend Belege dafür, daß besondere Zellen aus dem Knochenmark auch noch in späteren Lebensjahren in die Erneuerung des Blutgefäßsystems und des Herzens involviert sind. Vor allem Sauerstoffmangel, wie er bei einer Herz-Kreislauf-Erkrankung entsteht, aber auch bestimmte, in Gefahrensituationen freigesetzte Botenstoffe können diese Vorläuferzellen aus dem Knochenmark mobilisieren. Diese Zellen werden in das Blut ausgeschwemmt und eilen an jene Stelle im Körper, wo eine kleine Wunde im Gefäßsystem entstanden ist.

Für diesen Reparatureinsatz stehen im Knochenmark verschiedene Stammzellarten zur Verfügung, darunter die sogenannten endothelialen Progenitorzellen oder auch die CD34-Zellen, die normalerweise zur Blutbildung herangezogen werden. Beide Zelltypen sind in der Lage, im lädierten Gefäßsystem oder Gewebe die Durchblutung zu verbessern. Auch sportliche Aktivität kann Stammzellen aus dem Knochenmark mobilisieren. Ähnliches gilt für Statine, die normalerweise den Cholesterinspiegel im Blut senken. Sie besitzen einen Nebeneffekt, welcher möglicherweise ihre Herzschutzwirkung erklärt: Sie mobilisieren ebenfalls Stammzellen aus dem Knochenmark.

Daher bieten sich derzeit folgende Möglichkeiten zur Verhinderung des Herzalterns an: Im Knochenmark stehen Reservezellen auf Abruf bereit, um unterschiedliche Organe in unserem Körper zu erneuern. Das Knochenmark bildet normalerweise Blutzellen, ähnlich wie der Dottersack schon während der Embyonalzeit. Der Dottersack beherbergt Zellen, aus denen sowohl Blut- wie Gefäßzellen entstehen. Der gemeinsame Ursprung von Blut- und Gefäßzellen ist ein Konzept der Schwangerschaft, das der Körper auch im späteren Leben aktiviert, ohne daß die Medizin das in der Vergangenheit registriert hätte. Die gemeinsamen Stammzellen sind von dem in der Zwischenzeit verschwundenen Dottersack in das Knochenmark übersiedelt und bilden jenen Pool, aus dem sich einerseits das Blut, andererseits aber auch das Blutgefäßsystem erneuert.

▶ Eine wichtige Rolle bei der Herzreparatur spielen Zytokine, Botenstoffe des Immunsystems. ◀

Wenn sich das Herz vor Verletzungen oder gegen Alterungsprozesse schützen will, dann sendet es die Botschaft aus, daß ein bestimmtes Areal in Gefahr wäre. Sogenannte Zytokine, Botenstoffe des Immunsystems, aber auch Faktoren, die bei einem Sauerstoffmangel freigesetzt werden, erfüllen diese Aufgabe. Daraufhin schicken die Nachfolger des Dottersacks, die Zellen des Knochenmarks, eine schnelle Eingreiftruppe ins Herz, um das lädierte Gewebe zu erneuern. Unabhängig davon ist allerdings das Knochenmark auch selbständig dazu in der Lage, kontinuierlich Erneuerungszellen zur Verfügung zu stellen, wobei die Anregung dazu von sportlicher Aktivität oder von Statinen ausgehen kann. Die Fortpflanzung spielt auch hier eine große Rolle. Denn die Hormone des Eierstocks sind ebenfalls in die Mobilisierung dieser Schutz- und Erneuerungszellen aus dem Knochenmark involviert. Sie fördern die Freisetzung der Reservezellen, um den Alterungsprozeß zu verhindern.

Außerdem ist auch bekannt, daß das Östradiol, das wichtigste der Östrogene, die Fähigkeit besitzt, jene Stellen im Körper in besonderer Weise zu markieren, die erneuert werden müssen, im Herzen genauso wie in den Blutgefäßen. Denn wenn die Erneuerungszellen aus dem Knochenmark in die Blutbahn einfließen, dann müssen sie wissen, wo im Körper sie sich niederlassen sollen. Zu diesem Zweck werden in unmittelbarer Umgebung der zu reparierenden Stelle, angeregt von den Eierstockshormonen, spezifische Antennen ausgefahren, welche die vorbeifließenden Progenitorzellen aus dem Knochenmark festhalten, damit sie an Ort und Stelle ihre regenerierende Aufgabe erfüllen. Das ist einer der Mechanismen, die das Herz nutzt, um sich vor dem Alterungsprozeß zu schützen. Die Medizin versucht nun, diese Mechanismen bis ins hohe Alter aufrechtzuerhalten, damit Stammzellen aus dem Knochenmark auch dann noch das Herzgewebe erneuern, wenn das normalerweise nicht mehr der Fall ist. Damit kann der Alterungsprozeß aufgehalten werden.

Bei der Erforschung der Herzalterung und der sie hemmenden Mechanismen ist die medizinische Forschung auf etwas gestoßen, was ihr bis dato völlig unbekannt war. Während des Alterns kommt es zum erneuten Abrufen von Genen, die nur im Embryonalstadium aktiv waren, um den Aufbau des Herzens zu steuern. In dem Moment, wo das Herz seine komplette Struktur und Größe erreicht hat, werden diese embryonalen Gene ruhiggestellt. Und das macht durchaus Sinn, denn das Herz kann ja nicht ewig weiter wachsen. Tritt im Alter ein erhöhter Blutdruck auf oder kommt es im Organismus zu Entzündungsprozessen, so können – praktisch aus Versehen – die Gene der Embryonalzeit wieder aktiviert werden. Daraufhin beginnt das Herz neuerlich zu wachsen, wie seinerzeit im Mutterleib. Allerdings wird dadurch nicht das Herz regeneriert, sondern die Muskelschicht wird dicker und dicker, so daß es zu einer Hypertrophie (Vergrößerung) des Herzens samt Beeinträchtigung der Funktion kommt. Da der Herzmuskel zu dick ist, um noch genügend Platz für die Aufnahme des Blutes zu lassen, läßt die Pumpleistung nach.

Gleichzeitig wird ein weiteres Gen stimuliert, das wir bereits aus der Gebärmutterschleimhaut und aus den Myelinzellen des Gehirns kennen, nämlich das LIF-Protein, welches die Apoptose, den programmierten Zelltod, verhindert. In der Gebärmutter bleibt dadurch die Schleimhaut erhalten, im Gehirn wird der vorzeitige Tod von Nervenzellen verhindert. Im Herzen kommt dieses LIF-Protein ebenfalls ins Spiel – fälschlicherweise und unter pathologischen Bedingungen. Auch hier hemmt es den programmierten Zelltod, worauf der Herzmuskel aufgrund der embryonalen Signale immer weiter wächst. Es kommt dann zur gefürchteten Herzhypertrophie mit eingeschränkter Herzfunktion. Die Gene der Schwangerschaft und die Signale des Mutterleibs können also einerseits zur Reparatur von alterndem Gewebe herangezogen werden, andererseits werden sie aber auch fälschlicherweise aufgerufen und richten dann Krankheiten und Unheil an.

> Ein Wachstumsfaktor mobilisiert Stammzellen aus dem Knochenmark, um sie als »Pannenhelfer« in Marsch zu setzen. ◀

Ein weiteres Protein aus der Embryonalzeit – der Placenta Growth Factor – scheint wieder eher vorteilhaft zu wirken. Der Wachstumsfaktor aus dem Mutterkuchen mobilisiert Stammzellen aus dem Knochenmark und wirkt dabei wie ein »Lockvogel«, auch im späteren Leben. Er lockt die Stammzellen aus dem Knochenmark und steuert sie dorthin, wo Reparaturen notwendig sind. Dieses embryonale Programm, das auch im Alter zur Regeneration einzelner Organe herangezogen werden kann, wird die Medizin intensiv nutzen, um den Alterungsprozeß aufzuhalten. Allerdings zeigt sich auch hier das Problem komplexer, als man zunächst dachte.

Zwar ist das Knochenmark sehr wohl ein Reservoir, aus dem sich unterschiedliche Teile des Körpers verjüngen. Unterstützt man diese Programme gezielt, dann kann man tatsächlich ein krankes Organ regenerieren oder heilen. Aber dieser Jungbrunnen hat offenbar auch seine Schattenseiten. Das Herz war das erste Organ, bei dem dieser »Jungbrunnen-Mechanismus« erkannt wurde. Scheinbar kontinuierlich baut sich das Herz um, regeneriert und adaptiert sich und benutzt dabei die Progenitorzellen aus dem Knochenmark als Reservezellen.

Das altersbedingte Karzinom

Ähnlich ist es in anderen Organen, zum Beispiel in der Magenschleimhaut. Auch dort kann es zu chronischen Schäden kommen, vor allem wenn eine Entzündung die Schleimhaut zerstört. Dies ist beispielsweise bei der Helicobacterinfektion der Fall. Auslöser dieser Infektion ist ein Keim namens Helicobacter pylori, der die Schleimhaut des Magens permanent irritiert, Beschwerden verursacht, aber auch eine Regeneration notwendig macht. Zu diesem Zweck werden Stammzellen des Knochenmarks zu Hilfe gerufen. Sie sind über Botenstoffe, sogenannte Chemokine der Magenschleimhaut, darüber informiert, daß im Magen ein Schaden aufgetreten ist und eilen dorthin, um die Schleimhaut zu reparieren.

Allerdings wird dadurch der auslösende Keim nicht immer zerstört, er bleibt vielmehr chronisch im Magenepithel, erzeugt eine dauerhafte Entzündung und fordert vom Knochenmark permanent Reservezellen zur Reparatur an. Den Stammzellen gelingt es auch über längere Zeit, ihre Aufgabe zu erfüllen. Wenn aber der Befehl, Reparaturzellen zu schicken, sehr lange Zeit immer wieder kommt, dann kann es passieren, daß die Reservezellen überfordert sind und ermüden. Sie können ihre Chromosomen nicht mehr stabil halten und entarten zur Krebszelle.

Das erklärt auch, warum Organe, die chronisch entzündet sind, wie der Darm, aber auch die Leber und die Prostata, zu bösartigen Entartungen neigen – es sind die Stammzellen, die dem zu lange andauernden Reparaturdruck nicht mehr standhalten und irgendwann anstatt Gewebe zu reparieren, Krebszellen erzeugen. Auch erklärt das, warum sich der Körper dieser Zellen nicht so leicht entledigen kann. Immerhin sind es Progenitorzellen, die nicht ohne weiteres dem Alterungsprozeß unterworfen sind, sondern als Regenerationszellen auf lange Lebensdauer programmiert sind. Kippen sie in die Bösartigkeit, dann bleibt ihnen die Lebenszeit erhalten, sie wuchern und zerstören das umliegende Gewebe.

Das altersbedingte Karzinom entsteht oft durch langandauernde, überschießende Reparaturvorgänge. Um das auszuschalten, muß die Medizin versuchen, die Spreu vom Weizen zu trennen. Einerseits muß sie die Kraft der Progenitorzellen nutzen, andererseits muß sie verhindern, daß diese Stammzellen zu Krebszellen entarten. Die Stammzellen des Knochenmarks sind Träger eines phantastischen Jungbrunnens, aber mitunter bergen sie auch eine tödliche Gefahr.

Das zeigt sich auch bei einer anderen Erkrankung, dem Diabetes. Durch Störung des Kohlenhydratstoffwechsels steigt der Insulinspiegel, beziehungsweise steigen die insulinähnlichen Faktoren an und entwickeln einen gefährlichen Nebeneffekt: sie sind nicht nur an der Steuerung des Glukosestoffwechsels beteiligt, sondern dienen auch als Wachstumsfaktoren, als sogenannte Mitogene, die bestimmte Gewebszellen zum Wachstum anregen. Sind diese Wachstumsfaktoren in hoher Konzentration vorhanden, so kann es passieren, daß sie die zirkulierenden Blutzellen des Knochenmarks als den oben beschriebenen Jungbrunnen des Herzkreislaufsystems benutzen: Sie fördern die Umwandlung von Blutstammzellen in Blutgefäßzellen.

Dadurch entstehen neue Blutgefäße, was an sich bei der Verkalkung oder Mangelversorgung von Organen ein Segen wäre. Allerdings kann dieser Segen, der dem Herzen normalerweise nützt, sich ins Gegenteil verkehren und einem anderen Organ schaden – wenn neue Blutgefäße dort entstehen, wo sie nicht hingehören, wie etwa im Auge. Die Retinopathia diabetica, eine Augenerkrankung, die letztendlich zur Erblindung führt, ist eine überschießende Stammzellreaktion, welche bei Diabetikern auftritt, die mit ihrem erhöhten Insulinspiegel eine unnatürliche Umwandlung von Stammzellen in neue Blutgefäße bewirken.

Das Stickmonoxid wirkt als Jungbrunnen für das Herz und für das Blutgefäßsystem.

Hingegen dient ein weiterer, aus Embryonalzeit und Schwangerschaft bekannter Vorgang dazu, die Schlagkraft des Herzens zu verbessern und die Arteriosklerose zu verhindern. Das bereits erwähnte Stickmonoxid ist ein in unserem Körper gebildetes Gas, welches als Signalstoff unterschiedliche Reaktionen hervorruft. Es wird in der Kardiologie auch genutzt, ohne daß die Wissenschaft seinen eigentlichen embryonalen und schwangerschaftsbedingten Ursprung kennt. Aufgrund der Kleinheit seines Moleküls wandert – diffundiert – es rasch durch das Gewebe und erfüllt dabei unterschiedliche Aufgaben im Gehirn, in der Immunabwehr und in den Muskeln.

Von der Evolution zur Sicherung der Fortpflanzung vorgesehen, hat dieses Gas in der Schwangerschaft eine ganz besondere Funktion: Wenn in der Gebärmutter das Kind heranreift, dann muß sich der Gebärmuttermuskel um ein Vielfaches vergrößern, um dem wachsenden Kind Platz zu machen. Dadurch wird der Muskel gedehnt. Unter normalen Voraussetzungen hätte das eine Kontraktion – ein Zusammenziehen des Muskels – zur Folge, aber das würde die Schwangerschaft beenden. Um das zu verhindern und die Gebärmuttermuskulatur ruhigzustellen, bewirken die Schwangerschaftshormone, vor allem das Östrogen, in den Blutgefäßen der Gebärmutter eine massive Freisetzung von Stickmonoxid. Dadurch wird die Kontraktion des großen Muskels verhindert, so daß das Kind in Ruhe wachsen kann.

Unmittelbar vor der Geburt ändert sich das. Da sich während der Geburt die Gebärmuttermuskulatur kontrahieren muß, wird das Stickmonoxid in den Bereich des Muttermundes verlegt, wo es die Muskulatur entspannt und aufweicht, so daß das Kind die Gebärmutter verlassen kann. Das vom Östrogen gesteuerte Stickmonoxid hat demnach eine stark ruhigstellende Wirkung, es erweitert die glatte Muskulatur, vor allem in der Gebärmutter. Allerdings ist diese Wirkung keineswegs nur auf die Gebärmutter beschränkt. Auch in den Blutgefäßen bewirkt das Östrogen eine verstärkte Freisetzung des Stickmonoxids. Dadurch entspannt sich die Gefäßmuskulatur, das Blutgefäß weitet sich, es kann mehr Blut hindurchfließen, die Arteriosklerose wird verhindert.

Dieser Mechanismus ist ein wahrer Jungbrunnen für das Blutgefäßsystem, aber auch für andere Organe, und wahrscheinlich eine der Erklärungen dafür, daß Frauen trotz größerer Belastung durchschnittlich länger leben als Männer. Das Östrogen fördert die Elastizität ihrer Blutgefäße, senkt damit das Risiko von Gefäßerkrankungen und steigert so die Lebenserwartung. Obwohl in der Inneren Medizin bereits Nitropräparate eingesetzt werden, deren Wirkung auf vermehrter Freisetzung von Stickmonoxid beruht, konzentriert sich die Wissenschaft derzeit darauf, körpereigene Nitropräparate zu finden beziehungsweise solche Präparate einzusetzen, welche im Körper die Stickmonoxid-Synthese anregen. Dazu gehört das Östradiol. Dieses Bemühen unterstreicht das Prinzip der modernen Medizin: den Körper zu Selbstheilungsmaßnahmen zu animieren und vorhandene Ressourcen zu nutzen – mitunter auch anstelle von Medikamenten – um Körperorgane zu regenerieren und auch zu heilen.

Die Reparatur der Bauchspeicheldrüse

Die Bauspeicheldrüse ist – so wie die Leber – ein Organ mit hohem Regenerationspotential. Von der Leber ist das lange bekannt. Selbst wenn sie bereits überwiegend zerstört ist, wie das bei manchen Alkoholikern der Fall ist, besitzt die Leber bis zuletzt die Fähigkeit, sich aus Stammzellen zu regenerieren, vorausgesetzt, der betreffende Patient hält sich an das Alkoholverbot. Die Leber ist ein gutes Beispiel dafür, wie sich ganze Organe aus wenigen, tief in ihrem Inneren verborgenen Zellen wieder erneuern können. Und genauso ist das mit der Bauchspeicheldrüse, wobei deren Regenerationsfähigkeit mit dem Reparaturpotential der Leber verknüpft ist. Denn die Bauchspeicheldrüse nutzt für ihre Gewebserneuerung sowohl eigene wie auch Stammzellen aus der benachbarten Leber. Sie schöpft also aus zweierlei Stammzellendepots und repariert sich auf diese Weise permanent selbst.

▶ In der Leber und in der Bauchspeicheldrüse laufen miteinander verknüpfte Reparaturprozesse ab. ◀

Der Diabetes mellitus (Zuckerkrankheit) zählt heute zu den häufigsten Zivilisationskrankheiten in den westlichen Industrienationen. Die Krankheit ist durch das Unvermögen der Bauchspeicheldrüse gekennzeichnet, genügend Insulin zu produzieren. Die Mediziner unterscheiden zwei Typen von Diabetes, den Jugend- und den Altersdiabetes. Auslöser des Jugenddiabetes (Typ 1) ist

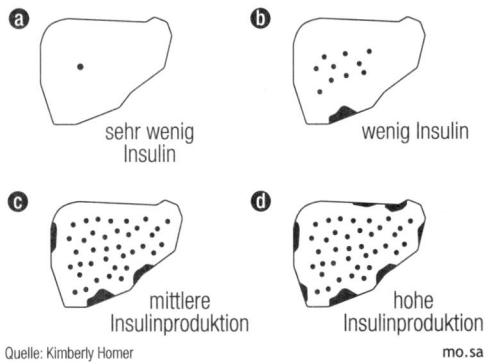

Quelle: Kimberly Homer   mo.sa

Transkriptionsfaktoren der Bauchspeicheldrüse, welche aus der genetischen Botschaft ein Protein generieren, bringen die Leber dazu, Insulin zu produzieren..

146

zumeist eine Autoimmunerkrankung, durch die in jungen Jahren Zellen der Bauchspeicheldrüse zerstört werden. Beim wesentlich häufigeren Altersdiabetes (Typ 2) werden diese insulinproduzierenden Zellen im Laufe des Alterungsprozesses inaktiviert oder zerstört. Übergewicht und Bewegungsmangel sind die häufigsten Ursachen. Die Verbreitung des Altersdiabetes nimmt mit dem Anwachsen der alternden Bevölkerung beständig zu. Die Therapie besteht derzeit darin, das fehlende Hormon Insulin gentechnologisch herzustellen und es den unter Insulinmangel leidenden Menschen zu injizieren.

Normalerweise wird das Insulin in den sogenannten Inselzellen der Bauchspeicheldrüse produziert. Sinkt aber deren Kapazität und wird dadurch dem Körper nicht mehr ausreichend Insulin zur Verfügung gestellt, dann hilft sich das Organ auf verblüffende Weise selbst: Einfache Epithelzellen, die an der Insulinproduktion nur am Rande beteiligt sind, beginnen sich in Stammzellen zu verwandeln. Erst kürzlich entdeckten Forscher in der Bauchspeicheldrüse solche aus Epithelzellen entstandene Stammzellen (Stem Cell Researches Offer Possible Therapy for Diabetes, Endocrinology, 2002, 143, 31, 52–61). Es ist ein phantastischer Vorgang: In diesen einfachen Epithelzellen wird gleichsam die Uhr zurückgedreht. Sie verwandeln sich in sogenannte mesenchymale Stammzellen, das heißt, sie entwickeln sich zurück in jenen embryonalen Zustand, den sie während der Frühschwangerschaft innehatten, als die noch nicht voll ausgebildete Bauchspeicheldrüse noch kein Insulin produzieren mußte.

Nun beginnt in der Bauchspeicheldrüse des alternden Menschen in etwa das, was sich dort normalerweise im Embryonalstadium während der Schwangerschaft abspielt: Die in Stammzellen verwandelten einfachen Epithelzellen starten neu und beginnen sich zu Bauchspeicheldrüsen-Zellen zu entwickeln. Ab einem gewissen Reifegrad sind sie keine Stammzellen mehr, sondern haben sich schon soweit in Richtung Bauchspeicheldrüsen-Zellen fortentwikkelt, daß sie beginnen, Insulin zu produzieren. Es ist unglaublich, aber wahr: Unser Körper ist selbst noch im fortgeschrittenen Alter dazu imstande, den Entstehungsprozeß der Bauchspeicheldrüse teilweise zu wiederholen.

Da er allerdings keine embryonalen Zellen mehr zur Verfügung hat, nimmt er statt dessen einfache, zwischen den Inselzellen schlafende Epithelzellen und stößt diese wieder ins Embryonalstadium zurück. Obwohl der Patient 70 oder 80 Jahre alt ist, verfügt er plötzlich über extrem junge Zellen, die langsam zu insulinproduzierenden Zellen heranwachsen und damit jene Funktion übernehmen, welche die alten Bauchspeicheldrüsen-Zellen nicht mehr erfüllen können. Dieses Beispiel demonstriert, wie der Körper um Selbstreparatur bemüht ist, indem er insulinproduzierende Zellen nachbaut, wenn ein diesbezügliches Defizit vorhanden ist.

Auch im hohen Alter kann die Bauchspeicheldrüse noch neue, insulinproduzierende Zellen bilden. Die Imitation dieser Mechanismen wird sich zur Diabetestherapie der Zukunft entwickeln.

Die Wissenschaft ist gegenwärtig intensiv darum bemüht, jene Mittel und Wege zu erforschen, die der menschliche Körper nutzt, um – von sich aus und ohne jede medizinische Intervention – insulinproduzierende Zellen zu züchten. Die Aufgabe der Medizin wird es sein, diesen Prozeß anzuregen und zu unterstützen, eine Art Sauerteig zu sein für die Neubildung von insulinproduzierenden Zellen. Das wird die völlig neue Form der Diabetesbehandlung in der Zukunft sein.

Die geniale Fähigkeit der Bauchspeicheldrüse, neue insulinproduzierende Zellen zu bilden, kennt die Forschung aus der Schwangerschaft. Nach und nach werden auch die Details dieses Vorganges aufgeklärt. Unter dem Einfluß dreier Schwangerschaftshormone – Prolaktin, Somatotropin und Progesteron – beginnen sich in der Bauchspeicheldrüse der Schwangeren Stammzellen zu vermehren und neue, insulinproduzierende Zellen zu bilden. Dieser Vorgang ist deswegen von besonderer Bedeutung, weil die werdende Mutter eine höhere Stoffwechselbelastung zu tragen hat – sie muß die Nahrung nicht nur für sich selbst, sondern auch für das heranwachsende Kind verdauen, und dazu benötigt sie größere Mengen Insulin.

Aus diesem Grund sorgen die drei genannten Schwangerschaftshormone dafür, daß sich aus den Stammzellen der Bauchspeicheldrüse neues insulinproduzierendes Gewebe nachbildet. Wenn eine Schwangere dazu nicht in ausreichendem Maße in der Lage ist, dann kommt es zum Schwangerschaftsdiabetes. Das ist auch insofern ein Alarmzeichen, weil die betroffenen Frauen später vermehrt zum Altersdiabetes neigen. Die Kenntnis der Reparaturvorgänge in der Bauchspeicheldrüse versucht die Medizin nun zu nutzen, um diesen Vorgang zu imitieren und auf diese Weise die Bauchspeicheldrüse alternder Menschen zur Geweberegeneration anzuregen. Sie bedient sich dabei der gleichen Signale, die im Körper der Schwangeren zur Erneuerung der Bauchspeicheldrüse führen. Damit scheint die permanente Verjüngung der Bauchspeicheldrüse in greifbare Nähe gerückt.

Die Regeneration der Haut

In keiner anderen Lebensphase zeigt der menschliche Körper derartige Regenerationskräfte wie in der Schwangerschaft. Man muß nur einmal Frauen danach fragen, welche Veränderungen sie während dieser Zeit an Haaren und Haut bemerkt hätten. Viele von ihnen werden übereinstimmend berichten, daß es in ihrem Leben kaum eine andere Phase gab, in der Haare und Haut so schön und jugendlich waren wie während der Gravidität.

Zunächst hat diese Veränderung eine evolutionsbiologische und eine sozialpsychologische Komponente: Die Natur mobilisiert all ihre Kräfte für die Erhaltung der Art. Daher trachtet sie, den weiblichen Körper während der Reproduktionsphase zu »verjüngen«. Darüber hinaus steigert sie seine Attraktivität, um den männlichen

Partner im Interesse von Reproduktion und Kinderaufzucht stärker an die Schwangere und junge Mutter zu binden. Die dahinterliegenden Mechanismen sind wiederum mit der »biologischen Werkstatt« vergleichbar, in die der Körper der Schwangeren gleichsam tagtäglich fährt, um daraus erneuert und jugendlich hervorzugehen.

Auch für die Erneuerung der Haut durch körpereigene Reparaturzellen ist die Schwangerschaft ein vortrefflicher Meister der Anti-Aging-Medizin.

Für die Anti-Aging-Medizin, aber auch für die Medizin insgesamt – freilich auch für die kosmetische Forschung – ist daher die Frage von lebenswichtiger Bedeutung, welche Rezepte die Mechaniker in dieser »Werkstatt für Jugendlichkeit« anwenden, um beispielsweise die Haut zu regenerieren – ein Vorgang, der auch noch in späteren Lebensphasen ablaufen kann. Eine Schlüsselrolle spielen dabei die Progenitor-Zellen, das sind Erneuerungszellen, denen wir in diesem Buch schon des öfteren begegnet sind. Diese Progenitorzellen existieren auch in der Haut, allerdings in derart gut getarnten Verstecken, daß diese nur schwer auffindbar sind. Doch mittlerweile ist es der Forschung sogar gelungen, auch diese Stammzellnischen auszukundschaften. Es sind mikroskopisch kleine Aushöhlungen in jenem Bereich, in dem die feinen Muskelfasern der Haut an winzige, mit freiem Auge gar nicht sichtbare Härchen andocken.

Genau dort, an der Verbindungsstelle zwischen Haarschaft und einem winzigen Muskel namens musculus arrector pili, verbergen sich also jene kleinen Nischen, in denen die Stammzellen schlummern. So wie etwa schlafende Feuerwehrmänner auf das Schrillen der Alarmglocke warten, so warten auch diese Stammzellen auf Signale, die sie wecken und ihnen den Befehl erteilen, die Haut zu erneuern.

In dem Moment, in dem derartige biochemische Signalbotschaf-

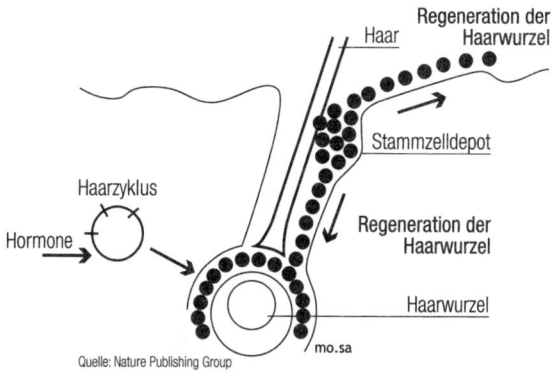

Regeneration der
Haarwurzel

Haar

Stammzelldepot

Haarzyklus

Hormone

Regeneration der
Haarwurzel

Haarwurzel

Quelle: Nature Publishing Group

mo.sa

In der Haut befinden sich Depots von Stammzellen, die eine Regeneration der Haarwurzel sowie der äußeren Hautschicht ermöglichen.

ten eintreffen, beginnen die Stammzellen nach oben und nach unten auszuwandern. Die nach oben gerichteten Wucherungen ersetzen die sogenannten Keratinozyten, das sind Zellen der obersten Hautschicht, und regenerieren so das alte Gewebe. Die Haut wird dadurch schöner und erhält wieder ihr jugendliches Aussehen. Die nach unten auswandernden Stammzellen setzen sich an den Haarschaft und beginnen dort, den Haarfollikel zu ergänzen und zu reparieren, so daß aufgrund seiner wieder hergestellten Funktionsfähigkeit neue Haare nachwachsen können.

Dieser Erneuerungsprozeß der Haut ist schon deshalb von besonderer Bedeutung, weil die Haut das größte Organ ist, über das der menschliche Körper verfügt. Ihre beständige Erneuerung erscheint daher sowohl im Sinne ihrer Unversehrtheit als auch zum Erhalt ihrer Funktionstüchtigkeit geboten. Besonders intensiv laufen diese Prozesse während der Schwangerschaft ab. Die dafür verantwortlichen Signalmoleküle sind weitgehend bekannt. Es ist vor allem das Gelbkörperhormon (Progesteron), das in den Stammzellnischen eine stark stimulierende Kraft entwickelt, die dort schlummernden Stammzellen aufweckt und dazu bewegt, auszuwandern und Haut und Haare zu regenerieren. Dieser Vorgang

151

deckt sich mit den oben erwähnten Erfahrungen der Frau, daß in Zeiten, in denen die Konzentration des Progesterons im Körper besonders hoch ist, also während der Schwangerschaft, Qualität und Aussehen von Haut und Haaren ein Optimum erreichen.

Das ist auch häufig der Grund dafür, warum sich manche Frauen nach der Menopause eine Hormonersatztherapie wünschen: Die dann auftretenden Hitzewallungen würden sie ja noch verkraften. Aber daß nach der Menopause aufgrund des fehlenden Progesterons auch eine rapide Hautalterung einsetzt, ist für viele Frauen schwer zu ertragen. Tatsächlich läßt sich durch wohldosierte Progesteron-Gaben die Regeneration der Haut stimulieren – nach dem gleichen Rezept, nach dem das auch der mütterliche Organismus während der Schwangerschaft tut.

> Die Hormone der Schwangerschaft werden auch den Dermatologen Anleitungen für die Regeneration der Haut liefern. ◀

Tatsächlich wird das Progesteron bereits zur Regeneration der Haut verwendet und in Form von Cremes – auch lokal – aufgetragen. Zwar stehen die Ergebnisse diesbezüglicher klinischer Wirkungsstudien noch aus, aber man weiß aus Begleituntersuchungen im Rahmen der Hormonersatztherapie, daß Hormone tatsächlich in der Lage sind, die Hautqualität zu verbessern. Allerdings konnte man diese Wirkung bis dato nicht zuordnen, beziehungsweise erklären. Unterdessen scheint aber klar zu sein, daß es die während der Schwangerschaft aktivierten Regenerationsmechanismen des weiblichen Körpers sind, die einmal mehr auch hier zum Einsatz kommen.

Ähnliche Erkenntnisse liegen in der Zwischenzeit auch für das Ergrauen der Haare vor. Bislang wußte man nämlich nicht genau, warum weiße Haare ein Alterungsphänomen sind. Jetzt werden auch damit die Progenitor- und Stammzellen in Zusammenhang gebracht. Denn die in der Haut verborgenen Stammzellen sind von besonderer Art: Sie sind es nämlich, die das Pigment Melanin bilden, oder korrekter ausgedrückt, aus denen die melaninbildenden Zellen hervorgehen. Die Stammzellen sind gleichsam die Reserve, die sich der Körper bereitlegt, um Melanozyten – das sind die pigmentbildenden Zellen – zu bilden. Wenn sich dieses Stammzelldepot verkleinert und die Zahl der Reservezellen abnimmt, dann geht auch die Zahl der Melanozyten zurück, da der Nachschub aus dem Stammzellpool nach und nach ausbleibt – die Haare verlieren ihre Farbe, werden grauer und schließlich weiß.

Diese Erkenntnisse sind noch relativ neu, so daß gegenwärtig noch nicht bekannt ist, durch welche Anregungen oder durch welche von außen initiierte Mechanismen sich der Körper dazu bewegen ließe, auch die Melanozyten-Stammzellen zu erneuern.

▶ Auch für die Regeneration der Haare scheint es Lösungen zu geben, aber einige Fragen sind dabei noch zu beantworten. ◀

Aber eines weiß man bereits: auch Stammzellen besitzen die Fähigkeit, sich zu teilen. Sie können sich wieder vermehren, sie müssen nicht unbedingt – ab einem gewissen Alter – Auslaufmodelle sein. Eine der zentralen Fragen, welche die Medizin in den kommenden Jahren zu beantworten haben wird, lautet daher: Wie läßt sich der Abbau des Stammzelldepots verhindern und wie können die vorhandenen Stammzellen dazu veranlaßt werden, sich weiter zu teilen, ohne daß daraus ein Problem, möglicherweise sogar ein Karzinom, entsteht? Werden nämlich zu wenige Stammzellen zur Verfügung gestellt, dann bekommt das betreffende Organ Probleme, es altert und verliert allmählich seine Funktionstüchtigkeit, so daß der Körper am Organversagen stirbt; wenn aber umgekehrt Stammzellen im Überschuß synthetisiert werden, dann entsteht ein Karzinom und der Körper stirbt ebenfalls.

Man sieht also auch hier, wie in so vielen anderen Bereichen, daß die Medizin bei all ihren Anti-Aging-Interventionen Mittel und Wege finden muß, die Balance zwischen einander entgegengesetzten Vorgängen zu halten.

Das körperliche Outfit, das Erscheinungsbild, ist in einer Gesellschaft der Bilder und der plakatierten Schönheiten von großer Bedeutung. Ja, es wird noch bedeutender werden, denn das Streben nach Jugendlichkeit und gutem Aussehen – wenn man so will, der Jugendwahn – fokussiert als erstes in die Augen springendes Organ die Haut. Die für Kosmetik ausgegebenen Milliarden sind der beste Beleg für den Stellenwert, den Haut, Haare und Body Composition in der Gesellschaft haben. Wenn die Medizin in diesem Bereich Mittel und Wege findet, einen Regenerationsprozeß einzuleiten, dann kann man davon ausgehen, daß die Bevölkerung auch begierig danach greifen wird.

Dabei gehört die Anregung der Stammzell-Vermehrung durch Progesteron zu den vielversprechendsten Verfahren zur Erneuerung von Haut und Haaren. Darüber hinaus hat das Progesteron noch eine weitere positive Wirkung auf die Haut – es verhindert bestimmte Alterungsprozesse.

Die kleinen Krähenfüßchen, die vor allem an den äußeren Enden der Augen entstehen, sind keineswegs Lachfalten, wie allgemein angenommen. Sondern es sind Zeichen für das Vorhandensein von biochemischen Scheren, die unter unserer Haut aktiviert werden und die das Kollagen, das Stützgerüst der Haut, zerschneiden. Solche biochemischen Scheren entstehen beispielsweise durch den Einfluß von ultravioletter Strahlung oder von Nikotin. Ihre wissenschaftlich korrekte Bezeichnung ist »Matrixmetalloproteinasen«. Normalerweise zerschneiden diese biochemischen Scheren Gewebe, um es zu entsorgen, damit neues Gewebe nachwachsen kann.

Im Alterungsprozeß, vor allem dann, wenn dieser noch durch Zigarettenrauchen oder hohe Bestrahlung mit UV-Licht beschleunigt wird, sind diese Scheren überaktiv. Sie zerschnipseln das alte Gewebe zu schnell, so daß der Organismus mit dem Gewebeaufbau nicht mehr nachkommt. Das Progesteron ist ein hervorragendes Mittel, um die zu schnell arbeitenden Scheren zu stoppen und die Balance zwischen Abbau und Aufbau von Gewebe wieder herzustellen. Die erhöhte Aktivität der Matrixmetalloproteinasen ist letztlich einer der Gründe dafür, daß unser Gesicht altert, Falten entstehen und auch die Gesichtssilhouette sich allmählich verändert.

Das Progesteron besitzt die Fähigkeit, diesen Prozeß aufzuhalten. Denn das Gelbkörperhormon unterdrückt die Entstehung der erwähnten Matrixmetalloproteinasen, also der biochemischen Scheren, die das Stützgerüst der Haut zerstören. Und dieser Unterdrückungsvorgang ist wiederum besonders ausgeprägt während der Schwangerschaft, weil in dieser Phase der Progesterongehalt besonders hoch ist. Das bedeutet: Die Faltenbildung wird vor allem während der Schwangerschaft verhindert.

Daher wird sich die Medizin auch in diesem Fall wieder bemühen, die Geheimnisse der Schwangerschaft bis ins letzte Detail zu lüften und das so gewonnene Wissen für ihre Zwecke und Ziele zu nutzen, wobei das im Falle der Haut schon jetzt möglich ist: Das einfache Auftragen von mit Progesteron angereicherten Cremes genügt in den meisten Fällen, um das schlaff gewordene Gewebe zu festigen und der Haut ein jugendlicheres Aussehen zu verleihen. Zu diesem Zweck gibt es spezielle pharmakologische Rezepturen, die es ermöglichen, daß das Progesteron problemlos in die Haut eindringt, um dort einerseits die Vermehrung der Stammzellen zu stimulieren und andererseits die Bildung der Matrixmetalloproteinasen zu unterdrücken. Allerdings muß die Forschung erst noch herausfinden, ob für diesen »Zangenangriff« nicht besondere Formen oder Verstoffwechselungen des Progesterons erforderlich sind. Wie überhaupt noch die Frage zu klären ist, welche Derivate oder Metaboliten (Stoffwechselprodukte) des Progesterons die beste Wirkung auf die Haut haben.

Dies sind nur einige Beispiele, die uns vor Augen führen, wohin sich die Medizin in den kommenden Jahren entwickeln wird. Sie wird zur Leidenslinderung nicht mehr nur operieren, Prothesen konstruieren und Medikamente verschreiben, sondern sie wird körpereigene Regenerationskräfte nutzen, um alternde Organe in Aufbau und Funktion wiederherzustellen und zu verbessern. Ähnlich wie das Gehirn, das Herz, die Bauchspeicheldrüse, die Leber und die Haut stehen auch andere Organe gewissermaßen in der Warteschlange, um sich durch eine Stammzellentherapie erneuern zu lassen.

Die Regeneration der Muskeln

Das erste Organ, das im menschlichen Körper zu altern beginnt, ist der Muskel. Der »Sarkopenie« genannte, bereits im vierten Lebensjahrzehnt einsetzende Muskelschwund ist für unsere nachlassende körperliche Fitneß mitverantwortlich. In einem der Muskelorgane macht sich der Muskelschwund in besonderer Weise bemerkbar, nämlich im Beckenboden des weiblichen Körpers. Schwinden dort während des Alterungsprozesses die Muskelzellen, so kommt es zur Senkung – Blasenschwäche und Harnverlust sind die unangenehme Folge. Derzeit laufen in verschiedenen Forschungszentren einige bemerkenswerte Studien, wo versucht wird, aus anderen Muskeln entnommene Stammzellen im Labor zu züchten, um sie anschließend in den Beckenboden einzubinden. Die bis jetzt vorliegenden Ergebnisse sind erfolgversprechend.

An erschlafften Muskeln des weiblichen Beckenbodens testen Mediziner das Reparaturpotential gezüchteter Muskelstammzellen.

Auch im Knochen finden sich Stammzellen, die noch dazu im peripheren Blut zirkulieren, aus dem sie gewonnen werden können. Auch in diesem Bereich versuchen Wissenschafter derzeit intensiv, die aus dem Blut gewonnenen Stammzellen im Labor zu vermehren, um den im Alter häufig auftretenden Knochenschwund zu stoppen oder rückgängig zu machen.

Altersvorbeugung durch Gendiagnostik

Die Medizin steht vor einem Paradigmenwechsel:
Sie wird immer mehr dazu übergehen,
Krankheiten schon vor ihrer Entstehung zu
verhindern, anstatt sie erst zu heilen, wenn sie
einmal manifest geworden sind.

Ein Blick in die Zukunft

Für viele Leser werden die nächsten Sätze klingen wie eine – schreckliche – Utopie aus Aldous Huxleys satirischem Roman »Schöne neue Welt«. Obwohl es die Menschen noch nicht glauben können und selbst die Medizin darauf noch nicht vorbereitet ist, sind wir an vielen Utopien näher dran, als wir es wahrhaben wollen. Technisch wäre die Medizin heute bereits dazu in der Lage, viele Dinge zu tun, vor deren Realisierung sie nur aufgrund des zu erwartenden gesellschaftlichen Widerstandes vorläufig noch zurückschreckt.

Wagen wir einen Blick in die nahe Zukunft.

Im Jahr 2015 oder 2020 wird es bei der Geburt eines Kindes folgende routinemäßige Prozedur geben: Ein paar aus seiner Wange entnommene Hautzellen werden im Labor hinsichtlich ihrer genetischen Merkmale analysiert. Die Mutter wird dann für ihr Kind einen speziellen Gesundheitspaß ausgehändigt bekommen, in dem aufgrund der Genanalyse vermerkt ist, in welchem Lebensalter und mit welcher Wahrscheinlichkeit das Kind voraussichtlich Gefahr laufen wird, im späteren Leben diese oder jene Krankheit zu entwickeln. Da könnte beispielsweise bei einem Knaben stehen, daß er gefährdet ist, in der Pubertät zum Epileptiker zu werden. Oder, daß das betreffende Kind im Alter mit einem erhöhten

Darmkrebsrisiko zu rechnen habe. Es könnte sogar der seltene Fall eintreten, daß es in einem Vermerk heißt, das betreffende Kind werde schon ab dem 30. Lebensjahr herzinfarktgefährdet sein. Das ist keine Utopie mehr – die medizinischen Forschungen der nächsten Jahre werden es möglich machen.

> Die Frage, ob jemand das Brustkrebsgen BRCA1 in sich trägt, ließe sich schon bei der Geburt oder auch früher beantworten. ◀

Bei manchen Krebsarten, vor allem den hormonabhängigen, wäre das heute schon möglich, die Methode wird allerdings aus verständlichen Gründen mit großer Zurückhaltung praktiziert. So ist etwa aus Familien, in denen schon mehrfach Brustkrebsfälle aufgetreten sind, eine Genveränderung bekannt, die auf ein hohes Risiko hindeutet, später einmal an Brustkrebs zu erkranken. Schon heute wäre es möglich, eine solche Veränderung am Gen mit der Bezeichnung BRCA1 bei der Geburt – oder auch schon bei der Empfängnis – festzustellen. Doch aus Kosten- und Praktikabilitätsgründen wird diese Untersuchung erst im Erwachsenenalter durchgeführt. Sie ist aber ein Beispiel dafür, daß diese Gen-Diagnosen schon heute mit hoher prognostischer Verläßlichkeit erstellt werden können.

Natürlich sind bösartige Erkrankungen nicht nur von einem einzigen Gen, sondern von zahlreichen Faktoren abhängig. Allerdings gibt es unter den Genen einige, die den Charakter einer Zelle stärker bestimmen als andere. Man nennt solche Gene »Mastergene«.

Treten bei so einem Mastergen Veränderungen auf, dann ist die Wahrscheinlichkeit groß, daß diese zu einem Karzinom führen werden. Und das ist beim BRCA1-Gen, beziehungsweise dessen Mutation, tatsächlich der Fall. Die prognostische Sicherheit ist so groß, daß manche Frauen überlegen, sich im späteren Leben die Brüste amputieren zu lassen, um der Gefahr des Brustkrebses zu entgehen.

Vorbeugung gegen Prostatakrebs

Ein genetisches Alarmzeichen gibt es auch für den Prostatakrebs beim Mann. Der Zusammenhang zwischen dem betreffenden Gen und der Krebserkrankung ist zwar nicht so eindeutig wie beim Brustkrebs, aber doch stark genug, daß ein präventives Eingreifen möglich wäre. Daß diese Krebsart erblich ist, weiß man seit langem. Söhne von an Prostatakrebs erkrankten Vätern oder Großvätern tragen ein wesentlich höheres Risiko, dieser Krankheit ebenfalls anheimzufallen. Das dafür maßgebliche Gen ist das Androgen-Rezeptor-Gen (Androgene sind die männlichen Sexualhormone). Der Androgen-Rezeptor ist jenes biologische Tor an der äußeren Hülle der Prostatazellen, durch das die männlichen Hormone in die Zelle eindringen und so eine vermehrte Zellteilung bewirken. Das für den Androgen-Rezeptor zuständige Gen kann kleine, individuelle Unterschiede aufweisen, etwa so ähnlich wie auch Nasen und Ohren von Menschen unterschiedlich geformt sind.

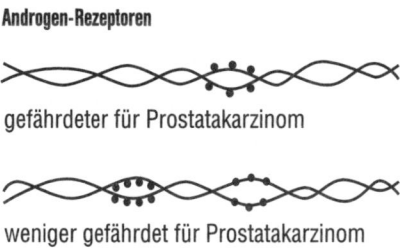

Androgen-Rezeptoren

gefährdeter für Prostatakarzinom

weniger gefährdet für Prostatakarzinom

mo.sa

Kleine Veränderungen im Gen für den Rezeptor des männlichen Hormons sind mehr oder weniger mit einem Risiko, an Prostatakarzinom zu erkranken, assoziiert. Finden sich im Gen viele sogenannte »Repeats« (kleine DNA-Abschnitte, die sich oft wiederholen, so ist der Mann für das Prostatakarzinom weniger disponiert als wenn nur wenige solcher Repeats (oberer DNA-Abschnitt der Abb.) vorhanden wäre.

Die Genanalytik wird es auch erlauben, die Anfälligkeit eines männlichen Individuums für das Prostatakarzinom vorherzusagen.

Für die Entstehung des Prostatakarzinoms ist nun entscheidend, welche Art Rezeptor-Gen vorhanden ist. Es gibt nämlich Rezeptor-Gene, die ihre Funktion sehr langsam ausüben und die selbst dann, wenn viel Androgen vorhanden ist, dessen Wirkung nur sehr moderat an die Zelle weitervermitteln. Es gibt aber auch Rezeptor-Gene, welche die Wirkung des Androgens verstärkt an die Zelle weitergeben und dadurch eine massive Hormonbelastung der Vorsteherdrüse bewirken. Weil das Eingangstor in die Zelle in diesem Fall so groß ist, genügen selbst niedrige Hormondosen, um die Belastung der Prostata anwachsen zu lassen. Die betreffenden Männer tragen dann auch ein deutlich höheres Risiko, an einem Prostatakarzinom zu erkranken.

Dieses Wissen ließe sich für eine andere Art der Krebsvorsorge nutzen, als sie üblicherweise derzeit mit Hilfe des sogenannten PSA-Tests – Überprüfung des prostataspezifischen Antigen-Levels im Blut – praktiziert wird. In der heute geübten Praxis wird der PSA-Wert solange erhoben, bis er eines Tages erhöht ist, dann wird biopsiert, d. h. eine winzige Gewebeprobe entnommen. Dabei werden mittels einer Hohlnadel mehrere Stiche durch die Mastdarmwand in die Prostata gesetzt und auf diese Weise Gewebe entnommen. Diese Biopsien führt man häufig solange durch, bis endlich ein winziges Karzinom entdeckt wurde – und dann wird operiert. (Siehe zu diesem Punkt auch das Kapitel »Präventive Onkologie«).

Der goldene Weg der Medizin von morgen ist ein ganz anderer: Risikokonstellationen sollen zu einem Zeitpunkt erkannt werden, an dem die Probleme noch nicht vorhanden und das Krankheitsbild noch nicht manifest geworden sind. Ist der Androgen-Rezeptor so gestaltet, daß er ein erhöhtes Prostatakrebs-Risiko bedeutet, dann würde in dem bereits nach der Geburt erstellten Gesundheits-

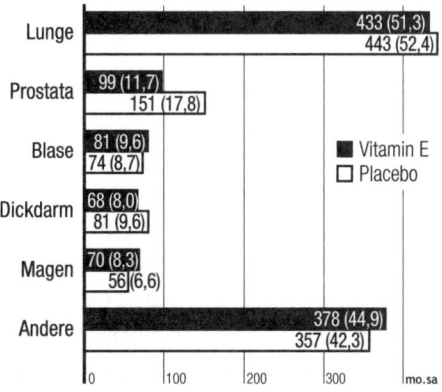

	Vitamin E	Placebo
Lunge	433 (51,3)	443 (52,4)
Prostata	99 (11,7)	151 (17,8)
Blase	81 (9,6)	74 (8,7)
Dickdarm	68 (8,0)	81 (9,6)
Magen	70 (8,3)	56 (6,6)
Andere	378 (44,9)	357 (42,3)

Einfluß von Vitamin E auf Krebserkrankungen – deutliche Senkung beim Prostatakarzinom.

paß beispielsweise vermerkt sein, daß sich der betreffende Mann ab dem 45. Lebensjahr einer intensiveren vorsorgemedizinischen Behandlung unterwerfen muß. Zu dieser Vorsorgemedizin gehört auch die frühzeitige Verabreichung harmloser Substanzen, deren Wirkung allerdings auch von der Schulmedizin bestätigt wurde. Dazu zählen das Spurenelement Selen, dann der beispielsweise im Ketchup enthaltene rote Farbstoff der Tomate, Lycopin, sowie das Tokopherol (Vitamin E).

Einige Gene, die auf ein erhöhtes Prostatakarzinom-Risiko hindeuten, sind bereits bekannt. Die Vorhersage ist natürlich nur dann sinnvoll, wenn tatsächlich etwas dagegen getan werden kann. Gerade für das Prostatakarzinom sind einige Substanzen mit vorbeugender Wirkung sehr gut untersucht.

Im Bereich der Prostata sind mehrere Gene bekannt, die ein erhöhtes Krebsrisiko andeuten. Manche davon sind jedoch noch nicht restlos erforscht, manche werden widersprüchlich interpretiert. Das Gen für den Androgen-Rezeptor scheint aber zu jenen Genen

161

zu gehören, die ein starkes Indiz für ein erhöhtes Prostatakrebs-Risiko darstellen.

Lange Zeit war man der Meinung, auch das sogenannte 5-alpha-Reduktase-Gen besitze eine ähnliche Aussagekraft für das Prostatakarzinom. Die 5-alpha-Reduktase ist jenes Enzym, das die männlichen Sexualhormone in das besonders aktive Dihydrotestosteron, den für die Vorsteherdrüse eigentlich gefährlichen Stoff, umwandelt. Aber nach den bisher vorliegenden Daten scheint die Situation differenzierter zu sein. Erwähnenswert ist es dennoch, weil es die Komplexität der neuen präventiven Medizin illustriert.

Das für die Bildung der 5-alpha-Reduktase zuständige Gen kann in zwei unterschiedlichen Typen präsent sein. Der eine Gen-Typus arbeitet langsam, der andere schnell. Wenn nun tatsächlich die männlichen Sexualhormone für die Entstehung des Prostatakrebses verantwortlich sind, dann wäre wohl klar, daß der schnellere Gen-Typus ebenfalls einen Risikofaktor für die Entstehung des Prostatakarzinoms darstellen würde. Umgekehrt läge es dann auf der Hand, daß die Verabreichung eines 5-alpha-Reduktase-Hemmers – also eines Medikamentes, welches die Bildung der 5-alpha-Reduktase und damit des für die Prostata gefährlichen Dihydrotestosterons hemmt – das Entstehen eines bösartigen Tumors hinauszögert oder verhindert.

Diesbezüglich existiert in der Tat eine hervorragende Untersuchung. In dieser über mehrere Jahre gelaufenen Studie wurde das Medikament Finasterid, ein 5-alpha-Reduktase-Hemmer, klinisch getestet. Dabei kam ein bemerkenswertes Detail ans Tageslicht: Zwar sinkt durch das verabreichte Finasterid die Wahrscheinlichkeit, an einem Prostatakarzinom zu erkranken, signifikant ab. Aber unter den doch noch vereinzelt auftretenden Krebsfällen überwiegen die besonders aggressiven Karzinomtypen, welche sich der hormonellen Kontrolle entziehen. So hat man zwar auf der einen Seite die Zahl der Krebsfälle deutlich verringert, auf der anderen Seite jedoch einen Stamm von besonders bösartigen Karzinomen gezüchtet.

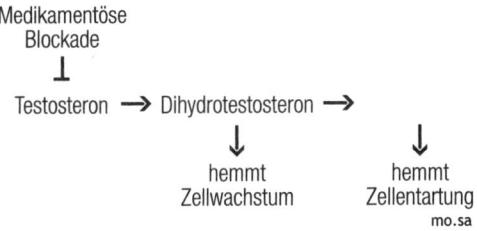

Das Testosteron wird in Dihydrotestosteron umgewandelt, welches normalerweise die Prostatazellen zum Wachstum anregt. Wird die Bildung des Dihydrotestosterons medikamentös gehemmt, so sinkt gleichzeitig mit dem Dihydrotestosteron auch sein weiterer Metabolit, nämlich das Androstanedion, ebenfalls ab, der die Zellentartung verhindert. Dadurch hat man einerseits zwar das Zellwachstum verlangsamt, andererseits aber die Blockade gegen die Zellentartung genommen. Bei der Prostatakrebs-Vorbeugung wird man möglicherweise versuchen, beides unter einen Hut zu bringen.

Die Erklärung für dieses Phänomen reicht tief in die Endokrinologie (Hormon-Wissenschaft) hinein und demonstriert, wie Krebsvorsorge in Zukunft aussehen wird. Denn durch einen die Hormonproduktion bremsenden Wirkstoff sinkt einerseits die Anzahl der Karzinomerkrankungen, andererseits nehmen aber unter den restlichen Erkrankungen die besonders bösartigen Formen zu. Dieses Paradoxon stachelte die wissenschaftliche Forschung erst recht an. Und tatsächlich fand man nach einiger Zeit des Rätsels Lösung.

▶ In der Natur vorkommende pflanzliche Hormone werden in der Krebsvorbeugung eine bedeutende Rolle spielen. ◀

Durch das Medikament Finasterid gelang es zwar, die Umwandlung des Testosterons in das besonders aktive Dihydrotestosteron zu vermindern. Dadurch war die Stimulation der einzelnen Zellen und damit der auf der Prostata lastende Proliferationsdruck (Ver-

163

größerungsdruck) geringer. Aber was man bei der Entwicklung des Medikamentes noch nicht wußte und was erst kürzlich entdeckt wurde, war das Faktum, daß das Dihydrotestosteron vom Körper noch weiter umgebaut wird, so daß in der Prostata eine Verbindung mit der Bezeichnung Androstanolon entsteht. Dieses Hormon besitzt eine bemerkenswerte Eigenschaft: Es besetzt einen besonderen Östrogen-Rezeptor, nämlich den Östrogen-Rezeptor, der für die Differenzierung von Zellen verantwortlich ist. Und je differenzierter eine Zelle ist, desto schwerer fällt es ihr, bösartig zu werden.

Mit dieser Entdeckung stieß die Wissenschaft auf eine in der Prostatadrüse herrschende, faszinierende Balance: Das aus dem Testosteron sich ableitende Dihydrotestosteron bewirkt einerseits eine Stimulation der Prostatazellen, was tatsächlich zur Vergrößerung der Drüse, aber mitunter auch zum Prostatakarzinom führen kann. Auf der anderen Seite wird diese Substanz weiter verwendet, indem aus ihr ein anderes Hormon, nämlich das Androstanolon, gebildet wird. Dieses Androstanolon differenziert – verändert – die vermehrt gebildeten Prostatazellen auf eine Weise, daß diese sich schwer tun, bösartige Geschwulste zu entwickeln.

Die Prostatakrebs-Vorsorge wird deshalb zwei Aspekte im Auge behalten müssen: Einerseits muß die Bildung des Dihydrotestosterons und damit die Stimulation der Prostatazellen tatsächlich reduziert werden; auf der anderen Seite muß dann aber jener Stoff zugeführt werden, der sich aus dem nun verringerten Dihydrotestosteron in nicht ausreichendem Maße bildet und der für den umgekehrten Vorgang, nämlich die Beruhigung der Prostatazellen sorgt. Nur wenn sich die beiden Substanzen Dihydrotestosteron und Androstanolon in Balance gegenüberstehen, wird die Entstehung des Prostatakarzinoms verhindert.

Bemerkenswerterweise kommt die gewünschte Substanz, welche den Östrogen-Rezeptor besetzt, auch in der Natur vor. So beinhalten Soja, Rotklee und die Sägepalme chemische Verbindungen, welche diese Funktion erfüllen können. Das Beispiel zeigt:

Der Kombination von Pflanzenprodukten mit synthetisch herge-stellten Medikamenten steht in Zukunft noch eine große Karriere bevor.

Vorbeugung gegen Brustkrebs

Ähnlich wie beim Prostatakarzinom sind auch beim Mammakar-zinom (Brustkrebs) Merkmale bekannt, die mit einem erhöhten Erkrankungsrisiko in Zusammenhang stehen. So gibt es etwa Fak-toren, die für die weibliche Brust belastend sind und denen man unbedingt entgegentreten sollte. Der behandelnde Arzt sollte seine Patientinnen über den Zusammenhang zwischen Körpergewicht und erhöhtem Krebsrisiko genauso beraten wie über viele andere Risikofaktoren – bis hin zur möglichen erblichen Vorbelastung.

▶ Nicht nur die Früherkennung allein wird Aufgabe der Medi-zin von morgen sein, sondern die Verhinderung der Krebsentste-hung. ◀

Denn ähnlich wie beim Prostatakarzinom gibt es auch beim Brust-krebs eine erbliche Komponente. Gab es in einer Familie bereits bei Mutter und Großmutter frühere Brustkrebsfälle, dann ist auch das Risiko der Tochter, an Brustkrebs zu erkranken, höher. Die ge-netischen Determinanten sind erst in den vergangenen Jahren ins Blickfeld der wissenschaftlichen Forschung gerückt. Die Kennt-nis des menschlichen Genoms erlaubt es, die mehr als 30 000 menschlichen Gene Stück für Stück zu analysieren und dabei jene kleinen Unterschiede zu entdecken, die eine Risikokonstellation für die Entstehung des Mammakarzinoms darstellen könnten.

Dabei zeigten sich erstaunliche Ähnlichkeiten mit dem ebenfalls hormonabhängigen Prostatakarzinom: Auch beim Brustkrebs scheinen die männlichen Hormone eine große Rolle zu spielen. Einerseits belasten sie die Brust – ähnlich wie sie die Prostata be-

lasten –, andererseits haben sie in der Brustdrüse auch eine Schutzfunktion – ähnlich wie in der Vorsteherdrüse. Diese erst seit kurzer Zeit bekannten Zusammenhänge werden in den nächsten Jahren
genutzt werden, um das Risiko der einzelnen Frau, an Brustkrebs
zu erkranken, zu verringern.

▶ Durch die Kenntnis genetischer Eigenheiten wird es möglich
sein, die einzelne Frau darüber zu informieren, welche besonderen Vorsorgemaßnahmen sie gegen Brustkrebs anstreben soll. ◀

Daß der weibliche Organismus große Mengen an männlichen
Hormonen bildet, ist seit Jahrzehnten bekannt, wurde aber nie so
richtig beachtet. Im Gegenteil: Die männlichen Hormone waren
ja verpönt als die Verursacher von Haarausfall, unreiner Haut und
übermäßiger Behaarung – kosmetischen Problemen, unter denen
Frauen mitunter zu leiden haben. Erst seit kurzem weiß man aber,
daß die in großer Menge im Körper der Frau entstehenden männlichen Hormone eine Fülle von Schutzfunktionen für den weiblichen Organismus besitzen. Sie regen die Blutbildung an, greifen
in das Immunsystem ein, verbessern den Stoffwechsel und arbeiten der Bindegewebserschlaffung entgegen. Vor allem aber – und
das ist für die präventive Medizin von großer Bedeutung – schützen sie unter besonderen Bedingungen die weibliche Brust.
    Auch in diesem Fall sind die Zusammenhänge komplexer, als es
auf den ersten Blick scheinen mag. Und auch in diesem Fall bedarf es eines grundlegenden Vorwissens über Hormone, um das
niemand, der in die inneren Sachverhalte eindringen möchte, her-
umkommt.
    Die männlichen Hormone (Androgene) im weiblichen Körper
sind zunächst einmal Vorläufermoleküle für das weibliche Sexualhormon Östrogen. Verschiedene Zelltypen sind in der Lage, aus
dem männlichen Sexualhormon Testosteron das weibliche Sexualhormon Östradiol und aus dem schwach androgenen Hormon
Androstendion das weibliche Östron zu bilden. Sowohl Östradiol

als auch Östron sind östrogenaktive Substanzen. Insofern sind die Androgene im Körper der Frau ein Problem, vor allem wenn man davon ausgeht, daß Östrogene – ähnlich wie das Dihydrotestosteron in der Prostata – die Zellen des Brustgewebes stark stimulieren. Überschießende Östrogene können Brustkrebs hervorrufen.

Wie wir bereits dargelegt haben, kann das Dihydrotestosteron in der Prostata weiterverarbeitet und in einen anderen Stoff umgewandelt werden. So ähnlich ist es auch mit dem Testosteron in der weiblichen Brust. Es kann in andere Stoffwechselprodukte umgebaut werden, aus denen dann nicht Östrogene, sondern im Gegenteil sogar Antiöstrogene entstehen. Die weibliche Brust ist demnach in der Lage, sich nicht nur ihr Östrogen, sondern auch ihr Antiöstrogen zu bilden. Damit sorgt die Drüse selbst dafür, daß es nicht zu einem gefährlichen Überschuß an Östrogenen kommt. In der gesunden Brust halten Östrogen und Antiöstrogen einander die Waage, so daß eine Balance zwischen Anregung und Unterdrükkung des Zellwachstums hergestellt wird. Verschiedene Umwelteinflüsse, Lebensstilmerkmale, Streß, aber auch genetische Varianten können diese Balance stören.

▶ Die weibliche Brust bildet ihre eigenen Antihormone und schützt sich damit selbst vor einem Überschuß an Östrogenen. Das wird die Medizin von morgen unterstützen müssen. ◀

Östrogen wird mit Hilfe des Enzyms Aromatase aus Hormonvorstufen gebildet, die hauptsächlich von der Nebenniere ausgeschüttet werden. Um eine Überproduktion von Östrogen zu verhindern, hat sich der Organismus gleichsam selbst eine Bremse eingebaut, die über die sogenannte Aromatase-Hemmung funktioniert. Auch die antiöstrogene Wirkung mancher in der weiblichen Brust gebildeter männlicher Hormone funktioniert nach diesem Prinzip: Das Brustgewebe produziert selbst einen Aromatase-Hemmer, der die Entstehung der weiblichen Hormone – nur in der Brust – unterdrückt. Diese Aromatase-Hemmer werden aus männlichen Hormonen gebildet und sind ihnen deshalb auch verwandt. Sie besetzen den Androgen-Rezeptor in der Brust, wodurch dann die Östrogensynthese verhindert wird.

Aus der genetischen Beschaffenheit des Androgen-Rezeptors läßt sich erkennen, ob eine Frau ein erhöhtes Brustkrebsrisiko in sich trägt. Man nennt eine solche bestimmte Beschaffenheit eines Rezeptors einen Genmarker. Wie ist die Forschung auf diesen Genmarker als Zeichen für ein erhöhtes Brustkrebsrisiko gekommen? Wissenschaftliche Erkenntnisse und Gedanken sind ja für die Forschung nur dann relevant, wenn sie in Langzeitstudien an einem großen Kollektiv überprüft wurden. Dieses aufwendige Verfahren setzt ein hohes Maß an Zeit voraus. Daher war zu befürchten, daß es noch viele Jahre dauern würde, bis prospektive Untersuchungen auch in der klinischen Praxis möglich sind.

Doch dann half eine einfache Überlegung der Wissenschaftler, dieses Problem zu lösen.

In den vergangenen Jahrzehnten liefen nämlich großangelegte, sich über viele Jahre erstreckende, prospektiv konzipierte Studien, bei denen man – Gott sei Dank! – von vornherein daran gedacht hatte, genetisches Material von Probandinnen einzufrieren. Eine der größten und in der Fachwelt bekanntesten dieser Studien ist die sogenannte Nurses Health Study. Bei dieser schon über mehr als 30 Jahre laufenden amerikanischen Studie läßt sich die Entstehung von Brustkrebs nachvollziehen. Bei Frauen, die im Alter an Brustkrebs erkrankten, kann man nachschauen, wie das schon 20 Jahre davor entnommene Genom ausgesehen hat. Dadurch lassen sich Assoziationen zwischen einer genetischen Disposition beziehungsweise zwischen Risikokonstellationen und dem viel späteren Ausbruch eines Brustkrebses herstellen.

Beim Androgen-Rezeptor stießen die Forscher auf folgende Überraschung: Zeigte er eine inaktive Form, welche die Wirkung männlicher Hormone in der Brust nicht oder nur langsam weitervermittelt, dann war die Gefahr größer, daß die betreffende Frau an Brustkrebs erkrankt. Das deckt sich mit der Erkenntnis, daß bestimmte männliche Hormone einen Schutzfaktor für die Frau darstellen. Sind diese männlichen Hormone nicht dazu in der Lage, die ihnen auferlegte Schutzfunktion auszuüben, dann nehmen die Östrogene überhand, so daß ein Karzinom entstehen kann.

▶ Bestimmte männliche Hormone werden sich möglicherweise als besondere Schutzfaktoren für die weibliche Brust einsetzen lassen. ◀

Freilich stellt sich dabei die Frage – und die ist noch nicht vollständig beantwortet –, was eine Frau tut, deren Androgen-Rezeptor-Gen weniger aktiv ist. Wahrscheinlich – und die wissenschaftliche Forschung geht bereits in diese Richtung – wird man der Frau, zunächst nur lokal, vermehrt männliches Hormon anbieten, um die »verengte« Androgen-Eintrittspforte an der Zellwand durch ein höheres Hormonangebot auszugleichen. Die medizinische Forschung arbeitet fieberhaft daran, dieses Problem zu lösen, aus dem Bemühen, Karzinome nicht nur früh zu entdecken, sondern alles zu tun, um schon ihre Entstehung zu verhindern.

In der erwähnten Nurses Health Study wurden aber auch noch andere Gene untersucht, deren Kenntnis im Hinblick auf die Vor-

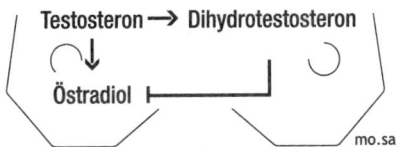

In der Brust wird das männliche Hormone Testosteron in Östrogen umgewandelt, das das Wachstum der Brustzellen anregt. Andererseits kann das Testosteron auch in Dihydrotestosteron umgewandelt werden, welches das Östrogen im Brustgewebe reduziert und hemmt. Je nachdem, in welche Richtung das männliche Hormon abgebaut wird, entweder in das Östradiol oder in das Dihydrotestosteron, ist die Brust mehr oder weniger geschützt.

beugemedizin wichtig erscheint. So existieren aufgrund genetischer Varianten auch vom Progesteron-Rezeptor Formen, welche eine Risikokonstellation für die weibliche Brust darstellen. Diese genetische Erkenntnis deckt sich mit epidemiologischen Erfahrungen aus der amerikanischen WHI-Studie (WHI=Women's Health Initiative): Während die Hormonersatztherapie mit Östrogen und Progesteron die Brustkrebsgefahr erhöht, ist das bei alleiniger Gabe von Östrogen ganz anders: Das Brustkrebsrisiko sinkt gegenüber Frauen, die keine Hormonersatzstoffe nehmen. Demnach scheint das Progesteron besondere Aufmerksamkeit zu verdienen. Dieser, auch Gelbkörperhormon genannte Stoff gehört zu den Gestagenen – neben den Östrogenen die zweite großen Gruppe weiblicher Geschlechtshormone.

Auch vom Progesteron-Rezeptor existieren zwei Typen, welche die Art bestimmen, wie das Progesteron in die Zelle gelangt. Der eine Rezeptortypus bildet eine Art Tor, der andere erlaubt das Eindringen des Progesterons durch das Zellgewebe. Gelangt das Hormon über das Tor in die Zelle, so wird das Brustepithel (Brustgewebe) stimuliert. Gelangt es über das Gewebe in die Zelle, dann ist die stimulierende Wirkung reduziert. Liegt nun ein sogenannter Polymorphismus (genetische Abweichung) vor, der die beruhigende Wirkung des Progesterons auf die Zelle verhindert, so bedeutet das ebenfalls ein erhöhtes Brustkrebsrisiko.

Das Vitamin D ist ein Steroidhormon wie das Östrogen oder das Progesteron. Es besitzt eine ähnliche chemische Struktur wie die beiden anderen Hormone.

Und auch der Vitamin-D-Rezeptor wurde in der Nurses Health Study untersucht. Dabei zeigte sich: auch er kann so verändert sein, daß eine Neigung zum Brustkrebs entsteht.

Gene, deren Kenntnis für die Vorbeugung des Brustkrebses wichtig ist: Gen für den Androgen-Rezeptor, Gen für den Progesteron-Rezeptor, Gen für den Vitamin D-Rezeptor.

Das Vitamin D ordnet die Zelle. Es verhindert, daß die Zellteilungen zu rasch und zu ungeordnet ablaufen. Ist das für den Vitamin D-Rezeptor zuständige Gen verändert, so bewirkt dies tatsächlich eine zelluläre Unordnung im Brustgewebe. Ein Risiko für das Mammakarzinom ist damit vorhanden. Natürlich steht auch hier die Frage im Raum, was in so einem Fall getan werden muß. Daß die Vitamin D-Zufuhr eine krebsvorbeugende Wirkung hat, weiß man seit langem. Aber ob eine zusätzliche Vitamin D-Zufuhr bei Frauen mit einer genetischen Veränderung des betreffenden Rezeptors tatsächlich hilft, wird die Wissenschaft in den nächsten Jahren erst noch klären müssen.

Die medizinische Forschung lernt erst allmählich, mit den im Genom verborgenen Botschaften richtig umzugehen. Die Gene sind ja nur eine Seite der Medaille, und Genveränderungen können durch andere Gene, aber auch durch Gen-Verpackungen (epigenetische Veränderungen) teilweise wieder ausgeglichen, mitunter aber auch verstärkt werden. Mit Hilfe von Großcomputern wird sich die Forschung in den kommenden Jahren intensiv darum bemühen, die Interaktionen zwischen derartigen kleinen polymorphen Genveränderungen aufzuklären, wenngleich die klinische Bedeutung stets durch entsprechende Studien belegt werden muß.

Daneben gibt es aber auch derartig kleine Genveränderungen, die zur Folge haben, daß ein bestimmtes Hormon verstärkt oder in verringertem Maß gebildet wird. Wenngleich große epidemiologische Untersuchungen zur Klärung der Frage, ob diese Genvarianten für die Entstehung mancher Krebsarten von Bedeutung sind, derzeit noch ausstehen, so ist es für die Medizin doch schon einmal wichtig zu wissen, daß man bei einem rasch oder bei einem langsam arbeitenden Gen mitunter klinische Konsequenzen ziehen muß.

Vor allem im Blutgerinnungssystem besitzt die Medizin gute Karten: Liegt eine Veränderung (Polymorphismus) am sogenannten Faktor-V-Leiden-Gen vor – benannt nach dem Entdeckungsort, der holländischen Stadt Leiden – so neigt die betreffende Frau zu Thrombosen, wenn sie mit Hormonen überschüttet wird, sei es aus körpereigener Produktion, wie während der Schwangerschaft, oder von außen durch Pille oder Hormonersatztherapie.

> Das Risiko einer Frau, bei Einnahme der Pille Thrombosen zu bekommen, ist durch eine Genuntersuchung besser abschätzbar.

Die Thrombose-Gefahr steigt auf das mehr als Dreißigfache an, wenn eine Frau mit einer derartigen Gen-Variante die Pille zu nehmen beginnt. Tatsächlich wußte man schon in der Vergangenheit, daß manche Frauen bei Einnahme der Pille vermehrt zu Blutgerinnseln neigen. Allerdings hatte man dafür keine Erklärung. Heute weiß man, daß diese Thrombose-Anfälligkeit durch eine kleine Genvariante für den Faktor V hervorgerufen wird. Das betreffende Protein arbeitet aufgrund der Genvariante anders, wodurch die Frau vermehrt zu Thrombosen neigt. Die Kenntnis dieser Zusammenhänge ist deshalb von so großer Bedeutung, weil man während der Schwangerschaft, vor allem aber im Wochenbett, eine Blutverdünnung herbeiführen muß, um die gefürchteten Beckenbodenthrombosen, die während Schwangerschaft und im Wochenbett auftreten können, zu verhindern. Das ist ein von der Schulmedizin voll akzeptiertes Beispiel, welches demonstriert, wie richtig und sinnhaft die Kenntnis der Gene, ihrer Varianten und Funktionen sein kann.

Ähnliches gilt auch für Genvarianten im Faktor II: Trägerinnen dieser Genvariante zeigen vermehrt Herzprobleme, wenn sie mit einer Hormonersatztherapie beginnen. Dies zu wissen ist wichtig, vor allem vor der Verschreibung von Hormonsubstanzen.

Durch Genuntersuchungen wird das Ansprechen von Chemotherapien vorhersehbar werden

Die Kenntnis der polymorphen Genstrukturen wird auch für die Krebsbehandlung von besonderer Bedeutung sein, wie folgendes Beispiel zeigt: Vor kurzer Zeit brachte die pharmazeutische Industrie ein Hochpreispräparat namens Iressa auf den Markt, mit dem große Hoffnungen verknüpft waren. Es hemmt auf molekularbiologischer Basis das Wachstum von Hirn- und Lungenkarzinomen. Allerdings zeigte sich bei klinischen Untersuchungen, daß Iressa in vielen Fällen nicht hilft. In wenigen Fällen, genau in einem von zehn, ist der therapeutische Effekt aber derart überzeugend, daß das Karzinom weitgehend verschwindet und die Patientin geheilt ist. Wie man mittlerweile weiß, hängt der Erfolg von einer Genvariante ab, die sich molekularbiologisch im vorhinein feststellen läßt. Ist diese Variante vorhanden, dann zeigt die Iressa-Therapie tatsächlich einen hohen klinischen Nutzen.

Genetische Konstellationen beachten

Funktionell bedeutsame Genvarianten, also genetische Konstellationen, die mit einer Veränderung des gebildeten Proteins einher gehen, sind auch für die Schwangerschaftsberatung wichtig. Das Gen mit dem unaussprechlichen Namen Tetrahydrofolatdihydrogenase-Gen sorgt für die Folsäurezuteilung während der Schwangerschaft – ein Vorgang, der für die Entwicklung des Kindes von großer Bedeutung ist. Liegt dieses Gen in einer langsam arbeitenden Variante vor, so sind Frühgeburten, vor allem aber wiederholte Aborte die Folge, etwas, was durch eine gezielte Folsäure-Behandlung leicht in den Griff zu bekommen ist. Vorausgesetzt, man kennt die betreffende Genvariante. Das gleiche Gen kann, wenn es in der langsam arbeitenden Variante vorliegt, für das erhöhte Gefäßverkalkungs-Risiko verantwortlich sein. Auch dieses genetisch bedingte Risiko läßt sich durch eine Folsäurebehandlung neutralisieren.

Aber auch Enzyme, wie etwa die Katechol-O-Methyltransferase (COMT), besitzen ein Gen, das in zwei unterschiedlichen Varianten auftreten kann – ebenfalls eine rasch und ein langsam arbeitende Form. Die Katechol-O-Methyltransferase entsorgt einerseits das Östrogen aus dem Körper, andererseits ist es für die Bildung von Neurotransmittoren im Gehirn und damit auch für die Entstehung von Schizophrenie mit verantwortlich.

Die Kenntnis der Gene wird viele biologische Details, die wir bisher nicht verstanden, interpretierbar machen. Interessanterweise kann die Bildung des Enzyms COMT, sofern das betreffende Gen in einer langsam arbeitenden Variante vorliegt, ebenfalls durch Folsäure angeregt werden. Die COMT gehört zu jener Familie von Enzymen, die an der Entsorgung von Hormonen beteiligt ist. Dazu zählen auch die sogenannte n CYP Gene, wie beispielsweise das CYP1A1 und das CYP1B1. Diese Gene existieren in unterschiedlichen Varianten und arbeiten dementsprechend auch mit unterschiedlichen Geschwindigkeiten. Für die gezielte Hormonzufuhr wird die Kenntnis dieser Genvarianten in Zukunft von besonders großer Bedeutung sein. Einige dieser Gene sind nicht nur für die Entsorgung des Östrogens verantwortlich, sondern auch für den Abtransport von Schadstoffen wie etwa dem Dioxin aus unserem Körper. Da dieser Abtransport rasch erfolgen und das entsprechende Gen auch noch für die Entsorgung von Östrogen sorgen muß, können dabei mitunter größere Probleme entstehen, wenn das Gen in einer langsam arbeitenden Variante vorliegt.

Gleiches gilt auch für jene Gene, welche für die Bildung der Hormone zuständig sind. Das CYP17 beziehungsweise das CYP19 können in einer rasch oder langsam arbeitenden Variante vorliegen und dementsprechend die Körperzellen mit mehr oder weniger Östrogen versorgen. Diese Beispiele zeigen bereits, daß eines Tages die gezielte und punktgenaue Behandlung mit Medikamenten, in diesem Fall mit Hormonen, möglich sein wird.

▶ Die Kenntnis der Gene wird in Zukunft eine individuelle Hormontherapie erlauben. Aufgrund der Kenntnis des Genoms wird sich auch die Frage beantworten lassen, welche Frau besonders von einer Hormonersatztherapie profitiert, beziehungsweise in welchen Fällen die Nachteile überwiegen. Vor allem die Thrombosegefahr läßt sich jetzt schon durch eine Gen-Untersuchung vorhersagen. ◀

Denn wieviel Hormone eine Frau wirklich braucht, hängt vor allem davon ab, wie rasch sie diese auch wieder entsorgt – und das ist entsprechend ihrer genetischen Anlage individuell und variabel – beziehungsweise auch davon, wie rasch ihr Körper von sich aus Hormone bildet. Die Kenntnis dieser Genkonstellation wird in Zukunft eine individuelle Hormondosierung erlauben. Allerdings muß die Medizin auf diesem Gebiet noch viel dazulernen, vor allem auch, wie man mit der Fülle an Daten, die schon demnächst zur Verfügung stehen werden, fertig wird und wie man sie am besten nützt.

Die individuelle Hormonersatztherapie orientiert sich aber nicht nur an den für die Hormonbildung verantwortlichen Enzymen, sondern auch an Genkonstellationen, von denen man weiß, daß sie durch Hormone korrigiert oder verbessert werden können. So steigt bei manchen Frauen in der Menopause der Cholesterinspiegel im Blut an, obwohl sich ihre Lebensgewohnheiten und ihr Speiseplan nicht verändert haben. Es ist bekannt, daß sich bei Trägerinnen einer bestimmten Genvariante im Östrogen-Rezeptor Alpha der Cholesterinspiegel durch eine Hormontherapie rasch und nachhaltig normalisieren läßt.

Ähnliche Zusammenhänge fand man auch bei einem Blutgerinnungsfaktor, beziehungsweise bei dessen Gen.*

---

* Es handelt sich dabei um das sogenannte Plasminogenaktivatorinhibitor-Gen.

Dieses zeigt unterschiedliche Konstellationen, die dafür verantwortlich sind, daß aufgrund eines hormonellen Ungleichgewichts die Thrombosegefahr steigt. Tragen Frauen die schneller arbeitende Genvariante, so daß sie im Alter vermehrt zu Thrombosen neigen, so läßt sich das durch eine Hormonersatztherapie ausgleichen. Die Medizin der Zukunft wird anhand der Gene eine maßgeschneiderte Hormonbehandlung möglich machen.Die Hormonersatztherapie ist ein gutes Beispiel dafür, wie sich durch Kenntnis der Gene die richtige Dosierung bestimmen läßt. Bei vielen anderen Medikamenten hat die Genanalytik bereits Eingang in die Dosierungsempfehlung gefunden. Vor allem Psychopharmaka und Chemotherapeutika werden durch Enzyme abgebaut, welche aufgrund der unterschiedlichen Aktivität der jeweiligen Gene langsamer oder schneller den Körper verlassen. Alle dem Körper zugeführten Medikamente werden durch bestimmte Enzyme entsorgt. Arbeiten die Enzyme langsamer, so verbleiben die Medikamente länger im Organismus und verursachen häufig unangenehme Nebenwirkungen. Sind hingegen »schnelle« Entsorgungsenzyme am Werk, so ist die Wirkung der Medikamente auch geringer, so daß man deren Dosierung erhöhen müßte. Die Genvariationen dieser Ensorgungsenzyme sind bekannt, daher geht die Medizin jetzt mehr und mehr dazu über, die Dosierung eines Medikaments nicht nur, wie bisher, nach dem Körpergewicht des Patienten zu bestimmen, sondern auch die entsprechende Genvariante mit einzubeziehen.

Auch die Medikamentenverschreibung der nächsten Jahre wird einem Paradigmenwechsel unterworfen sein. Es sind vor allem zwei Enzyme, die für den Abbau von mehr als der Hälfte der Medikamente verantwortlich sind. Arbeiten die Gene dieser Enzyme langsamer, so benötigt die Patientin weniger Medikamente. Arbeiten die Gene stärker, dann ist für die erwünschte Wirkung die vorgeschriebene Dosis erforderlich.

Ein großer Teil der Medikamente wird durch drei verschiedene Enzyme (CYP2C9, CYP2C19 und CYP2D6) abgebaut und aus dem Körper entsorgt. Unterschiedliche Gen -Varianten können bewirken, daß diese Enzyme verstärkt oder vermindert gebildet werden. Daher ist es verständlich, daß eine langsam arbeitende Genvariante längere Zeit benötigt, um ein Medikament abzubauen und daß sich die Dosierung folglich als zu hoch erweisen kann. Umgekehrt benötigt man bei Gen-Varianten, die das Medikament rasch aus dem Körper entsorgen, mitunter eine höhere Dosis. In der Vergangenheit hat die Medizin diese individuellen Unterschiede nicht ernst genug genomen. Sie ging davon aus, daß bei jedem Menschen die Ausscheidungnsrate von Medikamenten gleich ist. Das Einzige, worauf man bei der Dosierung Rücksicht genommen hat, war das Körpergewicht. Auch die Verschiedenartigkeit von weiblichem und männlichem Organismus wurde nicht berücksichtigt. Dies wird sich in Zukunft verändern, vor allem deshalb, weil sich durch individuelle Gen-Analysen leicht feststellen läßt, ob ein bestimmter Patient zur Gruppe der normalen »Metabolizer« oder zur Gruppe der »Rapid-Metabolizer«, also Schnell-Ausscheidern, gehört.

Vor allem für das Blutverdünnungsmittel Warfarin haben diese Merkmale klinische Relevanz. Bis jetzt wurde von diesem Blutverdünnungsmedikament jeweils eine Durchschnittsdosis verschrieben und beobachtet, wie der betreffende Patient reagiert. Durch die Gendiagnostik läßt sich bereits a priori feststellen, wie hoch das Präparat dosiert werden muß.

Eine ähnliche Problematik zeigt sich bei Antidiabetika: Wird der Wirkstoff im Körper langsam inaktiviert, so ist die Gefahr der Überdosierung erhöht, es kann zu einer erheblichen Störungt der Glukosebalance kommen. Auch hier ist es notwendig geworden, vor Behandlungsbeginn eine genauere Diagnose für die erforderliche Dosierung zu stellen,

Erst vor kurzem trat eine internationale Forschergruppe zusammen, um die individuelle Verschreibungsrat von Psychopharmaka anhand von Genbefunden zu kalibrieren. Manche Menschen benötigen nur ein Drittel der üblicherweise verschriebenen Dosis. Viele in der Vergangenheit registrierten Nebenwirkungen resultieren aus einer unbeabsichtigte Überdosierung, die nunmehr aus dem individuellen Genotyp erklärbar wird.

Das Medikament Seroxat, ein selektiver Serotonin-Wiederaufnahme-Hemmer, wird durch das Enzym CYP2D6 aus dem Körper eliminiert. Bei Menschen, bei denen dieses Enzym nur mäßig aktiv ist, genügen oft schon 20 Prozent der durchschnittlich empfohlenen Dosis. Bei Patienten mit hoher Enzym-Aktivität hingegen ist mitunter eine um 30 Prozent erhöhte Dosis notwendig, um den gleichen Effekt zu erzielen. Ähnlich, wenn auch etwas komplizierter, ist es beim Tofranil, da gleich drei verschiedene Enzyme, die in individueller Genvariation vorliegen können, an der Inaktivierung und Ausscheidung des Wirkstoffes beteiligt sind.

In Zukunft wird der Arzt beispielsweise bei Verordnung eines Schlaf- oder Beruhigungsmittels einen Blick auf die Gen-Card des Patienten werfen. Die dort vermerkten Daten werden Auskunft darüber geben, wie rasch das zu verschreibende Medikament aus dem Körper des betreffenden Menschen ausgeschieden werden wird. Danach bestimmt der Arzt die Dosierung. Diese Vorgehensweise wird bereits heute bei manchen Chemotherapeutika und Blutverdünnungsmitteln gewählt. In Zukunft werden viele weitere Medikamentengruppen einer derartig individuellen Behandlungsstrategie unterworfen werden – Antirheumatika, Schmerzmittel, Antidiabetika und Psychopharmaka.

Bei Verschreibung mehrerer Medikamente, oder wenn bekannt ist, daß der Patient raucht oder Alkohol trinkt, müssen der Medikamentencocktail beziehungsweise die Lebensstilfaktoren ebenfalls ins Kalkül gezogen werden, denn auch sie können an der Inaktivierung von Arzneimitteln beteiligt sein. Um für diesen Zweck die nötigen Daten über Genkonstellationen des Patienten, seine Lebensgewohnheiten sowie die von ihm eingenommenen verschiedenen Medikamente zu bekommen, ihre Wechselwirkungen zu erfassen und die richtige Dosierung für jedes neu zu verschreibende Medikament bestimmen zu können, wird die Rechenleistung von Großcomputern erforderlich sein. Das klingt utopisch, ist aber als weiterer Schritt in Richtung individualisierte Genommedizin partiell schon Gegenwart geworden.

Lifestyle-Beratung zur Brustkrebs-Vorsorge

Es sind aber nicht nur unbedingt die polymorphen Strukturen der Gene, die dabei helfen, Krankheitsrisiken zu erkennen, vorauszusagen und Gegenstrategien zu entwickeln. Oft genügen einfache biographische Daten eines Menschen, um zu erkennen, ob ein erhöhtes Krankheitsrisiko besteht. Beim Mammakarzinom ist dies besonders offenkundig. Nicht nur Gene, sondern auch Umwelt- und Lebensstilfaktoren stellen Risiken da, die in die Beratung einfließen müssen. Während die Kardiologen die präventive Medizin mittlerweile schon mit großem Erfolg praktizieren, dabei peinlich auf den Cholesterinspiegel und auf den Blutdruck achten, um durch Korrektur dieser einfachen Parameter die Entstehung der gefürchteten Arteriosklerose zu verhindern, ist die Krebsmedizin noch nicht soweit. Sie kennt zwar belastende Faktoren, muß allerdings noch viel Öffentlichkeitsarbeit leisten, um ein ähnlich präventives Klima zu schaffen, wie das der Kardiologie bereits gelungen ist.

Neben der Genetik spielen auch Umwelt- und Lebensstilfaktoren eine Rolle, die in die Beratung zur Krebsvorbeugung einfließen müssen.

Selbst einfachste anamnestische Daten – Krankheitsvorgeschichte, die beim ärztlichen Erstgespräch erhoben wird – können bereits dazu beitragen, das Lebenszeit-Risiko für das Mammakarzinom zu erahnen. Zu diesem Zweck gibt es von der Amerikanischen Krebsgesellschaft ein epidemiologisch gut abgesichertes Programm, das sogenannte Gail Modell. Das auf den Daten tausender Frauen beruhende Programm erlaubt es, aufgrund von biographischen Merkmalen, wie etwa Alter bei Einsetzen der ersten Regel, Brustkrebsfälle in der Verwandtschaft oder operative Entfernung gutartiger Knoten in der Brust, die Risikokonstellation für die Frau individuell zu bestimmen. Dieses, von der Schulmedizin akzeptierte, Modell ließe sich in jedem Wartezimmer anwenden, indem die Sprechstundenhilfe für jede Patientin einen Fragebogen ausfüllt, um dem Arzt schon ein erstes Risikobild zu verschaffen.

Darüber hinaus geben auch einfache Untersuchungen wie die Mammographie und die Messung der Knochendichte Auskunft über das Brustkrebsrisiko. Die Mammographie zeigt nicht nur an, ob ein Malignom vorhanden ist oder nicht, sondern informiert Arzt und Patientin auch über die Brustdichte und damit über den Östrogengehalt des Organs. Hohe Dichte läßt auf einen hohen Hormonspiegel in der Brust schließen. Der hohe Hormonspiegel in der Brust korreliert allerdings nicht immer mit dem Hormonspiegel im Blut, daher ist die Dichte der Brustdrüse ein verläßlicher Hinweis auf den lokalen Östrogenspiegel. Auch hier hat die Medizin mit teilweisem Erfolg Mittel und Wege gefunden, um die Dichte des Gewebes und damit auch die Östrogenkonzentration in der Brust zu vermindern. Es gibt einige Stoffe, welche das aktive in ein inaktives Östrogen verwandeln. Das inaktive Östrogen wird dann aus der Brust abtransportiert, so daß die Brustdrüse von dem durch das Östrogen erzeugten Druck entlastet wird.

Aber auch die Untersuchung der Knochendichte ist ein einfaches Mittel, das dazu genutzt werden kann, Rückschlüsse auf die Hormonmenge im weiblichen Körper zu ziehen. Und auch die Aussagekraft dieser Untersuchung geht weit über die Frage einer eventuellen Osteoporosegefahr (Gefahr des Knochenschwunds) hinaus. Ist die Knochendichte besonders hoch, so ist dies ein sicheres Indiz dafür, daß der betreffende Organismus über längere

Zeit hohen Östrogenmengen ausgesetzt war. Auch das ist ein Alarmzeichen, weil sich in großangelegten Untersuchungen gezeigt hat, daß eine zu hohe Knochendichte mit einem erhöhten Brustkrebsrisiko verbunden ist.

Natürlich gibt es auch gewisse Hormonkonstellationen, die für einen belastenden Hormonspiegel in der Brust sprechen. Zu diesen, in zahlreichen Untersuchungen gut dokumentierten Parametern gehören das Prolaktin, das Östrogen und vor allem der Insulin Like Growth Factor (IGF-1), ein Wachstumsparameter, dessen Höhe Auskunft über die Stimulation des Brustgewebes gibt. Über 300 ng/ml (Nanogramm pro Milliliter Blut) liegende Werte bedeuten eine Gefährdung der hormonabhängigen Organe, das gilt für die Brust genauso wie für die Prostata.

▶ Die Kenntnis von Funktion und Wirkweise bestimmter Hormone wird Rückschlüsse auf künftige Krebsrisiken erlauben. ◀

Interessant sind aber auch jene androgenen Hormone, die nur in der weiblichen Brust gebildet werden und die als Aromatase-Hemmer die Brust schützen. Gegenwärtig wird untersucht, inwieweit ihr Potential künftig verstärkt zur Krebsvorsorge eingesetzt werden könnte.

Wie wir schon dargelegt haben, besteht das erklärte Ziel der präventiven Onkologie darin, die Entstehung von Karzinomen zu verhindern. Allerdings nützt die beste Diagnostik nichts, wenn nicht auch entsprechende Interventionsstrategien zur Verfügung stehen, welche zielführende Ratschläge an einmal identifizierte Risikopatienten ermöglichen. Die Beratungen der Zukunft reichen von einfachen Lebensstilfragen bis hin zu medikamentösen Eingriffen.

Was das Mammakarzinom betrifft, so weiß man seit längerer Zeit, daß Übergewicht ein hohes Risiko bedeutet. Daher stellt die Reduktion des Körpergewichts eine effektive Methode dar, das Brustkrebsrisiko zu senken. Die Erklärung dafür liegt in der Fettzelle selbst. Sie ist nämlich in der Lage, unabhängig vom Eierstock hohe Mengen von Östrogenen, aber auch Wachstumsfaktoren wie den bereits erwähnten IGF-1 zu produzieren. Das bedeutet, daß die Brustdrüse von übergewichtigen Frauen stärker stimuliert wird; dies ist leicht – für viele Frauen allerdings auch schwer – zu beheben. Zur Gewichtsreduktion sollte man dringlich all jenen Frauen raten, deren genetische Untersuchung oder Familienanamnese eine Risikokonstellation ergeben hat.

> Ratschläge zum Lebensstil werden auch in der Krebsvorsorge ein besonderes Gewicht bekommen.

Verzicht auf Alkohol ist ein weiterer, sehr einfacher Rat, den man Hochrisiko-Frauen geben sollte. Denn Alkohol besitzt die Fähigkeit, die Östrogenkonzentration und damit das Krebsrisiko in der Brust zu steigern. Auch dieser Zusammenhang von Alkoholkonsum und erhöhtem Brustkrebsrisiko, beziehungsweise sinkendem Risiko durch Alkoholverzicht ist durch eine Reihe von Studien belegt und schulmedizinisch anerkannt. Und auch hier treffen sich Genom-Analytik und einfache Lebensstilberatung als effektive Koalition zur Krebsvorbeugung. Das ist ein einfacher Rat an gefährdete Frauen, der nichts kostet, aber auf dem Boden der Schulmedizin steht: Gewichtsreduktion und Verzicht auf Alkohol.

Dazu gibt es einen dritten Faktor, von dem ebenfalls eine Schutzwirkung gegen das Mammakarzinom bekannt ist: Bewegung. Die körperliche Betätigung senkt einerseits den Östrogenspiegel in der Brust und hebt andererseits den Level jener männlichen Hormone, welche, wie wir bereits weiter oben erklärt haben, die Brust schützen. Diese Zusammenhänge sind seit Jahren bekannt und durch zahlreiche wissenschaftliche Untersuchungen gut belegt. Was allerdings fehlt, ist das Einfließen dieses Wissens in die persönliche Beratung. Also: Erkennen von Risikokonstellation und Beratung der gefährdeten Frau, wie sie ihr individuelles Risiko selbst senken kann.

Darüber hinaus gibt es spezifische, vor Brustkrebs schützende

Substanzen. Die diesbezügliche Wirkung ist eigentlich eine Nebenwirkung von Medikamenten, welche zur Behandlung der Osteoporose (Knochenerweichung) eingesetzt werden. Diese Substanzen wirken im Knochen wie Östrogen, verbessern den Knochenaufbau und stärken dadurch den porös gewordenen Knochen. In der Brust wirken sie allerdings dem Östrogen entgegen und schützen das Organ vor überschießenden Hormonen. Auch diese, der Schulmedizin seit langem bekannte Stoffgruppe kann man Risikopatientinnen zur Brustkrebsvorsorge empfehlen.

Eine ähnliche Substanz namens Nolvadex wird in den Vereinigten Staaten bereits seit Jahrzehnten zur Nachbehandlung des Mammakarzinoms empfohlen. Allerdings hat dieser Stoff einen gravierenden Nachteil: Er vergrößert die Gebärmutterschleimhaut und führt, während er die Brust schützt, mitunter in der Gebärmutter zum Karzinom. Das war auch der Grund dafür, warum diese Substanz noch keinen Eingang in die allgemeine Brustkrebsvorsorge gefunden hat.

Anders verhält es sich hingegen mit dem Präparat Raloxifen. Dieses schützt nach bisher vorliegenden Daten durch seine antiöstrogene Eigenschaft die Brust, ohne in der Gebärmutterschleimhaut nachteilige Wirkungen zu entfalten. Solche Medikamente gehören zu einer Gruppe von Stoffen, die sich unter dem Sammelbegriff Chemoprävention zusammenfassen lassen. Sie werden nicht nur zur Behandlung von Karzinomen eingesetzt, sondern auch dazu, deren Entstehung zu verhindern.

▶ In Weltgegenden, in denen viel Soja gegessen wird, ist die Brustkrebsrate auffallend niedriger als in Westeuropa und Nordamerika. ◀

Soja, Rotklee oder grüner Tee

Derartige chemopräventiv wirkende Substanzen gibt es möglicherweise auch im Pflanzenreich. Das im Soja und im heimischen Rotklee vorkommende Genistein hat auf die weibliche Brust eine ähnliche Wirkung wie das Nolvadex. Es besetzt den sogenannten Antiöstrogen-Rezeptor, der normalerweise die Hormonkonzentration in der Brust senkt.

Es ist eine imponierende Tatsache, daß in asiatischen Ländern, in denen viel Soja gegessen wird, sowohl das Mamma- wie auch das Prostatakarzinom signifikant seltener auftreten als in Europa oder in Nordamerika. Wandern Menschen aus diesen asiatischen Ländern nach Westeuropa oder Nordamerika aus, dann vermindert sich der schützende Effekt, und ihre Krebsraten nähern sich denen der einheimischen Bevölkerung an.

Das deutet darauf hin, daß hinter dem Effekt weniger eine genetische Disposition, sondern eher Umweltfaktoren und Ernährungsgewohnheiten stecken. Diese Zusammenhänge sind derzeit Gegenstand intensiver Forschungsarbeit. Vorläufig sind sich die Forscher noch nicht darüber im klaren, ob man das Hormon Genistein Frauen nicht schon in der Pubertät anbieten solle. Käme man zu dem Schluß, daß das sinnvoll wäre, dann hätte das eine völlig neue Strategie zur Folge: eine Krebsvorsorge schon in der Pubertät. Die Pubertät ist jene sensible Phase im Leben der Frau, während der in der Brust elementare, spätere Entwicklungen präjudizierende Veränderungen ablaufen.

Eine weitere spannende Substanz aus dem Garten der Natur ist der grüne Tee. Er enthält Substanzen, welche die Neubildung von Blutgefäßen – im Fachjargon Angiogenese genannt – hemmen (siehe dazu auch das Kapitel zur Selbstvorsorge). Die Angiogenese ist für die Versorgung eines Karzinoms essentiell. Damit bekommt der Tumor einerseits Nahrung und Sauerstoff und gewinnt andererseits eine Verbindung zum Blutkreislauf und damit zu allen Körperregionen, um seine Metastasen verbreiten zu können. Schon vor 40 Jahren hatte der US-amerikanische Chirurg Judah Folkman die Idee geboren, den Tumor durch Kappen der Blutversorgung einfach auszuhungern. Und in der Tat gibt es seit kurzem ein erfolgversprechendes Medikament zur Behandlung des Dickdarmkrebses, das auf diesem Wirkprinzip beruht.

Allerdings ist das simple Kappen neu aussprossender Blutgefäße, wie es Folkman propagiert hatte, nicht unproblematisch. Denn der dadurch in der Tumorumgebung entstehende Sauerstoffmangel aktiviert Signalkaskaden, welche von Natur aus eigentlich einen Reparaturvorgang einleiten sollen. Zu diesem Zweck werden Stammzellen aus dem Knochenmark herbeirufen. Aber anstatt lädiertes Gewebe zu reparieren, verstärken die herbeigerufenen Stammzellen trotz Minderversorgung das Wachstum des Tumors.

Wahrscheinlich ist das auch der Grund dafür, warum das Konzept des Tumor-Aushungerns bisher noch nicht ganz den gewünschten Erfolg gebracht hat. Ob die im grünen Tee enthaltenen natürlichen Substanzen das besser bewerkstelligen können, wird derzeit untersucht. Sie scheinen jedenfalls die Neubildung von Blutgefäßen zu unterbinden, so daß es möglicherweise den Tumor aushungert, ohne von anderer Seite eine Unterstützung herbeizuholen, die das Gegenteil bewirkt.

Ärzte, die sich der Schulmedizin verschrieben haben, sollten therapeutisch einsetzbare Substanzen nicht belächeln, weil sie aus dem Kräutergarten der Natur kommen. Man darf schließlich nicht vergessen, daß es unzählige natürliche Stoffe gibt, die mit großem Erfolg zur Bekämpfung von Krankheiten eingesetzt werden. Schon das Aspirin (Salicylsäure), ein Weidenprodukt aus heimischen Bäumen, war über Jahrzehnte das einzige wirksame Mittel gegen Entzündungen. Und letztlich ist auch das Penicillin im Feld der Natur entdeckt worden, genauso wie die zur Behandlung der Herzinsuffizienz einsetzbaren Digitalispräparate oder das wirksame Antikrebsmittel Taxol.

Wenn also von Soja, Rotklee oder grünem Tee als Therapeutika die Rede ist, dann sollten sich Wissenschafter davor hüten, über solche Stoffe nur deshalb hochmütig die Nase zu rümpfen, weil es keine High-Tech-Produkte sind. Im Gegenteil, es gehört zu den faszinierenden Errungenschaften der Molekularbiologie, daß sie imstande ist, Zusammenhänge zu erklären, in denen sich moderne Forschung und jahrhundertealtes Wissen zu einer neuen Wissenschaft verbinden. Und diese Verbindung wird viele Aufgaben lösen, welche in der Medizin bisher als unlösbar erschienen.

Krebs ohne Krankheit

Warum gibt es »schlafende« Tumoren, die sich bei manchen Menschen zu bösartigen Krebsgeschwülsten auswachsen, bei den meisten Menschen aber nicht?

Neue Strategien der Krebsbekämpfung

Krebs erscheint uns heute als die große Geißel der Menschheit, obwohl er das nach medizinhistorischen Gesichtspunkten ganz und gar nicht ist. Denn es erkranken heute viele Menschen nur deshalb an Krebs, weil sie ein Alter erreichen, das der Durchschnittsmensch in früheren Zeiten nicht erreicht hat. Um 1900 lag die durchschnittliche Lebenserwartung eines Mitteleuropäers bei etwa 47 Jahren. Nach Berechnungen der Universität Köln hat ein heute in der Bundesrepublik Deutschland geborener Knabe eine durchschnittliche Lebenserwartung von fast 80 Jahren, ein heute hier geborenes Mädchen eine durchschnittliche Lebenserwartung von 86,5 Jahren.

Krebs ist heute in allen hochentwickelten Ländern die Todesursache Nummer zwei hinter den Herz-Kreislauf-Erkrankungen. Laut Statistik des National Cancer Institute sterben in den USA jährlich etwa 700 000 Menschen an einem Herz-Kreislauf-Leiden und etwa 550 000 an Krebs (Daten aus dem Jahr 2001). Für die Europäische Union liegen die Vergleichsdaten bei 1,2 Millionen Herzkreislauf- und 977 000 jährlichen Krebstoten (Daten aus dem Jahr 2000). Obwohl die Anzahl der Krebserkrankungen aufgrund steigender Lebenserwartung ebenfalls leicht ansteigt, nimmt die Todesrate aufgrund von Früherkennung und verbesserten Therapien beständig ab – in den besten EU-Ländern Finnland und Österreich betrug die Abnahme im Zeitraum 1992–2002 sogar 15 Prozent.

Dieser Befund wird sich aller Voraussicht nach schon in den nächsten Jahren weiter dramatisch verbessern. Denn die Forschung ist im Begriff, völlig neue Strategien zur Krebsbekämpfung zu entwickeln. Einige neue Präparate sind schon auf dem Markt, andere sind in Vorbereitung und völlig neue Strategien wie Stammzellentherapie und Nanotechnologie zeichnen sich für die nächsten Jahre und Jahrzehnte ab. Wenn es den medizinischen Wissenschaften gelingt, den beiden großen Killern unserer Zeit, den Herz-Kreislauf-Leiden und dem Krebs, durch dauerhaft wirksame Behandlungsmethoden ihren Schrecken zu nehmen, rückt die Vision eines rüstigen Alterns ohne die beständige Todesdrohung dieser Krankheiten näher.

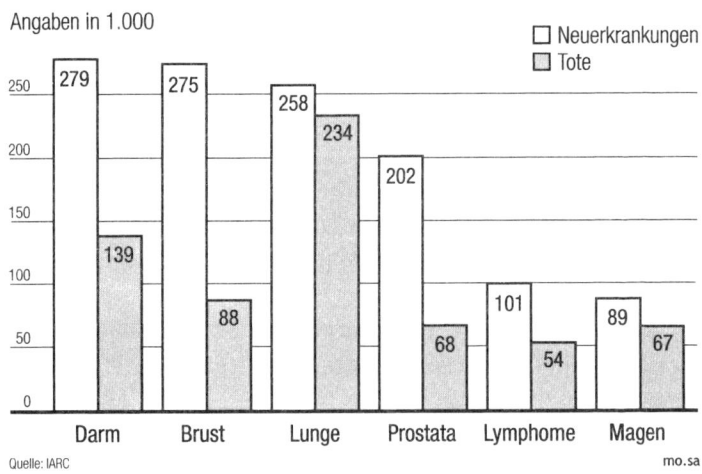

Lungenkrebs ist der häufigste tödlich endende Tumor
Krebsinzidenz und -mortalität in der EU 2004

▶ Viele Menschen tragen ein winziges Krebsgeschwür in ihrem Körper, ohne je in ihrem Leben davon zu erfahren. ◀

Das Bild, das sich die Medizin von der Krebserkrankung macht, hat sich in jüngster Zeit erheblich gewandelt. So gibt es den Begriff des »schlafenden Krebses« und dazu die Kenntnis von Mechanismen, die den Krebs »schlafen« lassen und von anderen, die ihn offenbar aufwecken und zum unbegrenzten Wachstum anregen. Die Wissenschaft ist dabei, diese Mechanismen nach und nach zu entschlüsseln. Und wenn sie dereinst ganz genau wissen wird, was den schlafenden Krebs zum Wachstum erweckt, dann besteht auch begründete Hoffnung, daß sie diese Mechanismen wird ausschalten können. Erste, vielversprechende Ansätze dazu existieren bereits.

Aber bevor wir uns diesen Strategien zuwenden, wollen wir uns mit dem »schlafenden Krebs« befassen.

Im Februar 2004 veröffentlichten Judah Folkman und Raghu Kalluri im Wissenschaftsmagazin »nature« einen bemerkenswerten Artikel unter dem Titel »Krebs ohne Krankheit«. Die beiden US-amerikanischen Forscher gingen darin der Frage nach, ob eventuell natürliche, in unserem Körper vorkommende Stoffe, die das Wachstum von Blutgefäßen hemmen, die meisten von uns vor einer tödlichen Krebserkrankung bewahren. Folkman, Kinderchirurg und Professor für Zellbiologie an der Harvard Medical School in Cambridge, Massachusetts, ist jedem Krebsforscher ein Begriff. Sein Name steht für den Begriff Angiogenese – darunter versteht man die Neubildung von Blutgefäßen.

Dieser Prozeß kommt bei jeder kleinen Verletzung in Gang. Über der Wunde bilden sich Hautzellen, die für ihr Wachstum Nährstoffe benötigen. Daher wachsen mikroskopisch kleine Äderchen in sie ein, die diesen Nährstofftransport besorgen. So entsteht nach und nach eine Wundnarbe. Schon vor mehr als 40 Jahren kam Folkman auf die Idee, daß sich das auch bei einem Krebsgeschwür so verhält, daß der Tumor oder auch dessen Absiedlungen, die Metastasen, nur wachsen können, wenn Blutgefäße in sie einwachsen, um sie mit Nährstoffen zu versorgen. Ohne solche Versorgungsadern würde das Geschwür winzig und harmlos bleiben.

Indem Folkman die Dinge, die andere schon vor ihm gesehen hatten, anders sah, begründete er einen neuen, heute boomenden Forschungszweig. Aber es dauerte Jahrzehnte, bis seine Ideen ernstgenommen wurden. Inzwischen ist die Angiogenese ein Bereich, den Ärzte und medizinische Wissenschafter aus nahezu allen Bereichen im Auge haben. Pro Jahr erscheinen heute oft mehr als 1000 Publikationen allein zu diesem Thema.

Solide Tumoren verfügen im Anfangsstadium noch über keine eigene Blutversorgung. Erst wenn das Volumen des Mikrotumors die Größe von etwa zwei, drei Kubikmillimetern erreicht hat, rufen von ihm ausgesandte Signalstoffe so etwas wie: »Hilfe, ich verhungere, ersticke! Gebt mir Nahrung und Sauerstoff!« Erst dann beginnen die Blutgefäße in der Umgebung des Tumors, in seine Richtung aus- und in ihn einzuwachsen und ihn mit den für sein Wachstum benötigten Nährstoffen sowie mit Sauerstoff zu versorgen.

In dem »Nature«-Artikel gehen Folkman und Kalluri zunächst davon aus, daß viele von uns in ihrem Körper Krebszellen beherbergen, ohne es zu wissen. Tatsächlich zeigen Autopsien von an einem Schädel-Hirn-Trauma verstorbenen Personen, daß manche von ihnen in ihrem Körper mikroskopisch kleine Kolonien von Krebszellen besitzen, sogenannte In-situ-Tumoren, die offenbar lange in diesem Stadium verharren können, ohne zu wachsen. Bei solchen Autopsien stellte sich beispielsweise heraus, daß mehr als ein Drittel aller Frauen zwischen 40 und 50 Jahren, die zu Lebzeiten nie ein Krebsleiden entwickelt hatten, Mikrotumoren in der Brust besaßen. Aber Brustkrebs wird nur bei einem Prozent der Frauen dieser Altersgruppe diagnostiziert. Ähnliche Beobachtungen werden vom Prostatakrebs bei Männern berichtet. Und bei vielen obduzierten Menschen im Alter zwischen 50 und 70 Jahren fanden die Pathologen in der Schilddrüse In-situ-Karzinome, während nur bei 0,1 Prozent der lebenden Menschen dieser Altersgruppe tatsächlich ein Schilddrüsenkrebs diagnostiziert wird. Deshalb rätseln Ärzte und Wissenschafter schon seit langem, warum auf der einen Seite so viele Menschen in ihrem Körper In-situ-Karzinome tragen, ohne je an Krebs zu erkranken und umgekehrt nur eine verhältnismäßig kleine Gruppe von Menschen ein tödlich verlaufendes Krebsleiden entwickelt. Die Erkenntnis, daß viele von uns In-situ-Tumoren in sich tragen, aber nie ein Krebsleiden entwickeln, legt nahe, daß sich diese Tumoren in einer Art Schlafzustand befinden und daß sie irgendwelche Signale benötigen, um sich zu tödlichen Tumoren auszuwachsen. Daher stellt sich die Frage, welcher Art diese Signale sind, und warum viele von uns von diesen Signalen verschont bleiben.

▶ Die medizinische Wissenschaft ist dabei, die Mechanismen aufzuklären, die manche Tumoren »schlafen« lassen, andere aber nicht. Vor allem ist die Medizin bemüht, die Selbstheilungskräfte des Körpers so gegen den Krebs zu mobilisieren, daß dieser gar nicht entsteht oder aus seinem Schlafzustand erwacht. ◀

Die plausibelste Antwort lautet, daß unser Körper selbst dazu in der Lage ist, die Mehrzahl der In-situ-Tumoren am Aufbau einer eigenen Blutversorgung und am Wachstum zu hindern, indem er die diesbezüglichen Signalketten unterbindet. Ohne eigene Blutversorgung wird der Tumor in einen dauerhaften Schlafzustand versetzt. Paradoxerweise steht offenbar die Angiogenese selbst unter der Kontrolle vieler Gene in unserem Körper, von denen bekannt ist, daß sie entweder die Krebsentstehung fördern oder das Tumorwachstum unterdrücken – in diesem Fall sind es sogenannte Tumor-Suppressor-Gene – die gleichen Gene, die sowohl an der Bildung von Krebszellen wie am Schlafzustand von In-situ-Krebszellen beteiligt sind.

Wenn die in diese gegensätzlichen Prozesse involvierten Gene die gleichen sind, erhebt sich erst recht die Frage, warum dann die meisten von uns von einem Krebsleiden verschont bleiben. Zum besseren Verständnis sollten wir Krebs als einen Zustand definieren, der zwei kritische Phasen kennt. In der ersten Phase führen möglicherweise durch genetische Instabilität ausgelöste Gen-Mutationen dazu, daß sich gesunde Körperzellen in Krebszellen verwandeln. Diese nicht zwangsläufig tödliche Phase führt generell zu einem mikroskopischen Tumor, in dem sich die hohe Teilungsrate von Tumorzellen mit der hohen Todesrate von Zellen die Waage halten, daher wächst der Tumor nicht.

Die zweite Phase beinhaltet die Umschaltung zu jenem angiogenen Phänotyp, in dem sich der »schlafende« In-situ-Tumor durch beständige Neubildung von Blutgefäßen in eine unbegrenzt wachsende Masse von Krebszellen verwandelt, die für das Individuum potentiell tödlich ist. Daher muß es in diesem Prozeß entscheidende Steuerungsfaktoren geben, welche die unterschiedliche Fähigkeit von Individuen zur Bildung neuer Blutgefäße und damit zur Entwicklung einer tödlichen Krebserkrankung ausmachen.

Die Progression des Tumorgeschehens hängt entscheidend davon ab, wie stark die vom In-situ-Tumor ausgesandten Wachstumsfaktoren sind, also etwa vergleichbar der Lautstärke seiner Rufe nach Versorgung mit Nährstoffen und Sauerstoff, und wie sehr die individuellen Angiogenese-Abwehrmechanismen des Körpers dagegen halten.*
Diese Inhibitoren zirkulieren entweder im Blut oder stehen in Verbindung mit dem speziellen Körpergewebe.

Die Angiogenese innerhalb des In-situ-Tumors wird gestartet, sobald die diesbezüglichen Stimulatoren die Angiogenese-Abwehr des Wirtskörpers übertrumpfen. Dieses Kippen der Angio-

---

* Die Wachstumsfaktoren sind vor allem FGF, VEGF, IL-8 und PDGF. Zu den dagegen ankämpfenden Angiogenese-Inhibitoren gehören Thrombospondin, Tumstatin, Canstatin, Endostatin, Angiostatin und Interferon Alpha/Beta.

genese-Balance dürfte sowohl mit der genetischen Ausstattung der individuellen Krebszelle wie mit der mikroskopischen Umwelt innerhalb des Tumors zu tun haben. Das würde dann erklären, warum sich Krebs in verschiedenen Individuen mit unterschiedlicher Progression entwickelt und ebenso, warum einige Individuen die tödliche Phase des Krebsleidens erreichen und andere nicht, obwohl sie in ihren Organen Krebszellen tragen.

▶ Menschen mit Down Syndom (Mongolismus) erkranken auffallend selten an Krebs. ◀

Einige bemerkenswerte Erscheinungen in der Natur unterstützen diese Überlegungen. So gibt es etwa bei Menschen mit Down Syndrom (auch Trisomie 21 genannt, im Volksmund »Mongolismus«) eine auffallend niedrige Rate von soliden Tumoren. Eine mögliche Erklärung lautet: Aufgrund einer zusätzlichen Kopie des Chromosoms 21 zeigt das Blut von Personen mit Down-Syndrom einen erhöhten Level an Endostatin, einem körpereigenen Angiogenese-Inhibitor. Umgekehrt zeigen Patienten mit einer spezifischen Abweichung (Polymorphismus) im Endostatin eine erhöhte Rate an Prostatakrebs. Diese Beispiele legen nahe, daß entweder eine Zu- oder eine Abnahme in der Angiogenese-Abwehr das Krebswachstum beeinflussen kann.

Die präventive Onkologie wird in den kommenden Jahren versuchen, den Ruhezustand dieser schlafenden Tumoren, d. s. Frühformen von Malignomen, zu halten und alles zu tun, daß sie nicht »erwachen«. Schon jetzt stehen für diesen Zweck Möglichkeiten zur Verfügung. Während die sogenannten Angiogenese-Hemmer – Medikamente, welche die Blutversorgung des Krebsgeschwürs unterdrücken – sehr erfolgreich erscheinen, derzeit aber noch keine erfolgversprechenden Ergebnisse über eine breitere klinische Anwendung vorliegen, gibt es andere Mittel und Wege, manche Malignome auch ohne operativen Eingriff zum Verschwinden zu bringen.

Neoadjuvante Therapie heißt die Methode. Teils sind die dabei eingesetzten Stoffe Chemotherapeutika, teils Hormone und Antihormone. Obwohl die Medizin vorerst noch nicht zu der Überzeugung gekommen ist, daß man Tumoren, welche aufgrund einer neoadjuvanten Therapie geschrumpft sind, nicht mehr operativ entfernen müsse, ist in diese Richtung möglicherweise schon in naher Zukunft ein Paradigmenwechsel zu erwarten. Denn die gesamte Onkologie der vergangenen Jahrzehnte ist dadurch gekennzeichnet, daß die operativen Behandlungsmethoden immer mehr zugunsten der pharmakologischen und molekularbiologischen Therapien zurückgehen. Besonders eindrucksvoll zeigt sich dieser Trend beim Brustkrebs. Noch vor 20 Jahren wurde die gesamte vom Krebs befallene Brustdrüse operativ entfernt. Heute weiß man, daß in vielen Fällen die Entfernung des Tumorgewebes genügt, um das Krebsproblem zu lösen.

Eine ähnliche Entwicklung zeigt sich auch bei den Lymphknoten. Während die Wissenschaft in den vergangenen Jahrzehnten einhellig die Meinung vertrat, daß bei jedem Mammakarzinom auch gleichzeitig die in der Achselhöhle lokalisierten Lymphknoten entfernt werden müssen, geht die Entwicklung nun in eine andere Richtung: Wissenschaftliche Studien zeigten, daß es genügt, lediglich den ersten Lymphknoten – den Wächter oder auch Sentinel-Lymphknoten – herauszuschneiden und histologisch zu untersuchen. Ist dieser Knoten nicht befallen, so sind auch die hinter ihm liegenden Lymphknoten nicht befallen. Weitere Operationen zur radikalen Entfernung der Lymphknoten sind daher sinnlos.

Besonders problematisch wird es, wenn statt normaler Körperzellen Stammzellen entarten.

Diese beiden, den Umfang der operativen Eingriffe reduzierenden Erkenntnisse sind heute akzeptiertes medizinisches Wissen. Derzeitige Forschungen gehen gerade beim Mammakarzinom noch einen Schritt weiter: Studien sollen klären, ob die vielen Bestrahlungen nach operativer Entfernung des Brustkrebsgewebes wirklich notwendig sind oder ob diese Behandlung nicht während der Operation vorgenommen werden könnte, wodurch man sich viele der im nachhinein vorgenommenen Bestrahlungen ersparen würde.

Das Karzinom scheint nicht eine isolierte Erkrankung, sondern ein Problem des gesamten Organismus zu sein. Offensichtlich kommt es immer wieder dazu, daß einzelne Zellen entarten. Wenn es dem Körper gelingt, die entarteten Zellen in den Zelltod zu führen, kann kein bösartiger Tumor entstehen. Problematischer ist es allerdings, wenn statt der normalen Körperzellen Stammzellen entarten, die eine hohe Lebenserwartung haben und die viele andere Zellen aus sich hervorgehen lassen. Werden solche Zellen bösartig, dann tut sich das Immunsystem äußerst schwer damit, diese zu zerstören oder zu inaktivieren. Dies erklärt auch, warum Karzinome häufig an Orten chronischer Entzündungen entstehen: dort versucht der Körper, Stammzellen – zumeist aus dem Knochenmark – hinzulotsen, um den der Entzündung vorausgehenden Gewebsschaden zu reparieren. Ist der Entzündungsherd allerdings so stark, daß die eingewanderten Stammzellen mit ihrer Reparaturarbeit nicht mehr nachkommen, sondern selbst von der Entzündung befallen werden, so entstehen krebsartige Geschwülste – aus Stammzellen, die besonders resistent gegenüber dem Abwehrsystem des Körpers sind.

Eine Zeitlang, so scheint es, besitzt der Körper die Fähigkeit, Krebsgeschwülste zu eliminieren. Doch nach und nach geht diese Fähigkeit verloren. Möglicherweise ist dafür auch die Alterung des Immunsystems verantwortlich. Denn dieses rekrutiert ja seine Stoßtrupps ebenfalls permanent aus Stammzellenreservoiren, die im Lauf des Alterungsprozesses defizitär werden. Deshalb versucht die Avantgarde der Medizin, Stammzellen im Labor nachzuzüchten, um sie eines Tages gegen verschiedene Krebsarten einzusetzen. Normalerweise werden Krebsabwehrzellen – die dendritischen Zellen – aus Monozyten gebildet. Im Laufe des Alterungsprozesses nimmt das Potential dieser dendritischen Zellen ab. Aber auch eine bösartige Geschwulst ist in der Lage, diese Krebsabwehrzellen zu inaktivieren.

▶ Im Reagenzglas werden Blutzellen in Krebsabwehrzellen verwandelt und anschließend dem Patienten injiziert. ◀

Nun versucht die Medizin, die störenden Einflüsse zu umgehen, indem sie die aus dem zirkulierenden Blut gewonnenen Monozyten im Reagenzglas anreichert, um so deren Umwandlung in krebsabwehrende dendritische Zellen zu unterstützen. Diese in-vitro-gereiften Dendriten werden dann unter die Haut des Patienten injiziert, um so den Körper in seinem Kampf gegen den Krebs zu wappnen. In manchen Forschungszentren werden diese im Reagenzglas gezüchteten Krebsabwehrzellen bereits für den Kampf gegen bestimmte Krebsarten scharf gemacht.

Prostatakrebszellen zum Beispiel haben die Eigenschaft, das Protein PSA in hoher Konzentration freizusetzen. Das PSA-Protein charakterisiert demnach die Prostatakarzinomzelle. Um die künstlich erzeugten Krebsabwehrzellen gegen dieses PSA-Molekül zu sensibilisieren, wird das PSA-Protein als Antigen verwen-

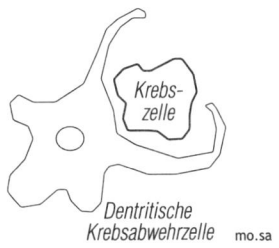

Die dendritische Krebsabwehrzelle umarmt die Krebszelle, zerkleinert sie und setzt dadurch eine Immunabwehr gegen den Krebs in Gang. Solange die dendritischen Zellen gut arbeiten, werden Krebsgeschwülste in unserem Körper zerstört.

det – der Körper wird quasi gegen ein bestimmtes Karzinom geimpft. Eine gleiche Vorgehensweise versucht man auch beim Brustkrebs: In manchen Brustkrebsarten ist das HERneu-Protein als ihm innewohnendes Kennzeichen des Karzinoms in besonders hoher Konzentration zu finden. Auch gegen dieses Protein versucht die Medizin derzeit, Krebsabwehrzellen zu züchten und zu sensibilisieren.

Das Prinzip ist einfach und faszinierend zugleich, wiewohl es noch weiterer Entwicklung bedarf: Stammzellen beziehungsweise Monozyten werden in unreifem Zustand aus dem zirkulierenden Blut gewonnen, gesammelt, konzentriert und dann im Reagenzglas in Krebsabwehrzellen umgewandelt – ein Schritt, den der alternde Körper, vor allem bei gleichzeitiger Anwesenheit mehrerer Karzinome, nicht mehr auszuführen vermag. Um sie noch zusätzlich zu aktivieren, werden diese Krebsabwehrzellen gegen Krebsproteine sensibilisiert, um sie dann, hochaufgerüstet gegen das Karzinom, wieder in den Körper zurückzuführen. Damit verknüpft sich die Hoffnung, daß die Abwehrzellen auch im Alter gegen das Karzinom ankämpfen, wozu der jugendliche Organismus normalerweise mühelos imstande ist.

Präventive Onkologie

Die Krebsmedizin wird sich in den kommenden Jahren verstärkt der Prävention zuwenden, mit dem Ziel, das Karzinom nicht wie bisher möglichst früh zu erkennen, sondern schon seine Entstehung zu verhindern.

Eine neue Krebsvorsorge

Was können die Krebsspezialisten – Onkologen – von den Herzspezialisten, Kardiologen, lernen? Das britische Wissenschaftsmagazin »The Lancet« beantwortete diese Frage im Jahr 2004 mit einem einzigen Wort: die Prävention. Denn während sich der Vorbeugungsgedanke in der Inneren Medizin allmählich durchzusetzen beginnt, ist dieser im Bereich der Krebsmedizin noch nicht ausreichend verbreitet. So propagieren etwa Internisten eine Änderung des Lebensstils. Sie wollen ihre Patienten dazu motivieren, ihr überschüssiges Körpergewicht abzubauen, ihren Blutdruck und ihren Cholesterinspiegel zu senken und darüber hinaus noch weitere Risikofaktoren auszuschalten, um so der Entstehung von gravierenden Herz-Kreislauf-Problemen wie Herzinfarkt, Schlaganfall oder Thrombosen vorzubeugen.

Risikofaktoren sind aber nicht nur im Bereich der Herz-Kreislauf-Erkrankungen, sondern auch für die Entstehung zahlreicher Krebsarten bekannt. Aus einer Fülle von epidemiologischen Untersuchungen lassen sich gefährdete Personengruppen identifizieren, bei denen man Vorsorgemaßnahmen ergreifen könnte, damit das drohende Karzinom entweder zu einem sehr viel späteren Zeitpunkt oder am besten überhaupt nicht auftritt. In den vergangenen Jahrzehnten hat die Früherkennung in der Krebsvorsorge einen zentralen Stellenwert erhalten – und das soll auch so bleiben. In den kommenden Jahren wird zusätzlich ein weiterer Schwerpunkt hinzukommen, nämlich die Prävention, damit es gar nicht soweit kommt, daß ein bösartiges Geschwür entstehen kann.

Entgegen einer weitverbreiteten Meinung betreffen Krebserkrankungen nicht allein jenes Organ, in dem sie auftreten, sondern wahrscheinlich den gesamten Organismus. Sogenannte systemische Störungen, die von Veränderungen im Immunsystem bis zur gestörten Wundheilung reichen, sind in die Entstehung der Krankheit involviert und müssen in Zukunft stärker beachtet werden, wenn es gilt, Krebserkrankungen zu verhindern. Dabei werden in zunehmendem Maße zwei Konzepte herangezogen, ein völlig neues und eines, das die Medizin bereits seit Jahrzehnten kennt.

> ▶ Aus der Lebensgeschichte eines Menschen lassen sich Ratschläge zur Krebsvorbeugung gewinnen. ◀

Bleiben wir vorerst beim altbekannten Konzept: Dazu gehört das Bewußtmachen von Risikofaktoren, von denen bekannt ist, daß sie mit einem erhöhten Krebsrisiko assoziiert sind. Eine durchgemachte Hepatitis oder eine permanente Leberbelastung, beispielsweise durch Alkoholmißbrauch oder durch falsche Ernährung, stellen beispielsweise eine Risikokonstellation für das Leberkarzinom dar. Übergewicht, Diabetes und Bluthochdruck bei der Frau wiederum erhöhen das Risiko eines Endometriumkarzinoms (Karzinom der stark durchbluteten Uterus-Innenwand). US-amerikanische Krebsorganisationen haben aufgrund der ausgewerteten Daten von Hunderttausenden Patientinnen aussagekräftige epidemiologische Modelle entwickelt, welche dabei helfen können, das spezielle Brustkrebsrisiko einer konkreten Patientin zu quantifizieren.

Vor allem für das Mammakarzinom gelten genau bestimmbare Risikofaktoren wie das Alter bei Einsetzen der Monatsblutung (sogenannte Menarche) und bei Einsetzen der Menopause, aber auch die Gewichtszunahme in der Pubertät, die Knochendichte oder bestimmte Hormonkonstellationen. Die Berücksichtigung dieser, mit erhöhtem Brustkrebsrisiko einhergehenden Anamnese-Daten und vor allem die daraus resultierenden Schlüsse werden, vorerst noch auf einfache Weise, dazu beitragen, eine neue Krebsvorsorge zu schaffen, eben jene präventive Onkologie.

Das angesehene britische Fachjournal »The Lancet« legt der Medizin nahe, darüber hinaus noch einen anderen, völlig neuen Weg in der Krebsvorsorge zu beschreiten, nämlich die Ausnutzung bestimmter genetischer Marker zur Erfassung von Risikogruppen. Daß auch Karzinome genetisch bedingt sein können, ist lange bekannt. So gibt es beispielsweise Familien, in denen Prostata-, Brust- oder Darmkrebs gehäuft auftreten. Bei allen drei genannten Krebsarten kennt man inzwischen einige der konkreten Genveränderungen, die für eine derartige Vererbung der Neigung zu dieser Krankheit verantwortlich sein können. Man weiß heute auch, daß es neben den selten vorkommenden Spontanmutationen noch einen anderen Faktor für ein erhöhtes beziehungsweise auch für ein eher niedriges Krebsrisiko gibt: die sogenannten Polymorphismen, das sind Genvarianten, die von Mensch zu Mensch in unterschiedlicher Form vorkommen.

Der menschliche Körper besitzt etwa 38000 Gene. Jedes Gen ist im großen und ganzen bei allen Menschen gleich – allerdings nicht absolut. Man könnte es mit einem Saal vergleichen, in dem sich 1000 Menschen befinden. Jeder dieser Menschen besitzt eine Nase, die unschwer als solche identifizierbar ist, weil der Mensch eben eine bestimmte Form von Nase besitzt. Trotzdem ist keine dieser Nasen wie die andere. Es gibt kleine Nasen, große Nasen, Stupsnasen, Spitznasen, Hakennasen, Trompetennasen – und selbst das sind nur grobe Gruppen, welche die feinen Unterschiede noch gar nicht bezeichnen.

Und so ähnlich ist es mit den menschlichen Genen: neben der grundsätzlichen Anordnung der Basensequenz, aus der dann das jeweilige Protein kodiert wird, weist die DNA winzige Unterschiede auf. Und diese winzigen Unterschiede kommen zu einem bestimmten Prozentsatz in einer Bevölkerung vor, etwa so wie die relativ kleine Population von Frauen, die eine Trompetennase besitzt. Man schätzt die Zahl dieser Genvarianten auf insgesamt 300 000. Nicht alle, aber manche dieser Unterschiede sind auch von funktioneller Bedeutung. Das heißt, das aus der jeweiligen Genvariante hervorgehende Protein ist so verändert, daß daraus auch eine unterschiedliche Funktion resultiert.

Das hat auch für die Entstehung von Karzinomen Bedeutung: Es gibt Genvarianten, die im Zusammenhang mit manchen Krebsarten auffällig oft anzutreffen sind. Umgekehrt gibt es aber auch Genvarianten, die vor bestimmten Karzinomen schützen. Diese Genvarianten genau zu erforschen, um daraus Schlüsse für eine besondere Krebsvorsorge ziehen zu können, wird eine der vordringlichsten Aufgaben der Medizin in den nächsten Jahrzehnten sein. Viele Menschen schreckt derzeit noch der Gedanke an Genuntersuchungen. Aber wenn dadurch eine Krankheitsvorsorge möglich wird, werden immer mehr Menschen diese Untersuchungen als vorteilhaft erkennen.

Das Prostatakarzinom

Der Prostatakrebs ist seit Mitte der neunziger Jahre die häufigste Tumorart bei Männern, er hat Lungen- und Darmkrebs deutlich überholt. Jedes Jahr erkrankt etwa einer von 1000 Männern an diesem Tumor. Die Todesrate steigt seit den siebziger Jahren kontinuierlich an. Einer der wesentlichen Gründe für diesen Anstieg ist die steigende Lebenserwartung. Weil die Männer immer älter werden, erleben sie heute eine Krankheit, die in den vorherigen Generationen wegen geringerer Lebenserwartung oft gar nicht zum Ausbruch kommen konnte. Der ungesunde Lebensstil mit überreichlicher Nahrungsaufnahme und zu wenig Bewegung tragen das Ihre dazu bei.

> Künftig werden Männer schon im Lauf ihres viertes Lebensjahrzehnts Vorbeugemaßnahmen gegen den Prostatakrebs ergreifen.

Die Urologen trachten danach, eine eventuelle bösartige Wucherung der Prostata möglichst schon im Frühstadium zu erkennen, weil die Erkrankung bei früher Intervention erfahrungsgemäß heilbar ist. Bis heute gilt die operative Entfernung des Tumors als Mittel der Wahl, wobei versucht wird, die Nervenbahnen zu erhalten, damit die gefürchteten Folgewirkungen wie Impotenz und Inkontinenz möglichst nicht eintreten.

Heute wird jeder Mann ab 40, der zum Routinecheck einen Urologen aufsucht, auf Anzeichen eines entstehenden Prostatakarzinoms hin untersucht.

Dem Arzt stehen dafür im wesentlichen zwei Mittel zur Verfügung: der rektal eingeführte, tastende Finger, um eine eventuelle Vergrößerung und Verhärtung der Vorsteherdrüse abzuklären, und der sogenannte PSA-Test, mit dem das Vorhandensein von prostataspezifischen Antikörpern (abgekürzt PSA) im Blut gemessen wird. Zwar wissen die Urologen um die Problematik dieses Tests, aber es steht derzeit kein anderer Test zur Verfügung.

Normalerweise geben die Urologen Entwarnung, wenn sie – altersabhängig – weniger als zwei bis vier Nanogramm des Proteins in einem Milliliter Blut finden. Daß diese Entwarnung oft leichtfertig gegeben wird, zeigt eine im Mai des Jahres 2004 im »New England Journal of Medicine« veröffentlichte Studie: So fand sich bei einer Kontrollbiopsie bei jedem sechsten Mann mit unauffälligem PSA-Test doch ein Tumor. »Anscheinend gibt es keinen

Wert, der anzeigt, daß kein Krebsrisiko besteht«, resümierte der Studienautor Ian M. Thompson, Chefurologe am Health Science Center der University of Texas in Houston.

Umgekehrt muß ein erhöhter PSA-Wert noch lange nicht bedeuten, daß sich ein Tumor gebildet hat: Auch eine harmlose Entzündung, lustvoller Sex oder eine anstrengende Radtour können den PSA-Wert erhöhen. Der Verzehr einer Portion Ketchup kann ihn überraschend wieder senken. Erfahrene Urologen sind deshalb dazu übergegangen, mit einer Biopsie noch zu warten und den PSA-Test sicherheitshalber nach einigen Wochen zu wiederholen.

Doch auch die Biopsie hat ihre Tücken. Bei sechs von zehn Männern ist der Befund negativ. Aber das heißt keineswegs, daß sich kein Tumor gebildet hat. Die Hohlnadel, die von verschiedenen Seiten mehrmals durch den Mastdarm in die Vorsteherdrüse eingeführt wird, um daraus Gewebeproben zu entnehmen, kann die oft nur ein, zwei Millimeter großen Mikrotumoren auch verfehlen und so einen falsch-negativen Befund liefern. Dazu kommt das mit der Biopsie verbundene Komplikationsrisiko mit Blutspuren im Samenerguß oder im Harn oder der Gefahr einer Infektion. Darüber hinaus besteht die Gefahr, daß ein schlafender Tumor erst durch die Biopsie »aufgeweckt« wird. Denn schon seit längerem ist bekannt, daß die Neubildung von Blutgefäßen durch operative Eingriffe stimuliert wird. Außerdem werden dabei Genkaskaden in Gang gesetzt, die vom Körper zur Metastasenbildung mißbraucht werden.

> Operative Eingriffe regen die Neubildung von Blutgefäßen an und können daher einen »schlafenden« Tumor aufwecken. ◀

Eine im Jahr 2003 im Medizinjournal »The Lancet« publizierte Arbeit hat diese Befürchtung eindrucksvoll bestätigt. Im Rahmen dieser Studie wurden Brustkrebsreste, die von der Erstoperation nicht erfaßt worden waren, nachoperiert und das Gewebe mit dem bei der Erstoperation entfernten Gewebe verglichen. Bei einem

Großteil der Patientinnen hatte sich der Zelltyp in der Zwischenzeit verändert und war deutlich aggressiver geworden. Daß dies auch bei der Prostatabiopsie so sein könnte, hatte der streitbare deutsche Krebsarzt Julius Hackethal schon vor 20 Jahren befürchtet, der die damals so medienwirksamen Begriffe vom »Haustierkrebs« und vom »Raubtierkrebs« prägte.

Bei etwa zwei Prozent der positiv PSA-getesteten Patienten wird bei der Biopsie tatsächlich ein Tumor gefunden (während er bei fast 14 Prozent der Getesteten übersehen wird). Aber selbst im Fall eines positiven Biopsie-Befundes ist das Dilemma der Urologen noch nicht zu Ende. Denn grob gesprochen, findet man in der Prostata zwei Arten von Tumoren. Die eine Art wächst relativ rasch und verursacht bald Probleme wie Harnstau und Schmerzen beim Urinieren. Die andere »schläft« und wächst, wenn überhaupt, nur sehr langsam, so daß sie zu normalen Lebzeiten eines Mannes keine Probleme bereiten würde. Jeder Mann bekommt Prostatakrebs, wenn er nur lange genug lebt. Aber nur 225 von 100 000 Männern im Alter von 65 Jahren sterben daran.

Prävention – das eigentliche Mittel der Wahl

Angesichts der beschriebenen Problematik bei einem Karzinom, das einerseits die häufigste Krebserkrankung des Mannes darstellt, andererseits aber bei relativ niedriger Mortalitätsrate doch vielfache Probleme bereitet, wäre die Prävention das eigentliche Mittel der Wahl. Gerade beim Prostatakrebs wird sie schon bald ein gangbarer Weg sein.

Prävention erscheint in der Krebsmedizin vor allem auch deshalb besonders sinnvoll, weil bösartige Erkrankungen nicht von einem Tag auf den anderen entstehen. Es handelt sich dabei oft um einen über Jahrzehnte ablaufenden Prozeß, der für die Intervention genügend Zeit läßt. Dazu kommt noch, daß viele, ja möglicherweise alle Menschen eine Anlage zum Krebs in sich tragen, aber nicht bei jedem die Erkrankung auch tatsächlich ausbricht. Bei manchen Menschen »schläft« der Krebs über Jahrzehnte, ohne jemals aufzuwachen (siehe auch Kapitel »Der schlafende Krebs«). Während dieser Zeit sind Vorbeugemaßnahmen naturgemäß von besonderer Bedeutung. Beim Prostatakrebs umso mehr, als sich bei dieser Erkrankung das »Schlafen« des Krebses auf besonders eindrucksvolle Weise zeigt.

▶ Ein 50jähriger Mann trägt das sogenannte Lifetime-Risiko für das Prostatakarzinom mit immerhin 42 Prozent in sich. Das heißt, bei einem 50jährigen Mann besteht eine 42prozentige Wahrscheinlichkeit – das ist annähernd bei jedem zweiten Mann in dieser Altersgruppe –, daß er im Laufe seines weiteren Lebens an einem Prostatakarzinom erkrankt. Tatsächlich sterben aber nur drei Prozent der Männer über 50 an einem Prostatakarzinom. Sowohl das tatsächliche Erkrankungs- wie das Sterberisiko sind also um vieles niedriger als es die statistische Wahrscheinlichkeitsrechnung vermuten läßt. ◀

Schwedische Studienergebnisse stimmen nachdenklich

Damit ein Prostatakarzinom vom schlafenden (»in situ«) ins bösartige Stadium übergeht, bedarf es offenbar einer Reihe von Faktoren, wie eine schwedische Studie zeigt, die zu heftigen Debatten unter Experten geführt hat. Hunderte Männer, bei denen man eine bestimmte Form des Prostatakarzinoms diagnostiziert hatte, wurden mit ihrem Einverständnis in zwei Gruppen unterteilt: Während man bei der einen Gruppe eine radikale operative Entfernung der Prostata vornahm, beschränkte man sich bei der zweiten Gruppe auf bloße Beobachtung ohne jede Behandlung. Bei der Überprüfung nach sechs Jahren zeigte sich, daß die Todesrate in beiden Kollektiven nahezu gleich war, also sowohl in der Gruppe der Radikaloperierten wie in jener Gruppe, bei der man auf eine Behandlung verzichtet hatte. Das soll freilich noch nicht heißen, daß Prostatakarzinome nicht operiert werden sollten. Allerdings zeigt die schwedische Studie auf sehr anschauliche Weise, daß für Ausbruch und Virulenz des Prostatakarzinoms Faktoren maßgeblich sind, die möglicherweise günstig beeinflußt werden können, was die Notwendigkeit der Prävention einmal mehr unterstreicht. Vor kurzem wurden die 10-Jahres-Daten dieser Studie veröffentlicht, nach denen in der nicht operierten Gruppe doch mehr Todesfälle zu verzeichnen waren als in der operierten. Allerdings ist die Signifikanz schwach und der Unterschied, den man in Fällen der Nichtoperation erwarten würde, keineswegs dramatisch.

Die Entstehung des Prostatakarzinoms zieht sich über mehrere Jahre. Das normale Prostataepithel (Zellschicht im Drüsengewebe) beginnt sich – oft schon in der vierten oder fünften Lebensdekade – zu verändern, und zwar in das sogenannte proliferative inflammatorisch atrophe Epithel, aus dem dann – wieder nach Jahren – eine sogenannte intraepitheliale Neoplasie hervorgeht, aus der dann wiederum nach Jahren das Prostatakarzinom entsteht.

Die proliferative inflammatorische Atrophie ist durch zwei Veränderungen gekennzeichnet, die häufig dem Jahrzehnte später auftretenden Prostatakarzinom vorausgehen. Das Prostataepithel selbst wird dünner (daher die Bezeichnung Atrophie = Gewebeschwund), zugleich breiten sich im Prostatagewebe Entzündungsprozesse aus. Entzündungsreaktionen scheinen aber nicht nur für die Reparatur von lädiertem Gewebe von Bedeutung zu sein. Wie man mittlerweile weiß, sind sie auch an der Entstehung von bösartigen Wucherungen (Malignomen) in der Prostata, in der Leber, im Magen und wahrscheinlich auch in der Brust beteiligt. Karzinome sind möglicherweise pervertierte Reparaturzellen, die einen chronischen Schaden im Gewebe nicht mehr wiedergutmachen können, sondern sich in ein Karzinom verwandeln. Auch das ist ein wichtiger Aspekt der Vorsorgemedizin: Man sollte alles unternehmen, um chronische Entzündungen zu reduzieren oder zu verhindern, da sie sich in jedwedem Organ zu einem Malignom auswachsen können.

Freie Radikale

Zu den besonderen Feinden unseres Körpergewebes zählen die freien Radikale. Das sind besonders reaktionsfreudige Sauerstoffverbindungen, welche im oxidativen Stoffwechsel entstehen und eine Vielzahl zellulärer Strukturen schädigen. Sie spielen unter anderem eine entscheidende Rolle bei der Entstehung der Arterienverkalkung. Freie Radikale bilden sich vorzugsweise durch Zigarettenrauchen, andere Umweltgifte, Bestrahlung oder auch bei länger andauernder, intensiver körperlicher Belastung. Ihre Gefährlichkeit besteht vor allem darin, daß sie chronische Entzündungsprozesse hervorrufen, die sich später in ein Karzinom verwandeln können. Dieser, sich über Jahre hinziehende Prozeß unterstreicht die Chancen, die sich für präventive Eingriffe bieten.

> Die Entzündung entpuppt sich immer mehr als Wegbereiter bösartiger Gewebsveränderungen. Daher werden Entzündungshemmer Hochkonjunktur haben.

In der Prostata spielen diese Rolle wahrscheinlich jene freien Radikale, die sich aus dem Stickmonoxid bilden, jenem Gas, das auch für die Erektion des männlichen Gliedes mitverantwortlich ist. Stickmonoxid ist ein uralter Neurotransmitter, also ein Botenstoff des Nervensystems, der nicht nur viele wertvolle Funktionen im Körper erfüllt, sondern sich auch in ein, für die Prostata schädliches, freies Radikal verwandeln kann. Die Prostata verfügt freilich über ein geniales Abwehrsystem in Form spezieller Enzyme, welche die Fähigkeit besitzen, die mit dem Blut herantransportierten krebserregenden Stoffe (Karzinogene), aber auch die unter anderem aus dem Stickmonoxid gebildeten Radikale zu deaktivieren.

Eines dieser Enzyme mit Polizeifunktion ist die im Prostatagewebe in hoher Konzentration vorhandene Glutathion-S-Transferase, welche heranströmende Karzinogene und freie Radikale vom Angriff auf die Prostataepithelzellen abhält. Doch mit zunehmendem Alter verliert das Prostatagewebe die Fähigkeit, diese Polizisten in ausreichendem Maße zu rekrutieren und zu beschäftigen. Dadurch entsteht eine Disbalance. Die freien Radikale nehmen stark zu und zerstören die ausgeklügelten Steuerungssysteme der Zelle, wodurch jene bereits erwähnte intraepitheliale Neoplasie entsteht, welche das letzte Vorstadium auf dem Weg zum Prostatakarzinom bildet.

Möglicherweise spielen dabei auch Stammzellen aus dem Knochenmark eine Rolle. Diese wollen dem lädierten Prostatagewebe zu Hilfe kommen und es reparieren, beziehungsweise erneuern, werden aber vor Ort von den bereits reichlich gebildeten Radikalen überwältigt, so daß aus ihnen letztlich Karzinomzellen entstehen.

Das im männlichen Genitaltrakt in hoher Konzentration vorhandene Stickmonoxid kann sich zusammen mit dem äußerst reaktionsfähigen Sauerstoff verbinden, wodurch der biochemische Stoff Peroxinitrit entsteht. Dieser ist ein besonderer Feind jeder Zelle und natürlich auch der Vorsteherdrüse. Erstaunlicherweise ist es die ansonsten als schädlich geltende Harnsäure, die in hochkonzentrierter Form imstande ist, diese Entwicklung zu verhindern, beziehungsweise zu verlangsamen. Auch das Glutathion selbst ist eine Schutzsubstanz, welche die Bildung des gefährlichen Peroxinitrits unterdrückt.

Unbeantwortet bleibt freilich die Frage – und dies wäre für die Vorbeugung von großer Bedeutung – warum die Abwehrmechanismen der Vorsteherdrüse schwächer werden, so daß sie die Fähig-

keit verlieren, die freien Radikale zu eliminieren. Dem Alterungsprozeß kommt dabei eine Schlüsselrolle zu – schließlich ist das
Prostatakarzinom eine bösartige Erkrankung der zweiten Lebenshälfte. Die Glutathion-S-Transferase besitzt naturgemäß auch ein
Gen, das für die Transkription und für die Synthese dieses speziellen Enzyms verantwortlich ist. Dieses Gen wird im Lauf der Zeit
inaktiviert, indem sich ein sogenannter Methylrest (ein Kleinmo-
lekül mit der Bezeichnung CH3) in seiner Nachbarschaft an die
DNA hängt. Dadurch kann das für die Prostata lebenswichtige Enzym nicht mehr in ausreichender Menge hergestellt werden.

▶ Das Penicillin der Gene heißt Methylrest. Es schützt den Körper vor den Aktivititäten von Fremd-DNA, läßt den Organismus
aber auch altern. ◀

Diese Methylierung ist ein Mechanismus, der den Schlüssel für
das Verständnis vieler biologischer Vorgänge enthält. Normalerweise kann man den Methylrest als Penicillin der Gene bezeichnen. Denn im Laufe des Lebens macht unser Körper mit vielen
Viren Bekanntschaft, die unser Genom infizieren, indem sie ihre
DNA-Bausteine unseren Genen einverleiben. Das würde zu einem
fürchterlichen Desaster führen, hätte unser Körper nicht Mittel
und Wege zur Verfügung, die Fremd-DNA zu entfernen, beziehungsweise zu inaktivieren. Diesen Job erledigt der Methylrest,
der sich von außen an die Fremd-Gen-Abschnitte heftet, worauf
diese inaktiviert werden und ihre Gefährlichkeit verlieren.

Während des Alterungsprozesses ist der Körper intensiv be-
strebt, Methylreste an die DNA zu hängen, um die Aktivität von
dort eingenisteter Fremd-DNA zu verhindern. Dabei passiert es allerdings auch, daß sich Methylreste an Genabschnitte verirren, die
normalerweise von großer Wichtigkeit für unseren Körper sind.
Die Folge davon ist, daß nicht nur fremde Virus-DNA inaktiviert
wird, sondern auch körpereigene Genabschnitte, weshalb deren
Funktion dem Körper vorenthalten wird. Mitunter trifft diese In-

aktivierung durch Methylreste auch jene Polizisten, welche die Zelle gegen Krebszellen schützen. Das ist bei der Entstehung des Prostatakarzinoms der Fall. Dabei werden Gene, welche für die Bildung der Glutathion-S-Transferase verantwortlich sind, durch Methylierungsvorgänge inaktiviert. Dadurch bekommen freie Radikale die Überhand und beginnen ihr böses Spiel in der Vorsteherdrüse. Das führt zur Entstehung jener intraepithelialen Neoplasie, die, wie wir bereits wissen, die letzte Vorstufe zum Prostatakarzinom darstellt.

Aber auch andere Wächtermoleküle entwickeln im Laufe des Alterungsprozesses Defizite, welche die Entartung der Zelle erst ermöglichen. So etwa das p27, das eine wichtige Rolle in der Zellregulation spielt und mit großer Umsicht über das Wohl der Zelle wacht. Sobald seine Funktion durch den Alterungsprozeß gestört ist, fehlt eine wichtige Hürde auf dem Weg zum Karzinom. Diese konkreten Schritte der Krebsentstehung mögen für den Nichtmediziner schwer durchschaubar und verwirrend sein. Für das hier notwendige Verständnis signalisieren sie aber eines: daß ein Krebs nicht von heute auf morgen, sondern in mehreren Schritten und über einen längeren Zeitraum entsteht. Und daß normalerweise genügend Zeit bleibt, um seiner Entstehung entgegenzutreten, vorausgesetzt, wir kennen die Risikogruppen, in denen Prävention in besonderem Maße sinnvoll erscheint; und vorausgesetzt, wir kennen die Mittel und Wege, um die Krebsentstehung zu verhindern.

Die Schatztruhe von Mutter Natur

Das Glutathion ist möglicherweise eines jener Moleküle, welche in Zukunft von der Krebsmedizin zur Prävention eingesetzt werden können. Dieses Glutathion verhindert, daß der überall im Körper vorhandene Entzündungsauslöser, der sogenannte »Nukleäre Faktor kappa B«, aktiviert wird. Damit wirkt Glutathion einerseits gegen die Entstehung von Entzündungsprozessen, andererseits aber wahrscheinlich auch gegen die Krebsentstehung. Wichtig dabei ist das Verständnis, durch welche biochemischen Vorgänge Glutathion in der Zelle gebildet wird. Eine Schlüsselrolle kommt dabei der Alpha-Liponsäure zu. Entsprechende wissenschaftliche Studien, die diese Vermutung belegen, stehen zwar noch aus. Aber schon die nächsten Jahre werden zeigen, ob sich diese Substanz zur Krebsvorbeugung einsetzen läßt. Die bisher vorliegenden experimentellen Daten sprechen dafür.

Daneben gibt es noch eine weitere Substanz, welche ebenfalls die Bildung von Glutathion-S-Transferase anregt, nämlich das Epigallokatechingallat – Bestandteil des grünen Tees. Daß dem grünen Tee in der Krebsvorsorge eine gewisse Bedeutung zukommt, vermutet man seit vielen Jahren. Welche genauen Mechanismen aber eine eventuelle Wirkung ausmachen, blieb der Wissenschaft lange verborgen. Neueste pharmakologische Daten zeigen, daß der Hauptbestandteil des grünen Tees, das Epigallokatechingallat, in der Lage ist, die Bildung der Glutathion-S-Transferase anzuregen. Vielleicht wird auch auf dieser Basis die Prostatakarzinom-Prävention in absehbarer Zukunft möglich sein.

Darüber hinaus gibt es noch andere Stoffgruppen in der Warteschlange, die möglicherweise für die Krebsvorsorge beim Prostatakarzinom herangezogen werden können. Dabei versucht die Wissenschaft, das Übel an der Wurzel zu packen, indem sie sich die Frage stellt, wie die durch übermäßig vorhandene Methylreste herbeigeführte Inaktivierung – beispielsweise der Glutathion-S-Transferase – verhindert oder wieder rückgängig gemacht werden könnte. Die Antwort auf diese Frage wird um so wichtiger, als die Glutathion-S-Transferase, ähnlich wie in der Prostata, wohl auch die Zellen des Dickdarms vor Entzündungsprozessen und Krebs schützen kann, sofern ihr Gen nicht vorzeitig methyliert und damit inaktiviert wurde.

Nach bisherigen experimentellen Untersuchungen scheint die einfache Buttersäure in der Lage zu sein, die Glutathion-S-Transferase zu reaktivieren, indem sie die übermäßige Methylierung des

Glutathion-S-Transferase-Gens verhindert. Eine ähnliche Wirkung hat auch das Prokainamid, ein Stoff, der normalerweise zur Behandlung von Herzrhythmusstörungen eingesetzt wird. Das Prokain hebt die Blockierung des Glutathion-S-Transferase-Gens auf – und möglicherweise wird es deshalb in die Liga jener präventiven Medikamente vorstoßen, die man schon in naher Zukunft zur Vorbeugung des Prostatakarzinoms oder auch des Dickdarmkrebses einsetzen wird.

Kann UV-Strahlung nicht nur krebsfördernd, sondern auch krebshemmend wirken?

Auch das ultraviolette Licht scheint – mit Maß und Ziel konsumiert – einen ähnlichen Effekt wie das Prokainamid zu haben: Es wirkt der übermäßigen Methylierung der DNA entgegen.

In der Vergangenheit haben Dermatologen wiederholt vor den Folgen übermäßigen und daher schädlichen Genusses des Sonnenlichts gewarnt. Mäßig genossen hat das für uns lebenswichtige Sonnenlicht aber auch sehr günstige Effekte. Dafür spricht das Nord-Süd-Gefälle bei manchen Malignomen wie dem Brustkrebs oder dem Prostatakarzinom. Die häufigsten Erkrankungsfälle kommen im sonnenarmen Norden vor, je weiter man in den Süden kommt, desto geringer ist die Verbreitung von hormonabhängigen Karzinomen.

Die Sonnenstrahlung kann den Krebsschutz über das durch sie aktivierte Vitamin D aufbauen. Dieses reguliert sowohl in der Brust wie im Darm und in der Prostata das Zellwachstum, wodurch die Entstehung von Krebszellen verhindert wird. Durch die Sonnenstrahlung werden in der Haut vermehrt die Vorläufermoleküle des Vitamin D bereitgestellt. Das könnte eine Erklärung dafür sein, daß Arbeiten in frischer Luft und Sonnenexposition tatsächlich einen krebsvorbeugenden Effekt haben. Allerdings be-

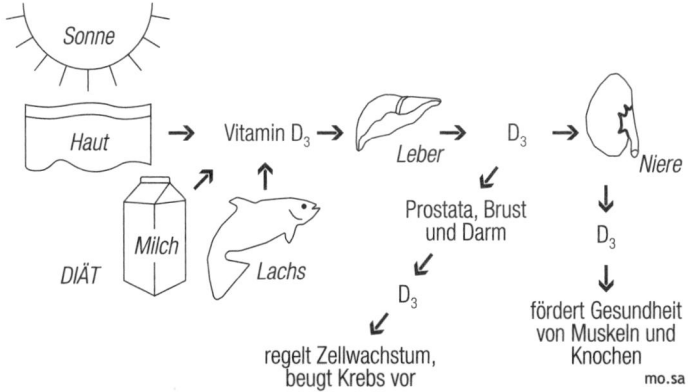

Vitamin D wird in Prostata, Brust und Darm gebildet und schützt vor Krebs

stimmt auch hier die Dosis, ob das Heilmittel zum Gift wird: Übermäßige UV-Strahlung führt bekanntlich zum aggressiven Hautkrebs Melanom, wirkt also nicht krebshemmend, sondern krebsfördernd.

Eine andere Wirkungsschiene des Vitamin D verläuft möglicherweise über die Veränderung des epigenetischen Codes. Unter diesem Code versteht man eine Zusatzinformation, die gewissermaßen ein Anhängsel der in den Genen enthaltenen Basisinformation darstellt. Eine solche Zusatzinformation dient beispielsweise dazu, das jeweilige Genom und die Zelle zu schützen. Wenn diese Zusatzinformation durch ein übermäßig verabreichtes »Genom-Penicillin« – nach Virusbefall – irrtümlich inaktiviert wurde, dann ist das Vitamin D offenbar imstande, diesen Vorgang wieder rückgängig zu machen und die genetische Zusatzinformation zu reaktivieren. Das Sonnenlicht stellt also unter Umständen die normalen Methylierungsmuster wieder her und kann wahrscheinlich auf diese Weise den Grundlagen der Krebsentstehung entgegenwirken.

213

Präventive medikamentöse Krebsbekämpfung nicht mehr fern

Die Methylreste sind, wie wir gesehen haben, für die Steuerung der Gene von großer Bedeutung. Diese Methylreste stehen ihrerseits mit zwei in unserem Körper vorkommenden Aminosäuren in Verbindung, die ebenfalls bei der Aktivierung, beziehungsweise auch Deaktivierung von Genen eine Rolle spielen – Homocystein und Methionin. Das Verhältnis der beiden Stoffe zueinander entscheidet über die Aktivierung oder Inaktivierung von Genen, wobei auch die Inaktivierung mitunter wichtig sein kann, vor allem, wenn es sich um Fremd-DNA-Bestandteile handelt, die, wie wir oben schon erläutert haben, beispielsweise durch Viren in unser Genom eingeschleust werden können. Einem Enzym mit der schwer verdaulichen Bezeichnung Methylentetrahydrofolatreduktase kommt in diesem Zusammenhang große Bedeutung zu: Es stellt die richtige Balance zwischen den beiden Aminosäuren Homocystein und Methionin her und hat damit eine wichtige regulatorische Funktion bei der Aktivierung beziehungsweise Deaktivierung von Genen.

Die genaue Kenntnis dieser Zusammenhänge wird die Krebsmedizin in die Lage versetzen, präventive Medikamente zu entwickeln. Und je mehr Mittel und Wege der Medizin dafür zur Verfügung stehen, desto wirksamer wird sie diese Prävention betreiben können. Sicher ist jedenfalls schon heute, daß die präventive Onkologie in den kommenden Jahren boomen wird und daß die Medizin bei immer mehr Krebsarten präventiv wird eingreifen können. Für die Prävention des Prostatakarzinoms stehen schon heute einige Substanzgruppen in der Pipeline, andere sind bereits durch große klinische Studien getestet und für gut befunden worden.

▶ Auch für die Entwicklung neuer Arzneimittel wird künftig verstärkt die Devise »Vorbeugen« gelten. ◀

Vor allem von chirurgisch tätigen Medizinern wird die Vorbeugung nicht wirklich ernstgenommen, vielleicht deshalb, weil sie fälschlicherweise glauben, daß es dafür nicht ausreichend klinische Daten gebe. Gerade für das Prostatakarzinom stehen Untersuchungen zur Verfügung, deren Resultate in höchst renommierten Journalen veröffentlicht wurden. Eine dieser Arbeiten, erschienen im »New England Journal of Medicine«, ging zunächst von der prinzipiellen Fragestellung aus, ob man bei Rauchern durch Verabreichung von Vitamin E die Entstehung des Bronchuskarzinoms (eine Lungenkrebsart) verhindern könnte. Die Arbeit erfüllte alle von einer seriösen wissenschaftlichen Studie verlangten Kriterien. Dabei kam etwas ganz anderes ans Tageslicht, als man ursprünglich angenommen hatte.

Radikalenfänger kontra Krebs

Vitamin E, so zeigte die Untersuchung, schützt Raucher keineswegs vor einem Bronchuskarzinom, ganz im Gegenteil, es scheint, als würde das Krebsrisiko nach Einnahme hoher Dosen Vitamin E noch vergrößert. Ganz nebenbei entdeckte man ein spannendes Detail, nach dem man gar nicht gesucht hatte: In jener Probandengruppe, die Vitamin E verabreicht bekam, traten deutlich seltener Prostatakarzinome auf.

Was war der Grund dafür?

Tokopherol, so heißt der Vitamin-E-Wirkstoff, ist als sogenannter Radikalenfänger bekannt. Der Stoff scheint in der Prostata tatsächlich jene Feinde abzuwehren, welche die Zellen so verändern, daß diese schließlich entarten. Gefährdeten Männern kann daher mit gutem Recht zur Einnahme von Vitamin E geraten werden, weil die präventive Wirkung dieses Stoffes gegen das Prostatakarzinom erwiesen ist.

▶ Ähnlich wie das Vitamin E beugt auch das Spurenelement Selen dem Prostatakarzinom und anderen Krebsarten vor. Studien deuten nicht nur einen Zusammenhang zwischen Selenmangel und Bluthochdruck sowie verschiedenen Herzkrankheiten an, sondern auch eine Verbindung zwischen Selenmangel und der Häufigkeit von Krebserkrankungen wie etwa Leber-, Darm- und Lungenkrebs. Selen wird aber auch zur Vorbeugung von Hautkrebs sowie neuerdings auch von Prostatakrebs verabreicht. Es wird damit zu einem wichtigen Stoff der präventiven Onkologie.

Darüber hinaus gibt es einen weiteren, in der Natur vorkommenden Stoff, der imstande ist, freie Radikale im Körper zu binden: das in der Haut der Tomate oder auch im Ketchup enthaltene Lycopin. Denn Tomaten sind während ihrer gesamten Entwicklungs- und Reifezeit in hohem Maße dem Sonnenlicht und der damit verbundenen UV-Strahlung ausgesetzt. Daher haben sie im Lauf der Evolution Strategien entwickelt, um freie Radikale binden zu können: Diese Funktion erfüllt das Lycopin. Auch im menschlichen Körper wirkt dieser Stoff als Radikalfänger, was sich besonders günstig auf die Prostata auswirkt. Das zeigt sich beispielsweise darin, daß sich durch vermehrte Lycopin-Aufnahme mit der Nahrung die Menge der im Blut enthaltenen prostataspezifischen Antigene (PSA-Spiegel) senken läßt. Derzeit laufende Studien deuten auch darauf hin, daß sich durch vermehrte Lycopin-Aufnahme die Verbreitung des Prostatakarzinoms verringern läßt.

Allerdings sei in diesem Zusammenhang darauf hingewiesen, daß Lycopin nicht durch den Verzehr ganzer Tomaten in den Blutkreislauf gelangt – so sinnvoll und gut die Aufnahme dieses wertvollen Gemüses aus sonstigen Überlegungen sein mag. Damit Lycopin freigesetzt werden kann, müssen die Zellen der Tomatenschale homogenisiert werden, was im Tomatensaft, aber auch im Ketchup der Fall ist. Mittlerweile ist dieser Stoff auch in Tablettenform erhältlich, wobei die Resorption im Darm zusätzliche Fragen aufwirft. Wahrscheinlich ist der Verzehr in Verbindung mit Olivenöl erforderlich, um die Resorption des Lycopins im Darm sicherzustellen.

Selen und Tokopherol zählen zu den medizinisch gesicherten Präventivstoffen gegen das Prostatakarzinom, Lycopin ist auf dem besten Weg, ebenfalls in diese Stoffgruppe mit hoher Wirksamkeitsevidenz vorzurücken. Gleiches scheint auch für die Isoflavone zu gelten. Diese in Soja und Rotklee vorkommenden Pflanzen-Östrogene können das Prostatagewebe ebenfalls günstig beeinflußen. In manchen Teilen der Prostata wirkt Östrogen – ähnlich wie in der Brust – äußerst ungünstig: Es stimuliert das Wachstum des gesamten Organs. Doch Pflanzen-Östrogene scheinen diesem Prozeß entgegenzuwirken. Sie besitzen offenbar die Fähigkeit, den Wachstumsdruck, den das normale Östrogen auf die Prostata ausübt, zu vermindern und das Organ ruhigzustellen.

Diese Beispiele führen uns vor Augen, daß es in der Natur vorkommende Substanzen gibt, welche eine hohe Präventivwirkung gegen manche Krebsarten besitzen. Das heißt, die High-Tech-Medizin muß nicht erst in langwierigen und kostspieligen Entwicklungsprozessen neue Wirkstoffe artifiziell herstellen, sondern kann sich jener Stoffkomponenten bedienen, welche Mutter Natur in ihrem Schatzkästchen aufbewahrt. Die Verbindung von natürlicher Therapie mit molekularbiologischer Diagnostik und Intervention bietet sich für die kommenden Jahre als besonders reizvolle Koalition in der präventiven Onkologie an.

> Die Koalition aus Molekularbiologie und den Wirkstoffen aus der Natur wird viele Gesundheitsprobleme lösen. ◀

In diesem Zusammenhang ist eine weitere Substanz mit Schutzwirkung auf die Prostata erwähnenswert, nämlich die Fischöle. Diese enthalten die sogenannten Omega-3-Fettsäuren, welche eine ganz besondere Eigenschaft besitzen: Sie verhindern, daß aus Arachidonsäure, einer mehrfach ungesättigten Fettsäure, Prostaglandine entstehen. Diese Prostaglandine können Entzündungen in verschiedenen Organen, darunter auch der Prostata, auslösen. Übrigens beruht die entzündungshemmende und fiebersenkende Wirkung des Aspirins (Acetylsalicylsäure) auf der Hemmung der Prostaglandinsynthese.

Zum besseren Verständnis sei hier der Sachverhalt nochmals wiederholt: Entzündungsreaktionen dienen der Gewebsreparatur. Sie sind überall dort im Organismus notwendig und sinnvoll, wo ein Gewebeschaden entstanden ist, der repariert werden muß. Allerdings weiß man erst seit kurzem, daß der gleiche Vorgang im Körper auch zur Krebsentstehung und zur Metastasierung mißbraucht werden kann. Nämlich dann, wenn die gleichen Gene, die zur Reparatur und Entzündung nur vorübergehend angeschalten werden, durch einen Schaden im genetischen Code dauernd angeschalten und dadurch dauerhaft aktiv bleiben.

Entzündung und Gewebsreparatur sowie Krebsentstehung und Metastasierung sind also biologisch verwandte Vorgänge. Eine chronische Entzündung und chronisch notwendige Gewebsreparatur können daher leicht in die Entstehung eines Malignoms sowie in Metastasierung umschlagen. Das ist letztlich auch der Grund dafür, warum chronische Entzündungen in unserem Körper dringlich vermieden oder in Schach gehalten werden müssen, weil eben die Gefahr groß ist, daß aus der Entzündung eine Entartung des betroffenen Gewebes entsteht. In der Prostata kommt es häufig zu chronischen Entzündungen. Und vieles spricht dafür, daß die dabei einsetzende Gewebsreparatur letztendlich, wenn sie einen zu langen Zeitraum andauert, nicht mehr abschaltbar ist und schließlich in die Entstehung eines Karzinoms mündet. Entzündungshemmer zählen demnach zu jenen Substanzen, denen auf dem Gebiet der Krebsprävention große Zukunft vorausgesagt wird.

Bestandteile des Fischöls sind also Prostaglandin-Antagonisten, Gegenspieler des Prostaglandins. Sie hemmen die Bildung jener kurzkettigen Fettsäuren, welche eine zentrale Rolle beim Entstehen von Entzündungen spielen. Damit kommt den Fischölkapseln eine entzündungshemmende Bedeutung zu. Diese läßt sich einerseits bei zyklischen Gewebsirritationen wie etwa dem prämenstruellen Syndrom nutzen, andererseits können aber Fischölkapseln auch zur Prävention von chronischen Entzündungszuständen herangezogen werden, welche ansonsten leicht zum Karzinom führen können. Dazu zählen auch jene Ereignisse in der Prostata, die man als Risikofaktoren erkannt hat. Aspirin hat übrigens einen ähnlichen Effekt. Und tatsächlich zeigt eine Reihe wissenschaftlicher Studien, daß sich Aspirin zur Vorbeugung des Prostatakarzinoms verwenden läßt.

▶ Es gibt Zeiten, in denen Hormone arbeiten, und Zeiten, in denen sie ruhen sollen. ◀

Auf ähnliche Weise wie Östrogene das weibliche Brustgewebe anregen, stimulieren männliche Hormone das Prostataepithel. Allerdings ist es nicht etwa das Testosteron, sondern das Dihydrotestosteron, welches die Prostata zu beschleunigter Tätigkeit anregt. Diese Stimulation führt naturgemäß zu einer Vergrößerung der Vorsteherdrüse, ähnlich wie ein Muskel wächst, wenn er zu vermehrter Arbeit eingesetzt wird. Die Umwandlung des Testosterons in das für die Prostata nicht ungefährliche Dihydrotestosteron erfolgt durch ein Enzym mit der Bezeichnung 5-alpha-Reduktase. Genau geschieht das, indem das Dihydrotestosteron aus dem Testosteron herausgespalten wird. Für die Bildung des Enzyms 5-alpha-Reduktase ist ein Gen verantwortlich, das seine Tätigkeit in unterschiedlichen Geschwindigkeiten ausüben kann – ein Aspekt, der für die Prävention der krankhaften Prostatavergrößerung (im Fachjargon Prostatahyperplasie) noch von Bedeutung sein wird.

▶ Die pharmazeutische Industrie hat bereits Präparate entwickkelt, welche die Bildung des Umwandlungsenzyms 5-alpha-Reduktase hemmen: Die schon seit Jahren auf dem Markt erhältlichen Alpha-Reduktase-Hemmer bremsen tatsächlich die Bildung von Dihydrotestosteron und verringern damit den Arbeits- und Vergrößerungsdruck, der auf der Prostata lastet. Das läßt, wie man schon von Anfang an gewußt hat, die Prostata wieder auf Normalgröße schrumpfen und verringert die durch die Prostatavergrößerung hervorgerufenen Schmerzen.

Allerdings liegen erst seit kurzem die Ergebnisse von Langzeitstudien vor, welche die Frage beantworten sollten, ob sich mit dieser Therapie auch das Prostatakarzinom eindämmen läßt. Auf den ersten Blick waren die Untersuchungsergebnisse gar nicht leicht zu deuten: Einerseits kommt es tatsächlich zu einer zahlenmäßigen Abnahme der Prostatakrebsfälle, andererseits sind unter den verbliebenen Fällen die – durch den Mangel an Dihydrotestosteron – besonders aggressiven Krebsformen häufiger.

Auch hier zeigt sich ein ähnliches Phänomen wie beim Östrogen und der weiblichen Brust: Genauso wie das Östrogen einen wachstumsfördernden Effekt auf die Brust ausübt und zugleich eine Explosion aggressiver Brustkrebsmetastasen verhindert, wirken auch die männlichen Hormone auf der einen Seite stimulierend und wachstumsfördernd auf die Prostata, scheinen aber zugleich die Umwandlung von Krebszellen in besonders bösartige Zelltypen zu verhindern.

Das Dihydrotestosteron, dessen Bildung durch Finasterid gehemmt wird, stimuliert einerseits das Wachstum der Prostata, andererseits wird dieses Dihydrotestosteron in der Prostata selbst weiterverarbeitet. Dabei entstehen Stoffwechselprodukte, welche die End-Differenzierung der Prostatazellen verursachen und damit verhindern, daß sich aus diesen Zellen Karzinome entwickeln Verhindert man durch das Finasterid die Umwandlung des Testosterons in Dihydrotestosteron, so reduziert man das Zellwachstum, andererseits verhindert man aber auch, daß die Prostatazellen jene Endphase erreichen, aus der sie dann nicht mehr bösartig werden können.

Denn durch das Hormon kommt es zu einer stärkeren Differenzierung der Zelle und in diesem ausdifferenzierten Zustand verliert sie ihre Fähigkeit zu besonderer Bösartigkeit. Damit kommen die 5-alpha-Reduktase-Hemmer eindeutig in die Position von Medikamenten, die präventiv gegen Prostatakrebs wirken. Sehr wahrscheinlich dann, wenn das Gen für die 5-alpha-Reduktase besonders aktiv ist, so daß es zu einer verstärkten Produktion des Enzyms kommt. Ein Medikament, das diesen Vorgang hemmt, stellt die normale Balance der in der Prostata wirkenden biochemischen Stoffe wieder her.

Komplexe Zusammenhänge und Wirkungen der Hormone werden erst langsam verstanden

Seit Jahren befaßt sich die Medizin mit dem Faktum, daß offenbar viele Männer ein Prostatakarzinom in sich tragen, die Krebserkrankung aber nur bei einem geringen Prozentsatz dieser Männer tatsächlich ausbricht. Durch das Wissen um dieses an der Prostata intensiv studierte Phänomen werden Zusammenhänge offenbar, die auch bei Malignomen anderer Organe eine Rolle spielen. In der Prostata gibt es ein Molekül mit der Bezeichnung Plasminogen, welches normalerweise für die Blutgerinnung wichtig ist.

Ohne Blutgerinnung – das rasche Stocken ausgetretenen Blutes – würden wir bei jeder kleinen Wunde binnen kurzer Zeit verbluten. Die Blutgerinnung darf aber umgekehrt wiederum nicht so stark sein, daß sie auch ohne Wunde einsetzt, das Blut verklumpt und Blutgefäße verstopft – wir nennen so etwas eine Thrombose. Das erwähnte Plasminogen ist an der nötigen Balance jener Stoffe beteiligt, welche Blutverdickung und Blutverdünnung oder Thrombusbildung und Thrombusauflösung steuern. Dieses Plasminogen hat aber offenbar darüber hinaus noch andere Aufgaben.

Es handelt sich dabei um ein großes Molekül, das brezelförmige Bindungen aufweist und Spaltstellen besitzt, die es erlauben, daß Teile des Plasminogens abgespalten werden. Eines dieser möglichen Abspaltprodukte ist das Angiostatin, ein, wie wir gleich sehen werden, wichtiger Stoff bei der Wundheilung, aber auch bei der Krebsentstehung. Dieses Angiostatin, das freigesetzt wird, wenn sich das Plaminogen an einem bestimmten Ort aufspaltet, hemmt stark das Entstehen von Wucherungen in der Prostata. Denn es unterbindet das Aussprossen neuer Blutgefäße, die für die Ernährung, das Wachstum und das Überleben von Tumoren notwendig sind.

Indem es den Tumor aushungert, verharrt dieser weiterhin im ursprünglichen Schlafzustand. In der wissenschaftlichen Debatte wird dieser Vorgang als mögliche Erklärung für die Tatsache diskutiert, daß manche Männer den Tumor in kleinster Form über Jahrzehnte in sich tragen, ohne daß dieser auszubrechen beginnt. Offensichtlich ist der genaue Grund dafür, daß bei diesen Männern das Angiostatin in hohem Ausmaß – und das kann sich über Jahrzehnte hinziehen – aus dem Plasminogen abgespalten wird.

▶ Eine neue Erkenntnis der Medizin lautet: Blutgerinnung und Krebsentstehung haben einiges gemeinsam. ◀

Allerdings besitzt das Plasminogen-Molekül auch noch eine andere Spaltstelle: Wird diese aktiviert, so entsteht daraus das Plasmin. Dieser Stoff entfaltet genau die gegenteilige Wirkung wie das Angiostatin – er fördert die Neubildung von Blutgefäßen. Und wenn sich irgendwo im Bereich der Prostata ein kleiner Tumorherd gebildet hat, so wird dieser von den durch das Plasmin zum Aussprossen angeregten Blutgefäßen bestens mit Nährstoffen und Sauerstoff versorgt – er beginnt zu wachsen.

Solange zwischen Angiostatin und Plasmin eine Balance besteht, bleibt der Tumor winzig und macht keinerlei Probleme. Er kann, um einen alten Vergleich des umstrittenen deutschen Mediziners Julius Hackethal zu verwenden, als »Haustier« lange Zeit im Körper symptomlos und inaktiv bleiben. Er kann sich aber genauso plötzlich von einem Haustier in ein Raubtier verwandeln und im Körper fürchterliche Dinge anrichten. Wahrscheinlich beruht diese Wandlung auf einer Umschaltung, die zu erkennen und zu beeinflussen die Medizin gegenwärtig versucht.

Strategien zur Selbstvorsorge

Was jeder Mensch selbst tun kann, um sich mit einfachsten Mitteln gegen vorzeitiges Altern, Herz-Kreislauf-Erkrankungen und Krebs zu schützen.

Bewährte und neue Anti-Aging-Rezepte

In der Sozialmedizin gibt es ein bekanntes, schon viel beschriebenes Phänomen: Daß die Menschen oft in Zeiten der Not generell gesünder sind als in Zeiten des Überflusses. Was mag der Grund dafür sein? Zunächst sind zwei Unterschiede im allgemeinen Lebensstil augenfällig. Zum einen sehen sich in eher kärglichen Zeiten die Menschen gezwungen, mehr körperlich zu arbeiten, um ihren Lebensunterhalt zu bestreiten, und sie sind zum anderen – aufgrund des niedrigen Motorisierungsgrades – auch genötigt, billigere Arten der Fortbewegung zu wählen, also häufig zu Fuß zu gehen oder mit dem Fahrrad zu fahren. Sie machen also mehr Bewegung und – ebenso wichtig – sie ernähren sich anders: Ihr täglicher Speiseplan wird von eher einfachen, billigen Speisen dominiert sein – Getreide, Feldfrüchte, selbst angebautes Gemüse, gesammelte Beeren, Pilze und Früchte, wenig Fleisch.

In den ersten Nachkriegsjahren des vorigen Jahrhunderts war das in Deutschland so. Die meisten Menschen waren tatsächlich gesünder, wenngleich die Medizin weit entfernt von ihrem heutigen Entwicklungsstand war. Zwar lag die Säuglingssterblichkeit deutlich höher als heute, auch starben viele Kinder an Infektionskrankheiten, wovor sie heute durch ungleich bessere Medikamente sowie ein weit verbreitetes und effizientes Impfwesen bewahrt werden. Gemessen an den ärztlichen Möglichkeiten war die allgemeine Volksgesundheit dennoch beachtlich – einfach deshalb, weil es die meisten der heute weitverbreiteten Zivilisationskrankheiten so gut wie gar nicht gab. Obwohl das Angebot an gesunden Lebensmitteln heute ungleich höher ist und auch die Gelegenheiten zum Breitensport heute ungleich größer sind als nach dem Krieg, sind die Menschen im Durchschnitt nicht gesünder. Die Hauptursachen sind fettreiche Kost, wenig Bewegung, Rauchen, Alkohol und Streß. Allesamt Faktoren, welche die Verbreitung von Zivilisationskrankheiten fördern: Herz-Kreislauf- und Stoffwechselerkrankungen, aber auch Krebs. Zahlreiche Langzeitstudien belegen, daß die Entstehung bösartiger Tumoren durch falsche, fettreiche Ernährung, Alkohol und Nikotin begünstigt wird.

Daß man sich mehr bewegen, weniger fettreich ernähren, nicht rauchen und Alkohol nur in Maßen genießen soll, wird von Medizinern und Medien schon bis zum Überdruß gepredigt. Was man aber darüber hinaus ganz gezielt tun kann, um dem Alterungsprozeß entgegenzuwirken und sein Risiko zu minimieren, an einem Herz-Kreislauf- oder Stoffwechselleiden, beziehungsweise an Krebs zu erkranken, soll hier etwas genauer beleuchtet werden.

Um gleich bei dem eingangs erwähnten Phänomen der höheren Volksgesundheit unter kärglicheren Bedingungen zu bleiben: Die vergangenen 100 000 Jahre der Menschheitsgeschichte waren zum überwiegenden Teil vom Kampf um Nahrungsmittel und ums nackte Überleben geprägt. Einen derartigen Nahrungsmittelüberfluß wie heute hat es in der Evolution noch nie gegeben. Die Völlerei gehört auch systemisch nicht zur Evolution, sie ist ihr wesensfremd. Daraus erklärt sich auch, warum der menschliche Organismus darauf nicht vorbereitet ist und mit Krankheit reagiert, wenn ihm dauerhaft zuviel Nahrung zugeführt wird.

Noch nie in der Entwicklungsgeschichte gab es einen derart hohen Cholesterinspiegel im menschlichen Blut wie heute. Nie zuvor standen die Blutgefäße aufgrund überreichlicher Nahrungszufuhr unter einer derartigen Last hoher Lipidmengen, so daß sie mit Verkalkung und Verengung reagieren. Die Natur hat dagegen keine Vorsorge getroffen.

▶ Gelegentliches Hungern gehört zum System der Evolution. Die Völlerei ist ihr wesensfremd. ◀

Die Natur hat eher für das Gegenteil vorgesorgt. Unser Körper ist auf gelegentlichen Hunger konditioniert. Das ist wohl auch mit ein Grund dafür, warum Fasttage oder Fastenzeiten in allen Kulturen seit Jahrtausenden zum fixen Bestandteil des kultischen oder religiösen Lebens gehören. Das auch in der Bibel propagierte Fasten dient dabei nicht nur der Entschlackung und Entgiftung des Körpers, sondern auch der inneren Reinigung, der geistigen Läuterung und dem Wohlbefinden. Einen besonderen Platz in der Fastenkultur nimmt der in zahlreichen Sinnsprüchen überlieferte Ratschlag ein, am Abend möglichst wenig bis gar nichts zu essen. Im Deutschen gibt es das Sprichwort: »Frühstücke wie ein König, iß zu Mittag wie ein Bürger und am Abend wie ein Bettler.« Ein 3000 Jahre altes chinesisches Sprichwort lautet: »Das Abendessen überlasse deinen Feinden.« Diese uralten Weisheiten greift die Anti-Aging-Medizin mit dem sogenannten Dinner-Cancelling-Konzept wieder auf. Mit dem Unterschied, daß es heute nicht bloß ein alter Erfahrungsschatz ist, sondern ein in seiner Wirkung weitgehend bis ins Detail erklärbares geniales Konzept, um den Alterungsprozeß, wenn schon nicht aufzuhalten, so doch nachhaltig zu bremsen.

▶ Das sogenannte Dinner cancelling ist ein geniales Konzept, dessen frappante Wirkung jeder sofort an sich selbst überprüfen kann. ◀

Der im Frühjahr 2004 nach kurzer Krankheit im 99. Lebensjahr verstorbene Wiener Kardinal Franz König war ein prominenter

Praktikant dieses Konzepts. Königs Rüstigkeit und geistige Regsamkeit bis ins hohe Alter rief überall Erstaunen hervor. Noch im Alter von 96 Jahren wurde dem Wiener Alterzbischof ein bösartiges Papillom aus der Blase entfernt, mit anschließender lokaler Chemotherapie. Durch die Chemotherapie war sein Körper so geschwächt, daß er oft im Stehen einschlief. Dabei kam er im Wallfahrtsort Maria Zell zu Sturz und zog sich einen Schenkelhalsbruch zu. Er überstand zwar auch noch die nachfolgende Implantation eines künstlichen Hüftgelenks erstaunlich gut, war aber weiterhin so geschwächt, daß er am 13. April des Vorjahres einschlief und nicht mehr aufwachte.

Kritische Ärzte sagen, König wäre ohne die Blasenkrebsoperation und die Chemotherapie wahrscheinlich noch am Leben, weil sein erstaunlich guter Gesamtzustand erst durch diese medizinischen Maßnahmen nachhaltig geschwächt worden sei. Doch das Geheimnis hinter Königs ungewöhnlicher Rüstigkeit blieb der Öffentlichkeit verborgen: Seit seinem 50. Lebensjahr, dem Jahr seiner Bischofsweihe, hatte der Kardinal sooft wie möglich auf das Abendessen verzichtet. Sein Nachtmahl, das er zwischen 18 und 19 Uhr einnahm, bestand üblicherweise aus einem gerösteten Apfel mit etwas Honig. Diese Mahlzeit enthielt gerade so viele Zuckermoleküle, daß der Schlaf nicht durch Hungergefühle gestört wurde. Das eigentliche Abendessen hatte König »gecancelt« – d. h. ersatzlos gestrichen.

▶ Die Wirkung eines Dinner cancellings kann jeder an sich selbst überprüfen. Man muß nur einmal probehalber nach dem Mittagessen für den Rest des Tages auf jede weitere Nahrungsaufnahme verzichten. Das verblüffende Ergebnis läßt sich schon am nächsten Morgen im Spiegel betrachten: Die Gesichtshaut wirkt frisch und makellos, man fühlt sich weit besser als nach einer vorabendlichen Völlerei mit viel Alkohol und Zigaretten, nach der man unruhig, oberflächlich und ohne die dringend benötigte Erholung schläft. Wer andauernd gegen die Bedürfnisse seines Körpers verstößt, darf sich nicht wundern, wenn ihm am nächsten Morgen aus dem Spiegel eine grantige Gesichtsruine entgegen schaut.

Natürlich fällt der Übergang vom gewohnten großen Abendessen zum Dinner cancelling schwer. Zumeist wurde der Körper über Jahrzehnte auf Nahrungsaufnahme zu einem bestimmten Zeitpunkt trainiert. Die Gewohnheit hat sich als neuronales Muster im Gehirn fest geprägt. Daher ruft das zentrale Nervensystem im Fall des plötzlichen Ausbleibens des gewohnten Abendbrots nach Nahrung. Nächtlicher Heißhunger reißt einen aus dem Schlaf.

Um es gar nicht soweit kommen zu lassen, bedarf es einiger Tricks. Man muß den Körper überlisten, damit die Hungerattakken ausbleiben. Eine Möglichkeit besteht darin, den Magen beim geringsten Hungergefühl mit warmem Kräutertee zu füllen, und zwar mehrmals im Lauf des Abends. Das beruhigt den Verdauungsapparat und gaukelt ihm eine Mahlzeit vor, daher bleiben die vom Gehirn ausgesandten Hungersignale aus. Eine andere Möglichkeit, diesen Effekt zu erzielen, besteht darin, kurz vor dem Schlafengehen ein kleines Stück Schokolode oder einen Teelöffel Honig, aufgelöst in warmer Milch, zu sich zu nehmen. Das beugt nicht nur dem Hungergefühl vor, es fördert auch den Schlaf. Außerdem sind Kohlenhydrate geringere Energieträger als Fette. Ideal wäre zwar nur warmer Kräutertee, aber zumindest als Übergang könnte man es mit etwas Schokolade oder warmer Honigmilch versuchen. Als Kompromiß sind Kohlenhydrate im Rahmen des Dinner-cancelling-Konzepts auf jeden Fall sinnvoller, weil leichter verdaulich als Fette oder auch Rohkost wie etwa Salate oder Obst, die im Darm nur nächtliche Gärungsprozesse erzeugen.

Dinner cancelling ist die derzeit beste und billigste Möglichkeit, der Entstehung von Krankheiten und bösartigen Tumoren vorzubeugen.

Das Gehirn bedarf auch einer mentalen Überlistung. Nachdem die Nahrungsaufnahme – etwa ähnlich wie beim Rauchen oder anderen Genuß- und Suchtmitteln – auch das Belohnungssystem des Gehirns aktiviert, muß dieses auf Entzug umgepolt werden, damit es die ausbleibende Nahrungsaufnahme akzeptiert. Wer den festen Vorsatz und Willen hat, die Abendmahlzeit zu streichen, dem wird es gelingen, gewissermaßen den entsprechenden Schalter im Belohnungssystem zu kippen. Das gelingt um so eher, je mehr man über die genauen Vorgänge Bescheid weiß, die sich beim Dinner cancelling im Körper abspielen.

Es sind jedenfalls gewaltige Umwälzungen im Körper, die in der Summe zeigen, daß Dinner cancelling die derzeit beste Möglichkeit ist, das eigene Leben zu verlängern. Die Wissenschaft weiß zwar, daß es so ist, kennt aber die Ursachen noch nicht bis ins letzte Detail. Es wird sogar vermutet, dass das Fasten auch eine krebsvorbeugende Wirkung haben könnte. Denn jeder Mensch beherbergt in seinem Körper auch bösartige Zellen, die allerdings von der körpereigenen Überwachungspolizei, den Immunabwehrzellen, erkannt und vernichtet werden. Es kann aber auch sein, daß sich bösartige Zellen im Körper verstecken, in verborgenen Nischen schlummern, so daß sie von der körpereigenen Überwachungspolizei nicht wahrgenommen werden. Durch irgendwelche äußeren Einflüsse – wie Rauchen, extreme Streßbelastung, wiederholte starke Sonnenbestrahlung – kommen im Körper Prozesse in Gang, die zwar wissenschaftlich noch nicht völlig geklärt sind, die aber jedenfalls diese schlafenden Zellen mobilisieren, so daß diese unaufhaltsam wachsen und ein Krebsgeschwür bilden. Aber soviel weiß die Wissenschaft bereits: Daß sogenannte freie Radikale dabei eine zentrale Rolle spielen und daß vermehrte Kalorienzufuhr über das Maß der benötigten Energie hinaus solche freien Radikale mobilisiert.

Umgekehrt stößt ein hungernder Körper nicht mehr benötigte Zellen aus Energiespargründen ab. Es ist noch unklar, warum bei diesem Vorgang zuallererst die bösartigen Zellen in den »programmierten« Zelltod (sogenannte Apoptose) gedrängt werden. Aber es ist so: Die erste Konsequenz des Hungerns ist das Aushungern von Krebszellen. Seit Jahrtausenden ist dieses Rezept Bestandteil vieler Kulturen. Das gelegentliche Fasten gehört zu allen großen Religionen, deren Ziel ja auch die bessere Gestaltung des menschlichen Lebens ist – auch in körperlicher Hinsicht. Daß dieses Rezept in einer Konsum- und Spaßgesellschaft wenig Anklang findet, erklärt sich von selbst.

Unklar ist, warum es durch das Fasten zu einer Optimierung der Synthese von Proteinen, Hormonen und Immunglobulinen kommt. Bekanntlich ist unser Körper aus Proteinen aufgebaut. In den inneren Organen, den Muskeln, der Haut, etc. sind diese Proteine einem beständigen Erneuerungsprozeß unterworfen. Proteine sind Eiweißstrukturen von komplizierter Bauart, die ihre endgültige Gestalt erst nach Verlassen der Zellfabrik annehmen. Die an dieser Endfertigung maßgeblich beteiligten Heat-shock-Moleküle profitieren durch das abendliche Fasten, sie vermehren sich und sind dadurch besser in der Lage, dafür zu garantieren, daß die frisch produzierten Proteine den für ihre Funktion notwendigen letzten Schliff bekommen.

Darüber hinaus wirkt sich das abendliche Fasten auch günstig auf die Produktion körpereigener Hormone aus. Zumindest für das Wachstumhormon und das Melatonin ist der durch Dinner cancelling ausgelöste Anstieg im Blut wissenschaftlich erwiesen. Beide Stoffe sind für ihren bremsenden Einfluß auf den Alterungsprozeß bekannt. Und beide Stoffe unterliegen dem sogenannten »zirkadianen Rhythmus«, das heißt, sie werden zur Tages- und zur Nachtzeit in unterschiedlichen Konzentrationen gebildet. Die stärkste Ausschüttung des Wachstumshormons zeigt der Körper normalerweise knapp nach Mitternacht. Der Organismus benötigt dieses Hormon, um ein Reservoir für notwendige Gewebsreparaturen zu besitzen und um sich für den kommenden Tag zu rüsten. Reichliche Nahrungsaufnahme am Abend dämpft die Ausschüttung des Wachstumshormons, ein leerer Magen kurbelt sie an. Zwar gibt es das Wachstumshormon auch als gentechnisch hergestelltes Hormonpräparat, das sich als Medikament verabreichen ließe, es ist allerdings aufgrund der aufwendigen Herstellungsart besonders teuer. Durch Verzicht auf das Nachtmahl bekommt man das kostbare Produkt in natürlicher Form und obendrein noch gratis.

▶ Der probeweise Selbstversuch des Dinner cancellings belegt einmal mehr, was seit tausenden Jahren ohnedies bekannt ist: Daß man mit leerem Magen besser schläft als mit vollem. Ein wesentlicher Grund dafür ist, daß das zur Nachtzeit in großen Mengen von der Epiphyse (Zirbeldrüse) im Gehirn ausgeschüttete »Schlaf-Hormon« Melatonin durch das Fasten noch reichlicher fließt. Ein erhöhter Melatonin-Spiegel im Blut drosselt die Sekretion von Geschlechtshormonen. Nebennierenrinde und Keimdrüsen arbeiten langsamer, der Blutdruck sinkt und damit auch die Körpertemperatur. Und nachdem das Melatonin dazu da ist, die Körpersysteme zum Zweck ihrer Regeneration während der Nacht ruhigzustellen, ist klar, daß man bei vermehrter Ausschüttung besser schläft und sich der Körper nachhaltiger erholt. ◀

In der realen Welt erscheint die Forderung nach Dinner cancelling freilich etwas abgehoben. Denn bedingt durch den üblichen Arbeitsrhythmus finden die meisten Menschen erst am Abend Zeit für ein gemeinsames Mahl. Zumeist ist es auch die einzige Gelegenheit, daß sich die Familie um den Tisch versammelt. Das gemeinsame Essen erfüllt eine wichtige soziale Funktion. Daher wird man, wie sooft im Leben, Kompromisse schließen müssen. Vielleicht gelingt es, daß wenigstens zweimal die Woche abends nur eine Kleinigkeit, wie etwa gekochtes Gemüse oder ein Kompott, auf den Tisch kommt und daß man einen Teil der großen Sozialfunktion auf das Mittagessen am Wochenende überträgt. Dann hat man schon viel gewonnen. Das Gewicht normalisiert sich, das Immunsystem wird gestärkt, der Körper gewöhnt sich mit der Zeit an den neuen Rhythmus und sendet keine Hungersignale mehr aus. Der Allgemeinzustand verbessert sich. All das wirkt verjüngend und lebensverlängernd.

Der allnächtliche »kleine Winterschlaf« bremst den Alterungsprozeß

Biologisch gesehen, durchlebt der durch das Melatonin ruhiggestellte Körper Nacht für Nacht einen kleinen Winterschlaf. Man spricht deshalb auch von »Hibernisierung« oder »Hibernisation« (lat. hibernus = Winter). Der im Tierreich praktizierte Winterschlaf ist ein extremes Energiesparprogramm. Alle Körperfunktionen werden auf ein Minimum »eingefroren«, die Körpertemperatur abgesenkt. Und das Spannende daran ist, daß in dieser Phase auch der Alterungsprozeß der Körperzellen und sämtlicher Organe zurückgeschraubt wird, so daß er fast zum Stillstand kommt. Die Uhr des Lebens wird »angehalten«. Daher ist die Anti-Aging-Medizin an diesem Zustand besonders interessiert, weil sie sich davon Erkenntnisse erhofft, die sich für Strategien gegen das Altern des Menschen nutzen ließen.

Deshalb ist auch das Melatonin als Steuerungshormon des »kleinen Winterschlafs« ein so besonders interessanter Stoff. Es steuert das Energiesparprogramm des Körpers. Oft werden in diesem Zusammenhang Vergleiche mit einem Auto herangezogen. Fährt man ein Auto andauernd auf Hochtouren, dann ist der Verschleiß größer, es wird rasch reparaturanfällig und die Gefahr ist groß, daß es bald einen Motorschaden hat oder wegen sonst eines Gebrechens den Geist aufgibt. Fährt man es hingegen langsamer und behutsamer, ohne den Motor zu »jagen« oder gar zu überdrehen, dann verbraucht es weniger Energie, der Verschleiß ist geringer, das Fahrzeug ist oft noch nach vielen Jahren erstaunlich gut in Schuß.

So ähnlich ist das auch mit unserem Organismus. Es muß jeder für sich selbst entscheiden, ob er ein Leben permanenter Hochtourigkeit, mit der Gefahr des rascheren Alterns, führt oder ob er seinem Körper genügend Gelegenheit zur nachhaltigen Regeneration gibt, so daß der Alterungsprozeß langsamer abläuft. Das Melatonin ist jenes Hormon, das gewissermaßen den Gashebel zurücknimmt und die Fahrt verlangsamt. Es ist ein Signalstoff, der unseren Körper durchströmt und die Leistung seiner Organe vermindert, dadurch aber ihre Lebensdauer erhöht. Und es ist tatsächlich das Hormon des »kleinen Winterschlafs«, das die Zellaktivität und die biochemischen Reaktionen »einfriert«. Je höher der Melatoninspiegel im Blut, desto nachhaltiger ist diese Wirkung.

Weil das Melatonin erstmals im Zusammenhang mit jenen Stoffwechselvorgängen bekannt wurde, welche für die Fortpflanzung benötigt werden, wurde es früher oft auch als »Keuschheitshormon« bezeichnet: Tatsächlich wirkt es auch auf Eierstöcke und Hoden »einschläfernd« und verringert deren Aktivität. Denn der Fortpflanzungapparat benötigt enorme Mengen an Energie, daher ist Energieeinsparung in diesem Bereich besonders ressourcenschonend und effizient. Dieses Energiesparprogramm wird in unseren Breiten vor allem im Winter aktiviert, in dem sich Säugetiere normalerweise nicht fortpflanzen, weil die Voraussetzungen für neugeborene Tiere durch Kälte und Nahrungsmangel ungünstig sind. Deshalb stellt die im Herbst mit kürzer werdenden Tagen und geringerem Lichtangebot verstärkt einsetzende Melatoninausschüttung all jene Systeme ruhig, die der Fortpflanzung dienen – im Gehirn ebenso wie in den Keimzellen. So wird Energie gespart, welche die Säugetiere in ihrem temperaturbedingt härteren Überlebenskampf dringend benötigen.

▶ Wenn die »Sexualbremse« Melatonin fehlt, kann das auf die Körperfunktionen überraschende Auswirkungen haben. ◀

Welche Auswirkungen es haben kann, wenn die »Sexualbremse« Melatonin fehlt, wurde eindrucksvoll an Kindern beobachtet, deren Zirbeldrüse unfallbedingt entfernt werden mußte: Sie erlangten früher die Geschlechtsreife. Es könnte auch mit geringerer Melatoninbildung zu tun haben, wenn heutige Kinder generell früher in die Pubertät kommen als in vergangenen Zeiten. Sie sind schließlich weit mehr Lichteinflüssen ausgesetzt als Altersgenossen früherer Generationen, weil es viel mehr künstliches Licht gibt und weil die Tendenz der Erwachsenen, die Nacht zum Tag zu machen, auch auf das Leben der Kinder abfärbt. Im Rahmen des Deutschen Mobilfunk Forschungsprogramms läuft derzeit unter anderem auch eine Untersuchung, inwieweit die Funktion der Zirbeldrüse durch hochfrequente elektromagnetische Felder der Mobilfunktechnologie beeinflußbar ist. Immerhin steuert das von diesem Organ gebildete Hormon nicht allein den Schlaf-Wach-Rhythmus und den geschlechtsspezifischen Hormonhaushalt, es ist darüber hinaus an der Steuerung von Verdauung, Blutdruck und Schmerzempfinden beteiligt.

In der Evolution hatte die Zirbeldrüse ursprünglich direkten Kontakt zu den Lichtverhältnissen der Außenwelt, was sich heute noch an niedrigen Wirbeltieren, Amphibien und Vögeln beobachten läßt: Ihre Zirbeldrüse ist nur durch eine dünne Membran am Kopf von den äußeren Lichtverhältnissen getrennt. Beim Menschen hingegen ist die im Mittelhirn angesiedelte Zirbeldrüse völlig abgeschirmt von der Außenwelt. Sie steht mit Lichtsensoren im Auge und in der Haut in Verbindung.

Die von der Netzhaut empfangenen Lichtreize werden über eine eigene Nervenleitung an das Rückenmark und von dort an die Zirbeldrüse weitergegeben. Dadurch wird das Organ beständig über den Tag-Nacht-Rhythmus informiert und steuert danach die Hormonausschüttung. In der Morgendämmerung und tagsüber sinkt die Aktivität der Zirbeldrüse, mit Einsetzen der Abenddämmerung steigt diese sukzessive an. Die hohe Melatoninkonzentration im Körper signalisiert jedem Organ und jeder Körperzelle, weniger zu arbeiten. Billionen von Zellen reduzieren daraufhin ihre Energiemoleküle, jenen Treibstoff, der für jegliche Körperfunktion benötigt wird, von der Botenstofffunktion der Hormone über die Muskelkontraktion bis zur Verdauung.

Den für die Anti-Aging-Medizin spannendsten Effekt hat die Absenkung der Körpertemperatur

Der für die Anti-Aging-Medizin mit Abstand spannendste Spareffekt ist aber jener, den das Melatonin über die Absenkung der Körpertemperatur erzielt. Schon seit Jahrzehnten ist bekannt, daß unterkühlte Organe langsamer arbeiten und selbst dann noch länger überleben, wenn der Blutkreislauf und damit auch die Energie- und Sauerstoffzufuhr unterbrochen sind. Diesen Effekt macht sich die Herzchirurgie zunutze, indem sie das Spenderorgan durch Kühlung konserviert; und dieser Effekt zeigt sich auch eindrucksvoll an unterkühlten Unfallopfern – beispielsweise Lawinenopfern oder Menschen, die auf einem zugefrorenen Gewässer ins Eis eingebrochen sind: Bei ihnen sind die Chancen, daß selbst über längere Zeit unterversorgte Organe wie das Gehirn ohne gravierenden Schaden davon kommen, größer als bei nicht unterkühlten Personen.

▶ Bei reduzierter Körpertemperatur arbeiten gleichzeitig alle Körpersysteme, die Wärme benötigen, langsamer. Weil es zum Prinzip des Lebens gehört, daß die Energiebildung mit einer gewissen Wärmesynthese verbunden ist, ist das in jeder Körperzelle so. Mit sinkender Temperatur sinkt auch die Fähigkeit der Zelle, energieaufwendige Reaktionen durchführen zu können. Die Abnutzung von Zellen und Organen ist in dieser Phase nahezu stillgelegt, und Reparaturmaßnahmen sind leichter durchführbar als bei Vollbetrieb. Das ist der Grund, warum die Absenkung der Körpertemperatur für die Anti-Aging-Medizin von so großem Interesse ist. ◀

Ein Aspekt wurde dabei von der Medizin bisher zu wenig beachtet: Im Alter läßt die Fähigkeit des Körpers nach, die nächtliche Temperatur mit Hilfe des Melatonins zu senken. Durch Zufuhr von synthetisch hergestelltem Melatonin läßt sich der Mangel in dieser Lebensphase ausgleichen und der Alterungsprozeß wenigstens während der Nachtstunden verlangsamen. Der temperatursenkende Effekt tritt aber nur dann ein, wenn der Organismus nicht durch einen vollen Magen und durch exzessive Verdauungstätigkeit auf Touren gehalten wird. Denn dann werden die temperaturabsenkenden Signale des Melatonins durch jene Signale »übertönt«, welche die biochemischen Verdauungsreaktionen steuern. Daraufhin fährt der Organismus anstatt des Energiesparprogramms ein Energieverwertungsprogramm und die Körpertemperatur sinkt nicht ab, sondern sie steigt. Nachdem wir bereits dargelegt haben, daß das Energiesparprogramm alle Organe und Zellen schont, ist leicht vorstellbar, daß dieses auch Herz und Kreislauf erheblich entlastet.

Der Gegenspieler des »Energiesparhormons« Melatonin ist das »Energiehormon« Adrenalin. Dieser »Durchstarter« drückt, um wieder das Autobeispiel zu bemühen, das Gaspedal voll durch und stellt dem Körper momentan jene Kraft zur Verfügung, die er in Situationen der Gefahr, der Anstrengung und des Stresses benötigt, also in Phasen des erhöhten Verschleißes, welche den Alterungsprozeß beschleunigen und daher lebensverkürzend wirken. Herzfrequenz, Blutdruck, Ausschüttung von Streßhormonen und Zukkerverbrauch steigen rasant an. Diesem durch das Adrenalin induzierten hohen Energieverbrauch wirkt das Melatonin entgegen: Es verringert die Ausschüttung von Streßhormonen, senkt den Blutdruck, schont den Kreislauf und schützt das Herz. Weil Menschen mit Herz-Kreislauf-Erkrankungen häufig einen niedrigen Melatoninspiegel aufweisen, steigt ihr Blutdruck vorwiegend zur Nachtzeit an, mit der erhöhten Gefahr von Herz-Kreislauf-Komplikationen. In klinischen Studien wird derzeit getestet, ob sich dieses Risiko durch Verabreichung von Melatonin-Gaben senken läßt.

Neben Melatonin bremsen auch Vitamin C und Kalzium-Antagonisten den Alterungsprozeß.

Oft genügen schon geringe Dosen von 0,5 bis 1 Milligramm Melatonin, eingenommen knapp vor dem Schlafengehen, um die Schlafqualität deutlich zu verbessern und den Alterungsprozeß wenigstens während der Nachtstunden zu verlangsamen. Es gibt aber eine Reihe von Stoffen und Medikamenten, welche die Wirkung solcher Melatonin-Gaben verringern oder diese sogar gänzlich aufheben. So sind etwa Alkohol und Nikotin direkte Gegenspieler des Melatonins. Sie stimulieren die Körperfunktionen, wobei der Alkohol zusätzlich noch enorme Energiemengen liefert, die der Körper verarbeiten muß. Und beide Stoffe verhindern, daß in der Zirbeldrüse aus Serotonin Melatonin gebildet wird.

Eine ähnliche Wirkung haben auch verschiedene Medikamente wie Aspirin, Kalzium-Antagonisten oder Beta-Blocker. Aspirin wirkt entzündungshemmend und als Blutverdünner. Kalzium-Antagonisten blockieren die Wirkung des Kalziums im Körper, indem sie das Einströmen von Kalzium-Ionen in die Muskelzellen hemmen. Das wirkt gefäßerweiternd, vor allem auf die Herzarterien, was die Blutversorgung des Herzens verbessert und den Blutdruck senkt. Beta-Blocker hemmen die Wirkung von Streß-Hormonen wie Adrenalin, Noradrenalin und Isoprenalin, indem sie die entsprechenden Rezeptoren in der Herz- und Gefäßmuskulatur, in den Bronchien und im Magen-Darm-Trakt blockieren. Menschen, die unter dem Einfluß dieser Arzneien stehen, klagen oft über Schlafstörungen, was sich mit dem durch die Medikamente hervorgerufenen Melatoninmangel erklären läßt.

Wenn man diese Zusammenhänge beachtet und gleichzeitige Gegensätzlichkeiten vermeidet, lassen sich Melatonin-Gaben sinnvoll zur Steuerung des »kleinen Winterschlafs« einsetzen. Der durch das Melatonin ruhiggestellte Körper startet während der Nachtzeit ein Reparaturprogramm, um jene Systeme zu reparieren, die während des Tages Schaden genommen haben. Als rasche Eingreiftruppe dienen ihm dabei die weißen Blutkörperchen, welche Schadstellen aufspüren und reparieren oder, wenn dies nicht möglich ist, ganze Zellen zerstören. Erst seit kurzem ist die Rolle, welche das Melatonin im körpereigenen Immunsystem spielt, näher bekannt. Es besitzt die Fähigkeit, sich an T-Lymphozyten zu binden und die Aktivität dieser Immunzellen zu steuern. Bei einem genügend hohen Anteil im Blut regt das Melatonin die weißen Blutkörperchen dazu an, bestimmte, für die Blutbildung wichtige Hormone zu bilden. Es kann bei der Erneuerung von Blutzellen helfen und damit vorbeugend gegen verschiedene Bluterkrankungen bis hin zur Leukämie wirken.

▶ Das »Schlafhormon« Melatonin gilt als Radikalenfänger und wirkt deshalb vorbeugend gegen verschiedene Krebserkrankungen. ◀

Es leuchtet ein, daß ein Energiesparprogramm, das alle Körperfunktionen verlangsamt, auch die Zellteilung und das Gewebewachstum verlangsamt. Das hat zwangsläufig Auswirkungen auf die Krebsentstehung, die ja durch rasche Zellteilung und unkontrolliertes Gewebewachstum charakterisiert ist. Und nachdem bekannt ist, daß das Melatonin die Bildung von Sexualhormonen bremst, ist naheliegend, daß es dadurch auch Krebsformen vorbeugt, die mit diesen Sexualhormonen assoziiert sind. Als erstes konnte die Medizin einen Zusammenhang zwischen dem Melatoninspiegel im Blut und der Entstehung des Prostatakarzinoms nachweisen. Auffallend ist nämlich, daß Männer, die dieses Malignom entwickeln, einen deutlich niedrigeren Melatoninspiegel aufweisen als gesunde Männer in der gleichen Alterskategorie.

Eigentlich ist das nicht weiter verwunderlich, denn es ist lange bekannt, daß das hauptsächlich in den Hoden gebildete Testosteron mit zunehmendem Alter auch zur Vergrößerung der Prostata und letztlich zur Entstehung bösartiger Wucherungen beiträgt. Daher ist das Melatonin aufgrund seiner Fähigkeit, die Testosteronbildung in den Keimdrüsen zu verringern, wahrscheinlich ein wichtiger Faktor zur Vorbeugung des Prostatakarzinoms. Allerdings ist die Gleichung »niedriger Melatoninspiegel führt zum

Prostatakrebs« und umgekehrt »hoher Melatoninspiegel verhindert den Prostatakrebs« allzu einfach. Die Zusammenhänge sind offenbar komplexer: Nicht jeder Mann mit niedrigem Melatoninspiegel im Blut entwickelt ein Prostatakarzinom, wie umgekehrt nicht jeder Mann mit hohem Melatoninspiegel davor gefeit ist. Aber in zahlreichen seriösen Untersuchungen ließ sich der Nachweis erbringen, daß ein niedriger nächtlicher Melatoninspiegel einen zusätzlichen Risikofaktor für die Entwicklung dieser Krebsart darstellt.

Daß Gleiches auch für den Brustkrebs, das weibliche Gegenstück dieses hormonabhängigen Tumors, gilt, wird vorderhand nur vermutet. Ein paralleles Faktum spricht jedenfalls dafür: Auch Frauen, die ein Mammakarzinom entwickeln, weisen einen niedrigeren nächtlichen Melatoninspiegel im Blut auf als ihre gesunden Altersgenossinnen. Allerdings wirkt das Melatonin nicht nur dämpfend auf die Bildung von Sexualhormonen wie das Östrogen, das bei der Entwicklung des Brustkrebses eine zentrale Rolle spielt. Es hat auch noch andere Eigenschaften, welche als Bremsfaktor bei der Krebsentstehung wirken.

So wie das Vitamin C (Ascorbinsäure), das Vitamin E (Tokopherol) und das Östradiol (wichtigstes Östrogen) besitzt auch das Melatonin die Fähigkeit, jene freien Sauerstoff-Radikale zu binden, welche Ursache der Zellzerstörung und damit des Alterungsprozesses sind. Und es ist dabei teilweise noch effizienter als die anderen Stoffe. Melatonin-Moleküle sind nämlich derart klein, daß sie noch in jene Zellen und Zellzwischenräume eindringen können, in die beispielsweise das Tokopherol nur sehr schwer hineinkommt. Vor allem Gefäßwände und manche Hirnanteile sind so eng strukturiert, daß nur Kleinstmoleküle in sie eindringen können. Dazu zählen die Melatonin-Moleküle, die imstande sind, auch noch die verborgensten und kleinsten Radikale aufzuspüren und abzubinden.

Freie Radikale sind Schlüsselpunkte im Alterungsprozeß

Damit gewinnt das Melatonin als Alterungsbremse doppeltes Gewicht: Einerseits, indem es die Energiesysteme in unserem Körper ruhigstellt und damit einen massiven Elektronenfluß in den Zellen und damit die Entstehung von freien Radikalen verhindert. Und andererseits, indem es einmal entstandene freie Radikale abbindet und auf diese Weise unschädlich macht. Doch damit ist die Beschreibung der Alterungsbremse Melatonin noch immer nicht erschöpft. Es kommt nämlich noch ein weiterer Faktor hinzu: Um freie Radikale zu neutralisieren, besitzt unser Körper eigene komplexe Enzymsysteme. Und die Bildung des wichtigsten dieser Radikalenfänger-Enzyme, der Hydroxylperoxydase, wird vom Melatonin stimuliert. Auf diese Weise potenziert sich der Anti-Aging-Effekt des Melatonins.

Die freien Radikale sind ein Schlüsselpunkt im Alterungsprozeß und damit der Anti-Aging-Medizin. Aber woher kommen diese freien Radikale? Um diese Frage beantworten zu können, bedarf es eines kurzen Ausflugs in die Physik des Lebens. Genau genommen in die Elektronik des Lebens. Denn die zahllosen biologischen Reaktionen, die im lebendigen Organismus ablaufen – von den Muskelkontraktionen bis hin zum mehrdimensionalen Denken – werden durch Pendelbewegungen von Elektronen angetrieben. Um diese Bewegungen ausführen zu können, benötigen die Elektronen Energie. Die Quelle dieser Energie ist die Nahrung. In zahlreichen Aufbereitungsschritten wird die Nahrung in ihre Bestandteile zerlegt. Dabei entsteht Wasserstoff (H_2), der auf den Sauerstoff (O) überspringt, so daß Wasser (H_2O) entsteht. Durch die gewaltige Anziehungskraft, die der Sauerstoff auf die Elektronen ausübt, springen die Elektronen den Sauerstoff förmlich an wie Eisenspäne einen Magneten und setzen dabei jene Energie frei, ohne die Leben nicht existieren könnte.

Es gibt Stoffe, welche als Radikalenfänger die gefährlichen freien Radikale einfangen und unschädlich machen. Einer davon ist der grüne Tee.

Theoretisch müßte der Organismus um so besser funktionieren, je mehr er mit Energie versorgt wird. Dem ist aber ganz und gar nicht so. Denn bei jeder Nahrungsaufnahme entstehen in den Kraftwerken der Zelle, den Mitochondrien, unzählige Elektronen, die zum Sprung auf den Sauerstoff ansetzen und dabei den Zellmotor antreiben. Immer wieder gelingt es dabei einzelnen, besonders wendigen Elektronen, den von den Mitochondrien vorgegebenen Weg zu verlassen und statt mit dem Sauerstoff mit anderen Atomen zu reagieren. Diese »Fremdgänger« sind deshalb gefährlich, weil sie die gefürchteten Schäden durch Sauerstoff-Radikale verursachen können. Solange die freigesetzten Radikale durch sogenannte Radikalenfänger wieder eingefangen und dadurch unschädlich gemacht werden, ist das kein Problem. Aber wenn – etwa durch dauerhafte übermäßige oder einseitige Ernährung – zu viele Radikale und zu wenig aktive Radikalenfänger da sind, können die Radikale Veränderungen an der Erbmasse DNA, den Proteinen, den Zellmembranen und den Blutgefäßen verursachen. Die Folge davon sind ein erhöhtes Krebsrisiko und beschleunigtes Altern.

Wie dieses Beispiel zeigt, ist eine der wichtigsten, wenn nicht die wichtigste Frage der Altersforschung, wie ein Gleichgewicht zwischen Wirkungen und Gegenwirkungen zu finden wäre. Zentraler Punkt ist dabei die Nahrungszufuhr, die so optimiert werden muß, daß sie einerseits dem Körper die benötigte Energie liefert, andererseits aber verhindert, daß Elektronen in den Zellen als freie Radikale verrücktspielen und sich als Raubtiere gebärden. Diese Gefahr ist bei fettreicher Ernährung ungleich höher als bei kohlenhydratreicher Ernährung. Fette sind zwar gute Energielieferanten, sie bilden aber in den Zellen extrem viele Elektronen. Bei Abwägung von Vor- und Nachteilen zeigt sich, daß die Nachteile bei weitem überwiegen. Denn bei der Energieumwandlung von Fettsäuren werden gewaltige Mengen an freien Radikalen mobilisiert. Bei kohlenhydratreicher Ernährung fällt zwar die Energiebilanz geringer aus, aber die durch sie mobilisierten Elektronen sind wesentlich disziplinierter.

> Wer seine Ernährung auf eine kluge Mischung umstellen will, die ihm ein langsameres Altern bei geringerem Krankheits- und Krebsrisiko verspricht, der strebt nach einer guten Kombination von Pro und Kontra – genügend energiereiche Nahrungsmittel bei gleichzeitigem Verzehr von Radikalenfängern, welche verirrte Elektronen unschädlich machen. Einer diese Radikalenfänger ist der grüne Tee, in China seit Jahrtausenden ein alltägliches Getränk, etwa so wie bei uns der Kaffee. In vielen Gegenden Asiens wird nach jeder Mahlzeit grüner Tee gereicht. In manchen Kulturen und Religionen hat er bereits Kultstatus erreicht. Und das mit Recht.

Seit Jahrtausenden ist bekannt, daß grüner Tee die Bildung von Magensäure und anderen Verdauungssäften anregt und daher bei der Verdauung hilft. Die moderne Forschung hat außerdem herausgefunden, daß der grüne Tee Substanzen enthält, die dem Alterungsprozeß entgegenwirken. Denn er fängt die beim Verdauungsprozeß entweichenden freien Radikale wie mit einem Netz wieder ein und macht sie unschädlich. Im Gegensatz dazu besitzt Koffein diese Fähigkeit nicht. Wer also gesundheitsbewußt leben und den Alterungsprozeß seines Körpers bremsen möchte, der sollte nach dem Essen statt Kaffee grünen Tee trinken.

Auch frisches Obst enthält Stoffe, die dem Zellverschleiß vorbeugen

Es gibt aber durchaus auch westliche Ernährungsgewohnheiten mit ähnlichen Elementen. So werden etwa in Italien zum Abschluß eines Mahls Käse und frisches Obst gereicht, weil beide angeblich

»den Magen schließen«. Tatsächlich konnte wissenschaftlich nachgewiesen werden, daß frisches Obst Bestandteile enthält, welche als Radikalenfänger wirken und »entgleiste« Elektronen neutralisieren. Vor allem Weintrauben und Äpfel besitzen neben anderen Obstsorten dieses Potential. »An apple a day keeps the doctor away«, sagen die Amerikaner. Äpfel sind außerdem reich an Zellulose, einem idealen Ballaststoff, der dafür sorgt, daß schlackenarme Nahrungsanteile rascher ausgeschieden werden und sich der Stuhlgang normalisiert.

Weitere Naturschätze, die in einer ausgewogenen, klugen Ernährung keinesfalls fehlen sollten, sind Soja, Weintrauben und Broccoli. Diese Obst- und Gemüsesorten beugen Krankheiten vor und bremsen den Alterungsprozeß. Das aus Asien stammende Soja ist überhaupt ein wahres Wunderwerk der Natur, mit einem bei uns noch wenig bekannten, breiten Wirkungsspektrum. Sehr wahrscheinlich wirkt dieses Gemüse vorbeugend gegen Brustkrebs. Denn während in Europa und in den USA 8 bis 10 Prozent aller Frauen an Brustkrebs erkranken, sind es in manchen Regionen Asiens nur 1 Prozent. Der Grund dafür ist wahrscheinlich Genistein, ein Bestandteil im Soja, der eine frappante Ähnlichkeit mit jenen Antiöstrogenen aufweist, welche zur Nachbehandlung des Brustkrebses verwendet werden.

Dieses Genistein zeigt einerseits ähnliche Wirkungen wie Östrogen, etwa auf Knochen und Blutfette, aber auf das Brustgewebe scheint es einen gegensätzlichen Einfluß zu haben. Soja ist ein hochpotenter Radikalenfänger. Es enthält auch eine besondere Form des Vitamin E, welche in handelsüblichen Vitaminpräparten nicht enthalten ist: das Gamma-Tokopherol, das die Fähigkeit besitzt, ein besonders aggressives freies Radikal, das Peroxinitrit, abzufangen. Peroxinitrit ist deshalb so gefährlich, weil es freie Radikale negativ beeinflußt, so daß diese Krebszellen provozieren und mobilisieren können. Soja wirkt diesen schädlichen Einflüssen entgegen.

▶ Auch das in Weintrauben enthaltene Resveratrol hat gute Chancen, zu einem Wundermittel gegen das Altern zu werden.◀

Auch Weintrauben enthalten eine krebshemmende Substanz – das Resveratrol – und sollten daher bei keiner Mahlzeit fehlen. In den Schalen enthaltene Enzyme stülpen sich wie ein Fangnetz über die Radikalen und machen sie unschädlich. Außerdem unterdrücken die Schalen noch jene Stoffwechselvorgänge, die das Wuchern der Krebszellen bewirken. Dem Resveratrol wird bereits eine ähnliche Zukunft als vorbeugendes Krebsmedikament vorhergesagt wie dem aus der Eibe gewonnenen Antikrebsmittel Taxol, das mittlerweile bereits gentechnologisch produziert wird.

▶ Ein außergewöhnliches Produkt der Natur ist auch Broccoli, das schon 1993 von der John Hopkins University in Baltimore zum »Gemüse des Jahres« gekürt wurde. Die besondere gesundheitliche Wirkung von Kohlgemüsen ist zwar schon seit Jahrhunderten bekannt, aber die genauen Zusammenhänge konnten erst durch die moderne Forschung geklärt werden. Demnach baut Broccoli Hormonrückstände im Körper ab und hat dadurch eine gesundheitsfördernde, das Altern bremsende Wirkung. Denn bisher war kaum allgemein bekannt, daß auch Hormone im Körper verdaut und schließlich über den Urin oder Stuhl ausgeschieden werden.◀

Ähnlich wie bei der Verdauung der Speisen entstehen auch bei der Verdauung der Hormone zunächst unbedeutende Nebenprodukte, die nach einer gewissen Verweildauer im Darm ein gefährliches Eigenleben entwickeln. Über die Blutbahn verschleppen sie mikroskopisch kleine Gewebeteile, die sich zum Krebs auswachsen können. Das erklärt die mögliche Beteiligung von Hormonstörungen an der Entstehung bestimmter Krebsarten.

Broccoli und andere Kohlgemüse greifen in diesen gefährlichen Verdauungsprozeß ein und verhindern, daß sich Abbauprodukte der Hormone verselbständigen und über die Blutbahn zu wahren Zeitbomben werden.

Curcuma (Gelbwurz), der kräftiggelbe Bestandteil des Curry, wiederum scheint eine vorbeugende Wirkung gegen die Alzheimer-Krankheit zu haben. Epidemiologen fiel auf, daß in Ländern wie Indien, wo Curcuma (englisch Turcumin) fixer Bestandteil der täglichen Gewürzmischung ist und darüber hinaus auch als pflanzliches Arzneimittel eingesetzt wird, Alzheimer weit weniger verbreitet ist als in anderen Weltgegenden, wo dieses Gewürz eher selten verwendet wird. In den USA beispielsweise ist die Rate der Alzheimer-Erkrankungen viermal so hoch wie in Indien. Daß in der indischen Küche viel mehr Curry und folglich Curcuma verwendet wird als in den USA, ist freilich noch kein Beleg für die vorbeugende Wirkung des gelben Pulvers gegen Alzheimer.

Aber mittlerweile gibt es eine Reihe von wissenschaftlichen Studien, die doch einen möglichen Zusammenhang herstellen. So hat Curcuma ähnliche antioxidative Eigenschaften wie der im Rotwein enthaltene Wirkstoff Resveratrol. Wie dieser schützt es die Zellen gegen oxidativen Streß. Darüber hinaus wirkt Curcuma gegen Entzündungen, indem es die Bildung von Zytokinen und Chemokinen, Proteinen, die bei Entzündungsprozessen eine Schlüsselrolle spielen, aktiv behindert. Deshalb wird Curcuma auch bereits als pflanzliches Vorbeugemittel gegen eine Reihe weiterer Erkrankungen wie Arthritis oder Krebs eingesetzt.

Broccoli, Weintrauben, Soja und Gelbwurz (Curcuma) sind nur einige aus einer ganzen Reihe von Pflanzenstoffen, welche Mutter Natur als Alterungsbremse und als Vorbeugemittel gegen Krebs für uns bereithält. Wir müssen uns nur über ihre erstaunlichen Wirkweisen informieren und sie viel mehr nutzen als wir das bisher getan haben. Wer weiß schon, daß Knoblauch ein natürliches Antibiotikum ist, das unangenehme Pilzerkrankungen in der Scheide ebenso heilt wie Entzündungen und Erkrankungen, die durch mannigfache Bakterien hervorgerufen werden? Knoblauch entspannt die Blutgefäße und wirkt präventiv gegen die gefürchtete Arteriosklerose. Er kann sogar die Haut günstig beeinflussen, indem er die Lebensdauer der Keratinozyten, der obersten Hautzellen, verlängert. All die positiven Wirkungen von Knoblauch aufzuzählen, würde jeden Rahmen sprengen. Nur soviel: Knoblauch ist überhaupt der Anti-Aging-Wirkstoff par excellence.

Ähnlich positiv wirkt auch die vorwiegend in Hefe enthaltene Folsäure, ein Stoff, der schon wichtig ist, bevor das Leben überhaupt beginnt. Folsäure-Mangel am Beginn der Schwangerschaft kann zu Mißbildungen des Feten führen. Die auch in Tablettenform erhältliche Substanz senkt den sogenannten Homocysteinspiegel im Blut und wirkt auf diese Weise der Gefäßverkalkung entgegen. Doch all diese Ratschläge zum verstärkten Einsatz natürlicher Alterungsbremsen und krebsvorbeugender Stoffe wären unvollständig ohne den Hinweis, daß der Körper beständig Flüssigkeit benötigt. Und zwar auch dann, wenn sich kein Durstgefühl einstellt. Empfehlenswert sind vor allem Kräutertees und Mineralwasser. Die regelmäßige Flüssigkeitsaufnahme fördert nicht nur die Nierenaktivität, sondern eliminiert auch schädliche Eiweißverbindungen aus dem Körper.

Doch auch diese Tips wären nur Stückwerk ohne den Rat, regelmäßig Sport zu betreiben. Wer seinen Körper gesund und fit bis ins hohe Alter erhalten möchte, muß sich mit der Frage beschäftigen, welche Art der Bewegung sinnvoll ist. Auch dabei gilt: Es kommt auf die Dosis an. Kein Sport ist genauso schlecht wie Extremsport. Wer nur herumsitzt und sich nicht bewegt, altert ebenso schnell und leistet der Krebsentstehung genauso Vorschub wie jemand, der glaubt, jeden Tag durch sportliche Aktivität Bäume ausreißen zu müssen. Regelmäßiger Ausdauersport auf niedrigem Niveau ist das Beste, was man für seinen Körper tun kann. Denn dabei bauen sich im Körper Systeme auf, welche all die gefährlichen Radikale einfangen und unschädlich machen, die beim Alterungsprozeß und bei der Krebsentstehung das Kommando führen.

Steigende Lebenserwartung

Eine konservative Demographie unterschätzt in ihren Prognosen die weitere Steigerung der Lebenserwartung in hochentwickelten Ländern.

Sind wir ein Volk der Alten?

Wird die Lebenserwartung weiter steigen? Und wenn ja, in welchem Ausmaß? Welchen Einfluß werden neue medizinische Erkenntnisse auf die Lebenserwartung haben, und mit welchen dämpfenden Faktoren ist zu rechnen? Das sind zentrale Fragen, mit denen sich die Demographie auseinander zu setzen hat. Aus einer Fülle von Daten versuchen Populationsforscher, eine Pro-

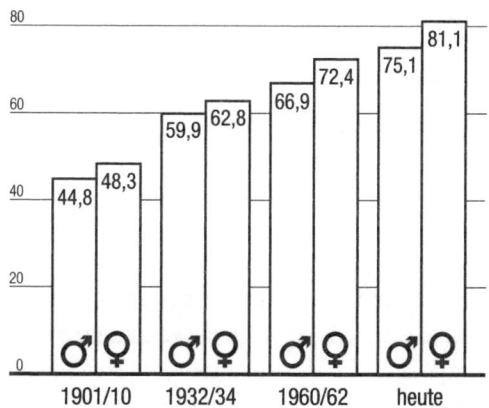

Langes Leben in Deutschland:
Lebenserwartung bei der Geburt in Jahren

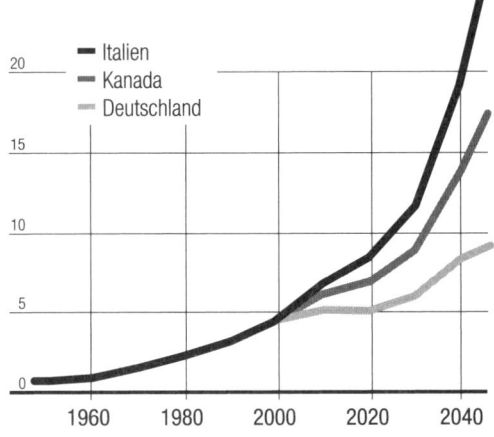

Lebenserwartung:
Anzahl der 85jährigen oder älter in Millionen

gnose zu erstellen, wie sich die Lebenserwartung in den kommenden Jahrzehnten weiter entwickeln wird und wie hoch der Anteil
der Über-Sechzig- oder der Über-Achtzigjährigen an der Gesamtbevölkerung in den Jahren 2020, 2030 oder 2050 sein wird. Solche Prognosen stellen einen Richtwert für politische Entscheidun-
gen dar, weil die Politik beispielsweise wissen muß: Ist mit einem
Schrumpfen oder Anwachsen der Bevölkerung zu rechnen? Wie
wird die Altersverteilung sein? Benötigen wir mehr oder weniger
Schulen und Lehrer? Wird der Anteil der arbeitenden Menschen
ausreichen, damit die an die Rentenkassen geleisteten Beitrags-
zahlungen den Pensionsaufwand decken?

Schon jetzt läßt sich mit einiger Sicherheit sagen: Die derzeitigen Annahmen, die auch den Rentenberechnungen zugrunde liegen, dürften die Entwicklung der Lebenserwartung grob unter-
schätzen. Auch die Rasanz, mit der das Bevölkerungssegment der
Über-Sechzigjährigen wächst, wird die Politiker überraschen. Der
Grund dafür liegt in äußerst konservativen Schätzungen einer viel
zu pessimistischen Demographie, welche von den statistischen

Ämtern übernommen wurden. Aber bevor wir darauf näher eingehen, wollen wir einen Blick auf die Entwicklung der Lebenserwartung in der Vergangenheit werfen.

Im Jahr 1840 führten die Schwedinnen mit einer durchschnittlichen Lebenserwartung von 45 Jahren die Weltrangliste an. Im Jahr 2000 waren die Japanerinnen mit einer durchschnittlichen Lebenserwartung von 85 Jahren die globalen Spitzenreiter. Das bedeutet, daß der Top-Wert in diesen 160 Jahren um 40 Jahre nach oben geklettert ist, und zwar in einer stetigen linearen Kurve »gleichmäßig und ohne jede Abweichung«, wie James W. Vaupel, Gründungsdirektor des Max-Planck-Instituts für demographische Forschung in Rostock, erläutert. Das entspricht einer Steigerung von 2,5 Jahren pro Jahrzehnt. Betrachtet man jedoch einzelne Länder, dann war die Steigerung im Mittel sogar noch größer, beispielsweise in Deutschland.

Im Deutschen Reich hatten Männer im Dezennium 1871/81 eine mittlere Lebenserwartung von 35,6 Jahren, Frauen eine solche von 38,5 Jahren. Nach Modellrechnungen von Eckart Bomsdorf vom Seminar für Wirtschafts- und Sozialstatistik der Universität Köln hat ein heute in Deutschland geborener Knabe eine mittlere Lebenserwartung von fast achtzig, ein heute geborenes Mädchen eine durchschnittliche Lebenserwartung von 86,5 Jahren. Das heißt, im Zeitraum von etwa 130 Jahren ist die mittlere Lebenserwartung der Deutschen um etwa 46 Jahre angewachsen. Das sind pro Jahrzehnt 3,5 Jahre. Egal, ob man den Wert 2,5 oder 3,5 Jahre Zuwachs pro Jahrzehnt nimmt – eine derartige Steigerung der Lebenserwartung hatte es in der Geschichte der Menschheit noch nie zuvor gegeben.

▶ Der stetige Fortschritt bei der Bekämpfung von Infektionen spielte eine wichtige Rolle bei der Steigerung der Lebenserwartung. ◀

Wie war das überhaupt möglich? Was waren die Faktoren für diese nahezu unglaubliche Steigerung des statistischen Lebensalters? Es ist ein ganzes Bündel von unterschiedlich zu gewichtenden Einzelfaktoren, welche sich grob als »Verbesserung der Lebensbedingungen« charakterisieren lassen. Aber als wichtigsten Faktor nennt Demograph Vaupel den »enormen Fortschritt im Kampf gegen die Todesursache Infektionen«. Eine wesentliche Voraussetzung dafür war die Entwicklung der Hygiene im Lauf des 19. Jahrhunderts: der Bau von Wasserleitungen und Kanälen, sauberes Trinkwasser und die strikte Trennung von Trink- und Abwassern.

Noch bis ins 18. Jahrhundert war es gang und gäbe, Abfälle und Exkremente einfach durchs Fenster auf die Straße zu kippen. Man muß sich vorstellen, was das für die Rattenpopulation der Siedlungsräume bedeutet hat. Erst im 19. Jahrhundert propagierten die Kommunen unter dem Motto »Alles in die Kanäle« die Sauberkeit der Städte. So wurde der Bau von Klärgruben forciert, Neubauten mußten über einen Anschluß ans Kanalnetz verfügen, Abfälle mußten aus der Stadt geschafft werden. Dazu kamen die Entwicklung der Chemie und der Biologie: 1774 entdeckte der schwedische Chemiker Carl Wilhelm Scheele das Chlor, das später von anderen Wissenschaftern als Wasserzusatz und Bleichmittel und schließlich zusammen mit Natronlösung als Desinfektionsmittel verwendet wurde.

Der französische Chemiker, Biologie, Mediziner und Bakteriologe Louis Pasteur (1822–1895) entdeckte die Mikroben und deren Rolle bei der Entstehung von Infektionen. Der schottische Chirurg Joseph Lister (1827–1912) führte, inspiriert von den Arbeiten Pasteurs, die Antisepsis in die Chirurgie ein. Und der Wiener Arzt Ignaz Philipp Semmelweis (1818–1865), Entdecker des Kindbettfiebers, propagierte die Händedesinfektion in den Spitälern. 1907 wurde in Paris ein internationales Büro für öffentliche Hygiene eingerichtet, aus dem 1946 die Weltgesundheitsorganisation World Health Organization (WHO) hervorging.

▶ Wohlstandszuwachs, sozialer Fortschritt, die Entwicklung von Impfungen und Antibiotika führten zu einer stetigen Verbesserung der Volksgesundheit. ◀

Doch all diese Fortschritte im Sanitäts- und öffentlichen Gesundheitswesen setzen ökonomische und soziale Fortschritte voraus. Eine wohlhabende Gesellschaft kann sich viel leichter um sauberes Wasser, saubere Luft und saubere Milch kümmern als ein armes Gemeinwesen. Und in einer ordentlich ernährten und menschenwürdig wohnenden Bevölkerung werden sich Erkrankungen wie etwa die Tuberkulose weniger leicht ausbreiten als in einer desolat wohnenden, unterernährten Population. Wohlhabendere und gebildetere Leute sind auch besser dazu in der Lage, für ihr Wohlergehen zu sorgen als arme und ungebildete Menschen. Auch der medizinische Fortschritt setzt einen gewissen ökonomischen und sozialen Standard voraus.

Entdeckungen wie die des Penicillins (1928 durch den britischen Bakteriologen Alexander Fleming) oder die Entwicklung von Impfungen konnten nur erfolgreich sein, weil es das allgemeine Wohlstands- und Sozialniveau erlaubte, diese Medikamente breiten Bevölkerungsschichten zugänglich zu machen. Die generelle Verfügbarkeit von Medikamenten und der Standard der Spitäler führten zu einer allmählichen Senkung der Kindersterblichkeit, einem zentralen Faktor bei der Steigerung der durchschnittlichen Lebenserwartung. Zum beständig steigenden medizinischen Standard kam ein reichhaltigeres Nahrungsmittelangebot und ein zunehmend gesundheitsbewußterer Lebensstil, der mittlerweile nicht mehr nur auf die wohlhabenderen und gebildeteren Bevölkerungsschichten beschränkt ist.

▶ Immer mehr Menschen in den hochentwickelten Ländern erreichen ein Lebensalter jenseits von 100 Jahren. ◀

Heute registrieren Demographen eine beständig sinkende Sterblichkeit in allen Altersklassen, speziell aber im höheren Alter. Dieser Trend führt dazu, daß auch immer mehr Menschen ein außergewöhnlich hohes Alter erreichen. Laut Angaben des Bundespräsidialamtes hat sich beispielsweise in Deutschland die Zahl jener Menschen, die den 105. oder einen höheren Geburtstag feiern konnten, im Jahrzehnt von1990 bis 2000 nahezu verdreifacht. Nimmt man den Zeitraum zwischen den Jahren 1989 und 2002, so hat sich die Zahl der Frauen in dieser Altersklasse von 45 auf 299 sogar mehr als versechsfacht, die Zahl der Männer von neun auf 35 immerhin noch fast vervierfacht.

Auch wenn die absoluten Zahlen noch gering erscheinen, so genügen sie bereits, um ein neues Forschungsfeld zu begründen: Was, so fragen sich immer mehr Wissenschafter, sind die Faktoren, die zu einer derart extremen Langlebigkeit führen? Viele Fragen zu den Gesetzmäßigkeiten der Sterblichkeit von extrem alten Menschen sind bis heute ungeklärt. Vor allem wird aber eine Frage für die Forschung immer drängender: Ob das von heutigen Menschen erreichbare Höchstalter wirklich das natürliche Höchstalter ist oder ob da noch ein Spielraum ist – womöglich größer als wir uns ihn derzeit vorstellen können.

Eine internationale Forschergruppe sammelt derzeit Daten über extrem betagte Menschen in möglichst vielen Ländern der Erde. Ziel dieser Bemühungen ist es, ein möglichst verläßliches und gesichertes Datenkompendium über Menschen in der höchsten Altersklasse sowie über die Sterblichkeit extrem alter Menschen zusammenzutragen. Das Max-Planck-Institut in Rostock sammelt derzeit entsprechende Daten für Deutschland. Im Rahmen einer »Altersvalidierungstudie in Deutschland« sollen dann die Altersangaben von 1485 Personen, die von 1989 bis 2002 ein Alter von 105 und mehr Jahren erreicht haben, überprüft werden.

▶ Eine im Aufbau begriffene internationale Datenbank soll Grundlagen für die Erforschung extremer Langlebigkeit schaffen. ◀

Diese und vergleichbare Datensammlungen aus zahlreichen anderen Ländern sollen schließlich in einer Forschungsdatenbank mit der Bezeichnung »International Data Base on Longevity« (IDL) zusammengeführt werden. Auf der Basis hoher Fallzahlen hoffen die Forscher, verläßliche Aussagen über Gesetzmäßigkeiten der Mortalität im Höchstalter machen und etwa die Frage beantworten zu können, ob die Sterblichkeit im extrem hohen Alter weiter zu- oder abnimmt oder ob die Mortalitätsrate in dieser Altersgruppe in den vergangenen Jahrzehnten – ähnlich wie in anderen Altersklassen – zurückgegangen ist.

Eine Arbeitsgruppe des Max-Planck-Instituts für demographische Forschung in Rostock veröffentlichte im Herbst des Jahres 2003 eine bemerkenswerte Arbeit über das Altern und das Krebsrisiko unter dem Titel »Individual Aging and Cancer Risk: How Are They Related«. Darin zeigen die Autoren Svetlana V. Ukraintseva und Anatoly I. Yashin, daß unsere Vorstellung vom Altern und von dem mit höherem Alter zunehmenden Krankheitsrisiko nicht ganz der Realität entspricht. »Überraschenderweise verringert sich das Risiko einiger chronischer Erkrankungen (wie etwa Asthma oder Bluthochdruck) im Alter«, schreiben die Autoren. Auch unsere Vorstellung, daß das Krebsrisiko ab etwa der Lebensmitte gleichmäßig ansteigt, entspricht so nicht den Tatsachen. Das Risiko, an einem Krebsleiden zu erkranken, steigt bis zum fünften Lebensjahr steil an, um dann bis etwa Ende des dritten Lebensjahrzehnts abzufallen. Dann steigt die Kurve zunächst geringfügig, ab etwa dem vierzigsten Lebensjahr dann zunehmend steiler an, um ab Anfang des neunten Lebensjahrzehnts wieder rapide abzusinken.

»Das Risiko vieler chronischer Erkrankungen steigt mit fort-schreitendem Alter, und dieses Faktum stimmt mit herkömmli-chen Theorien vom Altern (…) überein«, schreiben die Autoren. »Aber die Verlangsamung oder die Abnahme dieses Risikos im sehr hohen Alter sind vom Blickwinkel heutiger Theorien vom Al-tern überraschend und unerklärlich.« Schließlich kommen die For-scher in ihrer Arbeit zu dem Schluß, daß »die altersbedingten Ver-änderungen in einem Organismus die Entstehung von Krebs nicht nur begünstigen, sondern auch unterdrücken könnten.« Salopp ausgedrückt könnte man sagen, daß wer es einmal über das acht-zigste Lebensjahr hinaus geschafft hat, nur noch ein geringes Ri-siko trägt, an Krebs zu sterben. Das mag mit dazu beitragen, daß die Anzahl der Über-Hundertjährigen genauso wächst wie das durchschnittlich erzielbare Lebensalter.

Wird die Lebenserwartung zukünftig auf mehr als 100 Jahre ansteigen?

Eine der spannendsten Fragen, vor der die demographische For-schung heute steht, ist die, ob die Steigerung der Lebenserwartung in den kommenden Jahrzehnten weiter mit der gleichen Ge-schwindigkeit wie bisher zunehmen oder sich eher verlangsamen wird. Zweifellos gibt es einige mögliche Faktoren, die sich auf die weitere Zunahme dämpfend auswirken könnten. So etwa neu auf-tretende Krankheitserreger, gegen die noch keinerlei medizinische Abwehr- oder Behandlungsstrategien existieren. So auch der Fak-tor Terrorismus, der sich biologischer, chemischer oder nuklearer Massenvernichtungswaffen bedienen und Millionen Todesopfer fordern könnte. So auch klimatische Veränderungen, welche zu Naturkatastrophen gigantischen Ausmaßes, zu Dürren, Über-schwemmungen und Hungersnöten führen könnten.

Unwägbarkeiten stehen aber auch auf der Positivseite der mög-lichen Entwicklung. Noch kann niemand vorhersagen, welche

Auswirkungen die noch jungen Disziplinen wie Genetik, Proteomik oder Nanotechnologie auf die steigende Lebenserwartung haben werden. In den vergangenen Jahrzehnten hat die Lebenserwartung in den meisten hochentwickelten Ländern pro Jahrzehnt um etwa zwei bis drei Jahre zugenommen. Bei gleichbleibender Entwicklung hätten wir beispielsweise in Europa um das Jahr 2050 eine durchschnittliche Lebenserwartung zwischen 90 und 95 Jahren für Männer und zwischen 100 bis 105 Jahren für Frauen. Nachdem es sich dabei um einen statistischen Mittelwert handelt, würde das bedeuten, daß dann die ältesten Menschen ein Lebensalter um die 120 Jahre erreichen würden.

Die konservative Demographie rechnet aber nicht mit einer gleichbleibenden Fortentwicklung der heute geltenden Lebenserwartung. Die nationalen Statistikämter rechnen überhaupt mit wenigen Unsicherheiten, in der Regel kommen sie mit nur einer Mortalitätsvariante oder höchstens einer etwas höheren und einer etwas niedrigeren Variante aus. Die Treffsicherheit ihrer Prognosen ist aber nicht bloß ein eifersüchtiges Spiel unter Statistikern, sie ist die Grundlage für den im Gang befindlichen Umbau des Sozialstaates und im besonderen für die Rentenreformen. Die Treffsicherheit ihrer Prognosen wird auch darüber bestimmen, ob die heute eingeleiteten Reformen tatsächlich Lasten und Nutzen besser verteilen, ob sie gerecht sind oder ob sie sich am Ende als totaler Fehlschlag erweisen werden.

Zwei Denkschulen der Demographie mit unterschiedlichen Prognosen zur Lebenserwartung

Es gibt derzeit in der Demographie zwei Denkschulen, die sich gegenseitig auch wissenschaftlich heftig befehden. Die konservative oder pessimistische Demographie, auf die sich die Politiker heute stützen, rechnet mit einer Verlangsamung in der Entwicklung der

Lebenserwartung. Die bisherige Zunahme von im Mittel zwei Jahren pro Jahrzehnt werde sich zunächst auf ein Jahr verringern, um schließlich völlig zum Erliegen zu kommen. Begründet wird diese Prognose erstens damit, daß wir schon sehr nah an die maximale Lebenserwartung herangekommen wären und daß es diese hohe Lebenserwartung nun schon eine ganze Weile gäbe. Zweitens mit den bereits erwähnten Unwägbarkeiten, welche die Statistik negativ beeinflussen könnten.

Der Wiener Demograph Wolfgang Lutz, Leiter des Population Project at the International Institute for Applied Systems Analysis (IIASA) in Laxenburg bei Wien sowie Direktor des Wiener Instituts für Demographie der Österreichischen Akademie der Wissenschaften, der eng mit Forschern des Max Planck Instituts für demographische Forschung in Rostock zusammenarbeitet, hat sich eingehend mit Fragen der Unsicherheit von Bevölkerungsprognosen beschäftigt. Zusammen mit Kollegen hat er ein Buch herausgegeben, das sich mit allen wesentlichen Fragen der weltweit alternden Gesellschaften befaßt.[*] Darin befassen sich Lutz und Kollegen mit der Wahrscheinlichkeit von Bevölkerungsprognosen. Die Autoren kommen dabei zu wesentlich weiteren Spannen, als die konservative Demographie sie bisher angenommen hatte.

Das Heitere an der konservativen Betrachtungsweise ist, daß sie ihr angenommenes absolutes Limit im Lauf der Zeit immer weiter nach oben verschieben mußte, weil sie von der Realität überholt wurde. So hatte man einst angenommen, daß eine Lebenserwartung von 80 Jahren für Frauen das absolute statistische Limit sein würde. Inzwischen liegt die Lebenserwartung japanischer Frauen offiziell bei 85 Jahren (Wert 2004). Daher bewegt sich das derzeitige, von der konservativen Demographie angenommene

---

[*] The End of World Population Growth in the 21st Century. New Challenges for Human Capital Formation & Sustainable Development, edited by Wolfgang Lutz, Warren C. Sanderson & Sergei Scherbov, Earthscan, London, 2004, 342 Seiten, ca. 50 Euro

absolute Limit bei 87 Jahren, aber auch das wird wohl noch weiter nach oben verschoben werden müssen, sagt die andere Denkschule. Denn, so deren Argumentation, es sei gar nicht sicher, daß es ein absolutes Limit überhaupt gibt. Und wenn es ein solches geben sollte, dann liege es irgendwo jenseits von 115 Jahren.

In einer erst kürzlich im angesehenen Fachmagazin »International Statistical Review« erschienenen Publikation befassen sich Demograph Lutz und Kollegen ausführlich mit der Frage der Unsicherheiten in den Prognosen. Auch sie wollen einen möglichen Dämpfer für die Entwicklung in Form eines noch unbekannten Virus nicht ausschließen, das die Menschheit völlig unvorbereitet treffen könnte. Die Experten sprechen in diesem Zusammenhang von »high impact low probability events«, also von Ereignissen mit hoher Wirkung, aber geringer Wahrscheinlichkeit. Lutz schätzt die Wahrscheinlichkeit eines solchen gravierenden Dämpfers für die Entwicklung der Lebenserwartung auf knapp ein Prozent.

▶ Die zentrale Frage der künftigen Lebenserwartung lautet: Stehen wir tatsächlich vor jener medizinischen Revolution, wie sie sich am Horizont ankündigt? ◀

Auf der optimistischen Seite des Spektrums liegen die Annahmen von Lutz und Kollegen aber deutlich über jenen, die heute die Basis für die Rentenreformen in vielen europäischen Ländern bilden. Demnach werde die Lebenserwartung im günstigsten Fall um bis zu vier Jahre pro Jahrzehnt ansteigen. Das würde erstens bedeuten, daß es gegen Ende des Jahrhunderts viele Mitbürger gäbe, die ein weit höheres Alter als 120 Jahre erreichen und zweitens, daß der Anteil der Über-Achtzigjährigen an der Gesamtbevölkerung die 40-Prozent-Marke überspringen würde. Das heißt, daß dann vier bis fünf von zehn Bürgern eines Landes über 80 Jahre alt wären, viele davon weit darüber. Schon beim heutigen Stand der Medizin wären laut Lutz Lebenserwartungen von 110 oder 115 Jahren »nicht unrealistisch«. Und schon beim derzeitigen Stand der

Medizin und nach herkömmlichen Prognosen hat ein heute geborenes Mädchen eine hohe Chance, 100 Jahre alt zu werden.

Noch gar nicht berücksichtigt sind dabei die sich abzeichnenden Entwicklungen in der Medizin, wie etwa genetic engineering (Eingriffe ins Erbgut, wie das »Abschalten« krankmachender Gene) oder die Nanotechnologie (beispielsweise das Einbringen von mikroskopisch kleinen Robotern in die Blutbahn, die dann selbständig Diagnosen stellen und Reparaturen im Körper vornehmen könnten). Auch nicht berücksichtigt, weil öffentlich noch gar nicht bekannt, sind die in diesem Buch beschriebenen Strategien zur Regeneration und Verjüngung von Organen. All das, was sich derzeit bereits an vorderster Front der medizinischen und verwandter Wissenschaften ankündigt, wird einen beträchtlichen Schub nicht nur für die Lebenserwartung, sondern auch für die körperliche und geistige Frische alternder Menschen bringen.

Dank einer konservativen Demographie hat die Politik davon noch keine Ahnung. Und nicht nur die Politik. Auch die Versicherungen nehmen das, was die von einer konservativen Demographie geprägten Statistischen Ämter ihnen vorlegen, für bare Münze. »Ich sage auf wissenschaftlichen Kongressen immer wieder«, erzählt Lutz, »daß sich zum Beispiel die Lebensversicherungen eigentümlicherweise für diese Zunahme der Lebenserwartung überhaupt nicht interessieren, die ja für sie eigentlich sehr wichtig sein sollte, weil das finanzielle Konsequenzen hat.« Das heißt, daß nicht nur die staatlichen Rentenrechnungen, sondern auch die von den Banken aufgelegten privaten Altersvorsorge-Modelle oder die Lebensversicherungen auf grob unterschätzten Zuwächsen bei der Lebenserwartung beruhen.

In ihrem Buch beschreiben Lutz & Co. die Dramatik rapide alternder Gesellschaften in nahezu allen Weltteilen: »Während das 20. Jahrhundert das Jahrhundert des Bevölkerungswachstums war – mit einem Anstieg der Weltbevölkerung von 1,6 auf 6,1 Milliarden – werden wir im 21. Jahrhundert sehr wahrscheinlich das Ende des Bevölkerungswachstums erleben und statt dessen ein

Jahrhundert der alternden Bevölkerung.« Gegenwärtig, so die Autoren, stünden wir an der Weggabelung dieser beiden unterschiedlichen demographischen Regimes. Während in einigen Ländern die Bevölkerung noch immer wachse, sähen sich andere bereits mit dem rapiden Altern ihrer Gesellschaften konfrontiert. »Die demographischen Veränderungen werden dieses 21. Jahrhundert prägen wie kein anderes«, heißt es dort.

▶ Die Zeit nach dem Zweiten Weltkrieg mit ihrem beschleunigten Wachstum der Weltbevölkerung prägte den Begriff »Bevölkerungsexplosion«, mit dem die Angst vor Hunger, vor dem sozioökonomischen Kollaps und der ökologischen Katastrophe verbunden war. In jüngster Zeit brachte die Aussicht auf ein nachhaltiges Altern der Bevölkerungen in den hochentwickelten Ländern Ängste hervor, daß das bisherige Gleichgewicht der Generationen ins Wanken kommen, die öffentlichen Pensionssysteme zusammenbrechen und daß die am meisten betroffenen Länder (vor allem Europa und Japan) in eine Ära der ökonomischen, sozialen, politischen und kulturellen Stagnation, wenn nicht des Niedergangs, schlittern könnten. ◀

Noch dazu, wo die Schätzungen der »nicht-konservativen« Demographen Lutz & Co. gar nicht das Ende der Fahnenstange bedeuten müssen. Demograph James W. Vaupel, der sich selbst als »konservativ« bezeichnet, glaubt zwar, am wahrscheinlichsten sei eine weitere Steigerung der Lebenserwartung wie bisher, also etwa zwei, drei Jahre pro Jahrzehnt. Aber Vaupel hält es nicht für ausgeschlossen, daß sich die Steigerungsrate auch auf fünf oder gar zehn Jahre pro Jahrzehnt beschleunigen könnte. Dann läge die durchschnittliche Lebenserwartung schon im Jahr 2050 zwischen 100 und 120 Jahren, mit Spitzen noch weit darüber.

Im Jahr 2000 waren zehn Prozent der Weltbevölkerung älter als 60 Jahre. Nach dem Mittelwert der Prognosen wird dieser Anteil bis zum Jahr 2100 auf ein Drittel ansteigen, die mögliche Bandbreite reicht von 24 bis 44 Prozent. Das heißt, daß im Extremfall fast jeder zweite Erdenbewohner älter als 60 Jahre sein wird. In Afrika südlich der Sahara wird es im Weltmaßstab den geringsten, im Raum Pazifik-OECD den größten Anteil alter Menschen geben, mit im Extremfall bis zu 69 Prozent älter als 60 Jahre im Jahr 2100. In Nordamerika und in Europa (West wie Ost) könnten es im Extremfall noch immer 45 Prozent sein.

Noch dramatischer sieht die prognostizierte Entwicklung beim Anteil jener Menschen aus, die 80 Jahre und älter sein werden. Im Jahr 2000 war nur etwa ein Prozent der Weltbevölkerung 80 Jahre und älter, laut Prognose werden es im Jahr 2050 vier und im Jahr 2100 elf Prozent der Bevölkerung sein. Im Extremfall könnten aber im Jahr 2100 auch 40 Prozent der Weltbevölkerung 80 Jahre und älter sein. Das wäre zweifellos allein vom Alter der Menschen her eine ganz andere Welt als wir sie heute kennen. Zwar sagen die Demographen voraus, daß diese alten Menschen wesentlich gebildeter sein werden als die heutigen Alten, aber die Rate der Abhängigkeit dieser Menschen von der Wirtschaftsleistung der Jungen wird dramatisch ansteigen. Das heißt, die Anzahl der Menschen, die 60 Jahre und älter sind, wird im Verhältnis zur Anzahl der Menschen, die zwischen 20 und 59 Jahre alt sind, im Lauf des 21. Jahrhunderts um das 3,5fache wachsen.

▶ Mit dem rasanten Anwachsen des Anteils der Alten wird der Anteil der Jungen dramatisch abnehmen. Das rapide Altern wird zu tiefgreifenden Veränderungen in Staat und Gesellschaft führen. Welche politischen Auswirkungen dieser Prozeß haben könnte, läßt sich ahnen, wenn man sich allein ein prognostiziertes Faktum vor Augen hält: Gegen Ende des Jahrhunderts könnte das mittlere Alter der Wahlberechtigten höher liegen als das heutige gesetzliche Pensionsalter. ◀

Aber möglicherweise bringt die neue Anti-Aging-Medizin auch unsere Begriffe von Jung und Alt durcheinander. Das Schreckensbild einer Welt von lauter Greisen stimmt ja nur nach heutigen Begriffen. Heute wird ein Sechzigjähriger als »alt« begriffen. Doch eine schon heute in Umrissen erkennbare Medizin wird in der Lage sein, die Körperorgane derart zu regenerieren und zu verjüngen, daß wahrscheinlich ein Siebzigjähriger so in Schuß sein könnte wie heute ein Vierzigjähriger. Dann sähe die Welt der Alten um vieles jünger aus.

Unsterblich durch Nanomedizin?

Wie die neue Technologie im Milliardstel-Meter-Bereich der Anti-Aging-Forschung zusätzlichen Schwung verleihen wird.

Nanomedizin – Science Fiction oder bald schon Realität?

Die Nanotechnologie, die Technologie im Milliardstel-Meter-Bereich, sei die »Technologie der Zukunft« und die »Schlüsseltechnologie des 21. Jahrhunderts«, heißt es in den Medien. Noch hat diese neue Technologie, die angeblich die Grenze zwischen toter und lebendiger Materie überwinden wird, den Nimbus der Science Fiction: Mikroskopisch kleine Roboter würden sich, angetrieben von bioelektrischen Motoren, über die Blutbahn bis in die verborgensten Winkel unseres Organismus bewegen, biologische Prozesse überwachen, medizinische Daten nach außen melden, selbständig Reparaturen ausführen oder auch Krebszellen zerstören. Winzige, mit freiem Auge gar nicht sichtbare Partikel würden als Medikamententransporter durch die Blutbahn reisen und ihre Fracht gezielt am Ort des Bedarfs abladen oder Wirkstoffe dosiert, lang andauernd und ohne unerwünschte Nebenwirkungen an ein lokal vorbestimmtes Körpergewebe abgeben. Ein neuer Begriff ist geboren: Nanomedizin.

Den wilden Zukunftsfantasien stehen ebenso wilde Warnungen vor einer Technologie gegenüber, welche die Welt massenhaft mit Nanopartikeln oder selbst replizierenden Nanorobotern verseuchen könnte, die sich womöglich verselbständigen und das menschliche Leben auf dem Planeten vernichten könnten. Doch wo in diesem Wust von teils überzogenen Erwartungen und häufig übersteigerten Ängsten sind die realen Potentiale der Nanotechnologie anzusiedeln? Inwieweit kann die neue Technik aus dem Reich mikroskopisch kleiner Teilchen tatsächlich dabei helfen, medizinische Diagnosen frühzeitiger und präziser zu erstellen und Krankheiten gezielter und besser zu bekämpfen als bisher? Kann sie die Anti-Aging-Medizin dabei unterstützen, den Alterungsprozeß des Organismus zu bremsen?

Schweizer Studie mit bisher umfassendster Analyse der Nanomedizin

All diese Fragen versucht eine 130 Seiten umfassende Studie von TA-SWISS, dem Berner Zentrum für Technikfolgen-Abschätzung, einem Beratungsgremium des Schweizerischen Wissenschafts- und Technologierates, ohne unnötige Zukunftsängste, aber doch mit kritischem Blick zu beantworten. Die im Jahr 2003 erstellte Untersuchung ist die bisher umfassendste Analyse von Stand und Zukunft einer Technologie, die ohne Zweifel tiefgreifende Veränderungen in Technik, Medizin und Gesellschaft mit sich bringen wird. Die Studie fußt auf wiederholten, eingehenden Befragungen von mehr als 70 internationalen Experten verschiedener Fachrichtungen. Die Forscher wurden zu unterschiedlichsten Aspekten der Nanotechnologie gehört und um Einschätzung von Potential und Zukunft des neuen Forschungsfeldes gebeten. Nach kritischer Sichtung der gegebenen Antworten erstellten die vier Autoren ihren Bericht.

Demnach wird die neue Technologie die Medizin bereits in den nächsten 20 bis 30 Jahren nachhaltig verändern, sowohl in medizinischer Forschung wie Diagnose und Therapie. Medizinische Untersuchungen werden rascher durchführbar sein und präzisere Resultate liefern. Die Nanotechnologie wird neue Therapiefenster öffnen, nanobasierte Therapien werden wirksamer sein als konventionelle Therapien und werden weniger Nebenwirkungen mit sich bringen. Vor allem in der Krebsvorbeugung und -behandlung, aber auch bei viralen und anderen Erkrankungen erwarten die internationalen Experten »erhebliche Fortschritte«, so der Bericht. Etliche dieser absehbaren Entwicklungen sind teilweise, zumindest im Versuchsstadium, heute schon Wirklichkeit. Am Joint Research Centre der EU Kommission im norditalienischen Ispra beispielsweise entwickeln Forscher Oberflächen von Edelmetallen, welche den Strukturen biologischer Oberflächen bis in den Nanobereich nachempfunden sind. Körpergewebe soll diese Strukturen als »biologisch« erkennen und sich mit ihnen verbinden, als wären sie menschliche Knochen. Versuche laufen auch mit aus Nanopartikeln geformten Gerüsten, die, von Stammzellen besiedelt, sich zu »Ersatzteilen« für den menschlichen Körper – Sehnen, Knorpeln, Muskeln oder Haut – auswachsen sollen.

Ein anderes Anwendungsfeld der Nanomedizin ist die magnetfeldinduzierte Krebsbehandlung durch lokal erzeugte Wärme. In der Berliner Charité beispielsweise laufen Versuche zur Zerstörung von Tumorzellen mit Hilfe magnetischer Nanopartikel. Bei einem weiteren aktuellen Forschungsprojekt werden Nanostrukturen, die sich selektiv an Krebszellen binden, mit Radionukliden befrachtet. Tumorzellen sollen dadurch zerstört werden, ohne daß das umliegende Gewebe Schaden nimmt.

> Die Nanomedizin wird nach Meinung von Experten der »klassischen« Medizin vielfach »weit überlegen« sein.

Das sind erste, praktische Beispiele für die Anwendung der Nanomedizin. Längerfristig dürften völlig neuartige Diagnose- und Therapiekonzepte entstehen, welche denjenigen der »klassischen« Medizin in vielen Fällen »weit überlegen sein werden«, schreiben die Autoren des Schweizer Berichts. Das werde nicht ohne Auswirkungen auf das Leben der Menschen bleiben. Es sei damit zu rechnen, »daß die krankheitsarme Lebensspanne zunehmen wird, daß sich Verschiebungen in den Todesursachen und eine Vergrößerung der Lebenserwartung ergeben werden«.

Manche zukunftsgläubige Optimisten des Anti-Aging-Fachs verbinden mit der Nanomedizin bereits die Aussicht auf extreme Lebensverlängerung. Der Weg dorthin sei bereits insofern vorgezeichnet, weil die wesentlichen, dem Alterungsprozeß zugrundeliegenden Faktoren bekannt seien. Man müsse nur, wenn auch mit erheblichem Forschungsaufwand und enormen Kosten, diese Faktoren auszuschalten versuchen, um Schritt für Schritt einem menschlichen Leben nahezukommen, das theoretisch endlos sein könnte, wenn es nicht durch Gewalteinwirkung wie Mord, Unfall und dergleichen beendet würde.

Ein Vertreter dieser Richtung, zugleich Schöpfer des Begriffs »Nanomedizin«, ist Robert A. Freitas Jr., Forscher am Institute for Molecular Manufacturing in Palo Alto, Kalifornien. Freitas war der erste Forscher, der eine detaillierte Design-Studie für einen medizinischen Nanoroboter in einem angesehenen biomedizinischen Mainstream-Journal publizierte. 1999 veröffentlichte er unter dem Titel »Nanomedicine« das erste Buch, das sich mit Anwendungen der Nanotechnologie in der Medizin und speziell mit medizinischen Nanorobotern beschäftigte. Einem im Jahr 2003 erschienenen zweiten Band zum Thema Nanomedizin sollen noch zwei weitere folgen.

Darin will Freitas alle Details der Beschaffenheit, Funktions- und Arbeitsweise von Nanorobotern, beziehungsweise Nanopartikeln beschreiben, ihren Transport durchs Blutgefäßsystem, ihren Einsatz und ihre Gesundheit und Funktion des menschlichen Organismus optimierende Wirkung. Freitas verspricht sich von der Nanomedizin nicht nur eine deutliche Verbesserung der Gesundheit des Menschen, sondern auch mehr Lebensqualität, mehr Lebensfreude und mehr Sicherheit. Darüber hinaus sollen die Möglichkeiten der Spezies Mensch erheblich erweitert und seine Lebensspanne »dramatisch ausgeweitet« werden.

Wird sich die Lebenszeit des Menschen auf 1000 Jahre verlängern lassen?

Die Optimierung des menschlichen Organismus und die Aussichten auf ein gesünderes und längeres Leben waren auch Thema einer Zukunftskonferenz »The Future of Life«, die das »Time Magazine« im Februar 2003 anläßlich des 50jährigen Jubiläums der Entdeckung der DNA-Struktur durch James Watson und Francis Crick in New York veranstaltet hatte. Bei dieser Konferenz hatten sich die Architekten der genomischen Revolution versammelt, um die Zukunft der Biotechnologie und ihrer Auswirkungen auf den Menschen zu diskutieren. Zentrale Themen waren die personalisierte genetische Medizin, die Nanomedizin, die Verschmelzung unserer biologischen Natur mit der von uns kreierten Technologie sowie wissenschaftliche Durchbrüche, die zu einer radikalen Verlängerung des menschlichen Lebens führen könnten.

Richard Dawkins, Professor für öffentliches Wissenschaftsverständnis an der Universität Oxford, verkündete als einer der Konferenz-Teilnehmer, er sei überzeugt, daß wir schon im Jahr 2010 über komplette Kartierungen des Genoms von Tausenden von Lebewesen verfügen würden und daß es uns gelingen werde, das genetische »Missing link« zwischen Mensch und Schimpansen zu rekonstruieren und wieder zum Leben zu erwecken. Craig Venter, Präsident des Centers for the Advancement of Genomics, Gründer der Firma Celera und Pionier bei der Entschlüsselung des Humangenoms, wiederum überraschte mit seiner Prognose, daß es nach und nach gelingen werde, die heute noch beträchtlichen Kosten der Genomsequenzierung auf 1000 Dollar pro Einzelperson zu senken und damit die Tür zu einer personalisierten genetischen Medizin aufzustoßen. Noch weit umfangreicher und zehnmal so komplex wie das Genomprojekt werde aber das Proteom-Projekt sein, die Entschlüsselung der etwa 300 000 Proteine, welche den Großteil der Funktionen des menschlichen Organismus steuern.

Eine Session der Konferenz war speziell dem Thema Lebensalter (»Lifespan: How Long? How Fun?«) gewidmet. Der Moderator der Veranstaltung, Paul Saffo, fragte die Diskutanten auf dem Podium und im Auditorium:»Was glauben Sie, welches Lebensalter Sie erreichen werden?« Nur wenige im Saal tippten auf ein Lebensalter jenseits der 120. Dann meldete sich der Computerforscher Ray Kurzweil, einer der beiden Autoren des Buches »Fantastic Voyage – Live Long Enough to Live Forever«[*]) zu Wort: »1000 Jahre!«

Das Publikum wußte nicht recht, ob es kichern oder staunen sollte. Doch Kurzweil ist ein höchst kenntnisreicher Forscher im Bereich künstliche Intelligenz, Erfinder, Unternehmer (Kurzweil Technologies), der sich auch eingehend mit Fragen der genetischen Medizin und der Nanomedizin auseinandersetzt. In seinem, gemeinsam mit dem Mediziner Terry Grossman verfaßten Bestseller vertritt er die These, daß Menschen, welche die nächsten 50 Jahre überleben, gute Chancen hätten, ihre Lebenszeit radikal zu verlängern. Er betrachtet das heutige biomedizinische Wissen als »Brücke zu einer Brücke zu einer Brücke« und begründet das in etwa so:

Die meisten Sterbefälle in der gegenwärtigen Gesellschaft werden durch degenerative Prozesse – Verkalkung der Herzkranzgefäße, Diabetes, Schlaganfall und Krebs – verursacht, die man verlangsamen, aufhalten oder sogar umkehren könne. Diese Eingriffe würden uns solange gesunderhalten, bis die sich gerade erst entfaltende biotechnologische Revolution voll zum Tragen kommt. Dann würden wir über Möglichkeiten verfügen, mit Hilfe von nanotechnologischen Methoden unseren Körper und unser Gehirn gewissermaßen komplett neu aufzubauen.

So zum Beispiel werde uns die neue Technologie in die Lage versetzen, unsere Körperzellen durch Zellen mit einer verlän-

[*] Ray Kurzweil, Terry Grossman M. D.: Fantastic Voyage – Live Long Enough To Live Forever. The Science Behind Radical Life Extension. Rodale Books, Okt. 2004, 400 Seiten, 25 US-Dollar

gerten Version der Telomere (Chromosomenenden) zu ersetzen, wodurch sich das Körpergewebe essentiell verjüngen ließe. Wir würden Medikamente herstellen können, welche die alterungsbedingten degenerativen Prozesse im Gefäßsystem verhindern. Die Nanomedizin werde die permanente Verjüngung aller Organe erlauben und die Effektivität der Körperfunktionen um einen Faktor von mehreren Tausend verbessern. Als Beispiel nannte Kurzweil nanotechnologisch hergestellte Roboter-Makrophagen, wie sie Nanomediziner Freitas vorschlägt. Diese wären hunderte oder tausende Male effektiver als normale Makrophagen (so genannte Freßzellen des Immunsystems, welche Krankheitserreger eliminieren). So genannte »Respirozyten«, nanotechnologisch hergestellte, künstliche rote Blutkörperchen würden es dem Menschen gestatten, vier Stunden unter Wasser zu verbringen, ohne zu atmen oder einen olympischen 15-Minuten-Sprint hinzulegen ohne einen einzigen Atemzug.

▶ Die radikalen Visionäre des Fachs sind überzeugt, daß sich die Lebenszeit des Menschen sogar auf 5000 Jahre ausdehnen ließe. ◀

Andere Diskutanten auf dem Podium wollten Kurzweils Fantasien nicht ohne weiteres folgen, die Dinge seien in Wahrheit viel komplexer als er sie darstelle. Doch der grundsätzliche Optimist Kurzweil läßt sich von solchen Einwendungen nicht beirren. Er ist einfach überzeugt, daß die Wissenschaft in der Lage sein werde, allenfalls auftauchende Stolpersteine aus dem Weg zu räumen. Er teilt seinen Optimismus mit einer Schar anderer Wissenschafter, unter ihnen der wohl radikalste Visionär einer künftigen Anti-Aging-Medizin, Aubrey de Grey, Computerwissenschaftler an der altehrwürdigen englischen Universität Cambridge.

Ihm wäre eine Lebenszeit von 1000 Jahren, wie sie sich Kurzweil ausmalt, mit Sicherheit viel zu bescheiden. Er rechnet damit, daß sich die Lebenszeit des Menschen bis zum Jahr 2100 auf 5000

Jahre werde ausdehnen lassen. Aber de Grey, 42, ist trotz seines langen, rotbraunen Rübezahl-Bartes kein verschrobener Wissenschaftler, den man mit einem milden Lächeln abtun könnte. Er gilt unter Kollegen als genialer Kopf, der sich nicht nur in den Computerwissenschaften, sondern auch in der Biologie, der Biochemie und der Genetik verdammt gut auskenne. De Grey hat sich auch intensiv mit der Frage beschäftigt, warum der Mensch altert, welche physikalischen und biochemischen Prozesse dabei ablaufen und wie dieser Alterungsprozeß aufzuhalten oder überhaupt zu verhindern wäre. Ja, er hat sogar eine ziemlich genaue Vorstellung davon, welche Bedingungen die Forschung erfüllen müßte, um uns diesem Ziel näher zu bringen.

Als Wissenschafter interessieren ihn dabei so banale Fragen, wie sinnvoll ein derart extrem langes Leben überhaupt sei und ob die Menschen überhaupt so lange leben wollten, ganz und gar nicht. Ihn interessiert nur die Frage, ob es grundsätzlich möglich wäre, und was die Wissenschaft tun müßte, um den Weg dorthin zu ebnen. Im übrigen geht de Grey offenbar davon aus, daß unsere, ja doch auf dem heutigen Wissensstand fußende Fantasie zwangsläufig dazu neigen müsse, die weitere Entwicklung eher zu unter- als zu überschätzen.

Jedenfalls hat der eigenwillige Visionär eine ganz konkrete Vorstellung davon, wie das Altern des Menschen förmlich abzuschaffen wäre. Von Alzheimer bis zu den unansehnlichen Hautfalten – die ganze lange Liste der Alterserscheinungen reduziert er auf ganze sieben, dem Altern zugrundeliegende Prozesse, die es auszuschalten gelte. Nahezu alle von ihm genannten Punkte tragen zu den größten Killern, Herzkrankheiten und Schlaganfall, bei:

1. Zu wenig neue Zellen. Zellen der Haut, des Verdauungstrakts, des Blutes und anderer Systeme verlieren ihre Fähigkeit, sich selbst zu erneuern. Resultat: Verlust an Muskelmasse, Gehirnzellen und Knochen.

2. Zu viele alte, schädliche Zellen. Zellen können sich nicht mehr teilen, wie sie sollten, sterben aber auch nicht. Sie sondern toxische Proteine ab, wodurch Muskeln fett und schwabbelig werden und die Haut altert.

3. Veränderungen im Zellkern. Der Kern der Zelle ist die Kommandozentrale, welche die in Billionen von Körperzellen enthaltenen Erbinformationen beherbergt. Mutationen der DNA liegen der Krebsentstehung zugrunde und sind teuflisch schwer zu behandeln.

4. Mutationen in den Mitochondrien. Die evolutionsbiologischen Uralt-Strukturen sind die Kraftwerke der Zelle mit eigener DNA. Mutationen bedeuten Verlust an Körperenergie und könnten Krankheiten wie Parkinson zugrunde liegen.

5. Abfall in den Zellen. Die Zellen verlieren die Fähigkeit, ihren eigenen Abfall zu entsorgen und sind bald voll damit. Das führt zur Klumpenbildung in den Gefäßwänden, verursacht Krankheiten wie die Maculadegeneration mit Sehverlust, Neurodegeneration und andere Krankheiten.

6. Abfall zwischen den Zellen. Zelleigene Proteine brechen weg, formen Plaques und führen zu Krankheiten wie Alzheimer oder einigen Arten der Lebererkrankungen.

7. Verklebte Proteine. Strukturelle, für den Aufbau von Bändern, Arterienwänden, Augenlinsen etc. benötigte Moleküle kleben aneinander. Folge: verhärtete Blutgefäße, Bluthochdruck.

De Grey hat auch schon eine konkrete Vorstellung davon, wie man zur Eliminierung dieser sieben Krankmacher kommen könnte. Am Mausmodell sollte die Wissenschaft die einzelnen Schritte studieren. Dazu wäre, schätzt er, für die Dauer von etwa zehn Jahren ein jährlicher Forschungsaufwand von 100 Millionen Dollar erforderlich. Der gewaltig erscheinende Betrag sei aber nur ein Bruchteil jener 18 Milliarden Dollar, welche die National Institutes of Health jährlich für Forschung zur Verfügung hätten. Und der Betrag wäre nach de Greys Meinung sinnvoller angelegt, weil man sich das ewige Herumforschen an einzelnen Krankheiten ersparen könne, wenn man gewissermaßen alles auf einen Streich erreichen könne.

Deshalb ist de Grey auch einer der Köpfe hinter dem Methusaleh Mouse Prize, der das Ziel verfolgt, durch private Sponsorengelder Forschungen anzukurbeln, die über eine signifikante Verlängerung der Lebenszeit von Labormäusen letztlich zu einer signifikanten Lebensverlängerung beim Menschen führen sollten (siehe auch Kap. 2). Der erste Mouse Prize ging an einen Forscher in Illinois, dem es gelungen war, durch Kalorienrestriktion die Lebenszeit einer Zwergmaus auf fast fünf Jahre auszudehnen. Übertragen auf den Menschen käme das einer Lebenszeit von 180 Jahren gleich. Für den ersten Schritt zu der von de Grey erträumten grenzenlosen Langlebigkeit gar nicht schlecht.

Literatur

Ames, Bruce N. et al.: Feeding acetyl-L-carnitine and lipoic acid to old rats significantly improves metabolic function while decreasing oxidative stress. Proc.Natl. Ace. Sci, 2002, 99:1870–1875

Aston, Adam u. Baker, Stephen: The business of nanotech, in: Business-Week, European Edition, 14. Februar 2005, Seite 38 ff.

Baumgartner, Walter, et al: Nanotechnologie in der Medizin, Studie des Zentrums für Technologiefolgen-Abschätzung, TA-Swiss 47/2003

Clarke, Michael F.: At the root of brain cancer, Nature, Vol. 432, 18. Nov. 2004, S. 281

Corliss, Richard u. Lemonick, Michael D.: How to live to be 100 (and not regret it), in Time Magazine, 8. Nov. 2004, S. 46

Csiszar A. et al.: Role of oxidative and nitrosative stress, longevity genes and poly (ADP-ribose) polymerase in cardiovascular dysfunction associated with aging. Curr Vasc Pharmacol. 2005 Jul; 3(3):285–9

Davenport R. John: Mars and Venus, Sci. Aging Knowl. Environ. 2005; 23

De Magalhaes J.P. et al.: Genomes optimize reproduction: aging as a consequence of the developmental program. Physiology (Bethesda). 2005 Aug; 20(4):252–9

De Silva H. A. et al.: Medial temporal lobe atrophy, apolipoprotein genotype, and plasma homocysteine in sri lankan patients with Alzheimer disease. Exp Aging Res. Jul 2005; 31(3):345–54.

Folkman, J. und Kalluri, R.: Cancer without disease, Nature, 2004, Vol.427, 26. Feb., S 787

Gaujard S et al.: The handling of anti-cancer drugs in elderly patients Press Med. 2005 May 14; 34(9):673–80

Hezel AF et al.: Telomere induced senescence: end game signaling. Curr Mol Med. 2005 Mar; 5(2):145–52

Hewitt, Paul S.: Die Geopolitik des globalen Alterungsprozesses, FAZ.net, 24. März 2004

Kenyon, Cynthia et. al.: Regulation of lifespan by germline stem cells in Caenorhabditis elegans. Science, 2001; 295:502–505

Klein, Robert J. et al.: Complement Factor H Polymorphism in Age-Related Macular Degeneration, Sci. Aging Knowl. Environ. 2005; 11

Koch, Sven et al.: T-CIA: Investigating T Cells in Aging, Sci. Aging Knowl. Environ. 2005; 27

Kurzweil, R. u. Grossman T.: Fantastic Voyage – Live Long Enough To Live Forever. The Science Behind Radical Life Extension. Rodale Books, Okt. 2004

Lutz W., Sanderson W. C., Scherbov S.: The End of World Population Growth in the 21st Century. Nnew Challenges for Human Capital Foromation & Sutainable Development, London 2004

Maier, Heiner und Scholz, Rambrandt: Wiedervereinigung zeigt: Für ein langes Leben ist es nie zu spät, in: Demografische Forschung/Aus Erster Hand, 2004, Jahrgang 1, Nr. 3

Masoro, E. J. et al.: Action of food restriction in delaying the aging process, Acad. Sci. USA 79, 4239–4241, 08 Jan 1992

Miller, Richard A.: The anti-aging sweepstakes: catalase runs for the RO-Ses, Science 308: 1875–1876

Miller, Richard A.: The biology of aging and longevity. In: Principles of Geriatric Medicine and Gerontology, 5th Edition, 2003, Mc Graw-Hill, N.Y., Chapter 1, S 3–15

Nebel, Almut et al.: Allelic Variation and Human Longevity Sci. Aging Knowl. Environ. 2005; 29

Santa Cruz; K. et al.: Tau Suppression in a Neurodegenerative Mouse Model Impr Memory Function, Sci. Aging Knowl. Environ. 2005; 29

Schriner Samuel E. et al.: Extension of Murine Life Span by Overexpression of Catalase Targeted to Mitochondria Sci. Aging Knowl. Environ. 2005; 19

Shubha V. Y. Raju et al.: Nitric Oxide and Oxidative Stress in Cardiovascular Aging, Sci. Aging Knowl. Environ. 2005; 21

Sinclair, David A. et al.: Sirtuin activators mimic caloric restriction and delay ageing in metazoans. Nature, 2004, 430, 686–689

Skinner, Amy M. et al.: Oxidative Mutagenesis, Mismatch Repair and Aging, Sci. Aging. Knowl. Environ. 2005; 9

Urbanek, Konrad, et.al.: Myocardial regeneration by activation of multipotent cardiac stem cells in ischemic heart failure, in: PNAS, 2. Juni 2005

Vaupel, J.W. und Kistowski, K.G.v.: Der bemerkenswerte Anstieg der Lebenserwartung und sein Einfluss auf die Medizin, Bundesgesundheitsblatt Gesundheitsforsch.Gesundheitsschutz, Springer Medizin Verlag, 2005-06-10

Verdin, Eric et al.: The humann Sir2 ortholog, SIRT2, is an NAD dependent tubulin deacetylase. Mol.Cell. 2003, 11-437-444

Wallace D.C.: A Mitochondrial Paradigm of Metabolic and Degenerative Disease, Aging and Cancer: A Dawn for Evolutionary Medicine. Annu Rev Genet. 2005 Jul.

Weindruch, Richard et al.: Energy expenditure of rhesus monkeys subjected to 11 years of dietary restriction. J.Clin.Endocrinol. Metab. 2003; 88,16–23, http//www.sageke.sciencemag.org/literature

Sachwörterverzeichnis

.

Tu dir was Gutes

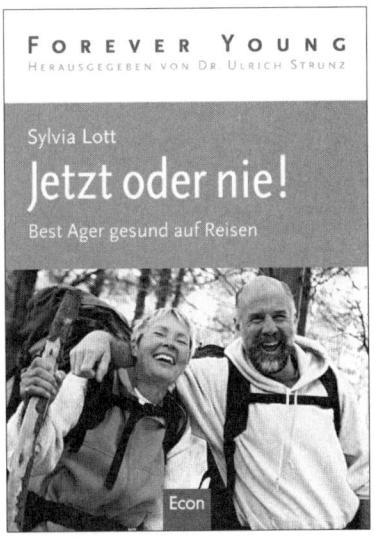

Sylvia Lott · **Jetzt oder nie!** Best Agers gesund auf Reisen
160 Seiten · vierfarbig · Broschur · € 14,95
ISBN 13: 978-3-430-16204-3
ISBN 10: 3-430-16204-1

Die Generation 50 plus steht mitten im Leben. Es sind aktive und
selbstbewusste Menschen, die sich für ein gesundes Leben entschieden haben.
Reisen bietet ihnen vielfältige Möglichkeiten, lang gehegte Träume zu
verwirklichen oder etwas völlig Neues auszuprobieren. Sylvia Lott bietet einen
Überblick über maßgeschneiderte Angebote zum Erholen und Genießen,
für geistige und körperliche Fitness und auch betreute Reisen.
Mit Service- und Adressteil.

Econ

Die verjüngende Wirkung von nur 12 Lebensmitteln

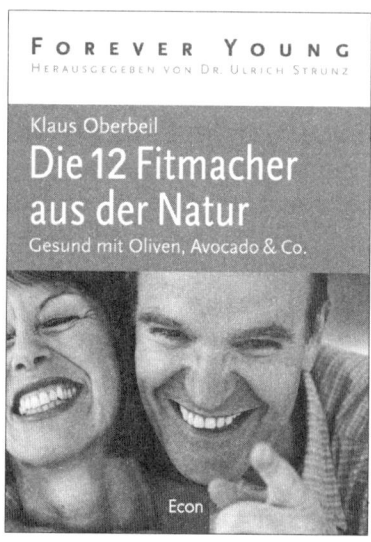

Klaus Oberbeil · **Die 12 Fitmacher aus der Natur**
Gesund mit Oliven, Avocado & Co.
160 Seiten · Broschur · € 14,95
ISBN 3-430-17202-0

Wussten Sie, dass der Kohlrabi eine wahre Kalziumbombe ist?
Er gehört zu den 12 Lebensmitteln, die uns den kompletten Reichtum
an lebensnotwendigen Stoffen liefern. Spannend und informativ werden
die neuen Erkenntnisse der positiven Wirkungen der »Super 12« dargestellt.
Zusätzlich gibt es leckere Rezepte zum Ausprobieren.

Econ